AF550206

Peter Klein
Sigrid Limberg-Strohmaier

Das Aufstellungsbuch

Familienaufstellung, Organisationsaufstellung und neueste Entwicklungen

Peter Klein
Sigrid Limberg-Strohmaier

Das Aufstellungsbuch

Familienaufstellung, Organisationsaufstellung und neueste Entwicklungen

Unter Mitarbeit von Sonja Stepanek
und Monika Hahn

braumüller

Aus Gründen der Lesbarkeit wurde in diesem Buch darauf verzichtet, geschlechtsspezifische Formulierungen zu verwenden. Die Autorin und der Autor möchten jedoch ausdrücklich festhalten, dass die verwendeten maskulinen Formen für beide Geschlechter zu verstehen sind.

Bibliografische Information der Deutschen Nationalbibliothek
Die Deutsche Nationalbibliothek verzeichnet diese Publikation in der Deutschen Nationalbibliografie; detaillierte bibliografische Daten sind im Internet über http: / / dnb.d-nb.de abrufbar.

Vorwort von Florian Henckel von Donnersmarck („Jede gute Geschichte hat eine gewisse Unausweichlichkeit") aus: Psychologie heute

2. Auflage 2020

Servitengasse 5, A-1090 Wien

www.braumueller.at

Cover: Yasmin Sowa
Druck: EuroPB, Dělostřelecká 344, CZ 261 01 Příbram
ISBN 978-3-99100-076-1

Inhalt

Vorwort von Florian Henckel von Donnersmarck

„Jede gute Geschichte hat eine gewisse Unausweichlichkeit“

Im Rahmen meines Filmstudiums an der Hochschule für Film und Fernsehen München hatte ich schon einmal eine Drehbuchaufstellung mitgemacht. Sie hat mich nicht überzeugt. Dort wurde ich zum Beispiel selbst als Hauptfigur aufgestellt, wodurch das Ganze eine sehr kontrollierte Komponente bekam. Ich konnte die Person so bewegen, wie es mir richtig schien – und wurde somit lediglich in meiner eigenen Sicht der Dinge bestärkt. Ich ging also mit viel Skepsis in meine zweite Aufstellung.

Doch schon bald merkte ich, dass hier anders gearbeitet wurde. In einem sehr interessanten Einleitungsgespräch befragten mich die Aufsteller zu meinem Buch und meinen Ideen. Als ich erklärte, dass für mich das zentrale Thema „die Menschlichkeit“ sei – also die Frage, wie weit sich meine Figuren ihre Menschlichkeit auch unter starkem Druck erhalten –, beschlossen sie, dass ich neben den DRAMATIS PERSONAE auch die MENSCHLICHKEIT als Figur aufstellen sollte.

Ich durfte aus einem Kreis von ungefähr 25 sehr unterschiedlichen Teilnehmern selbst aussuchen, wer wen darstellen sollte. Es war eine Art „Blitzcasting“, ein Jahr vor dem Dreh. Schon das war ungemein nützlich: Plötzlich standen Menschen aus Fleisch und Blut vor mir, die die Namen meiner Charaktere trugen (ab da spricht man sie nur noch mit dem Rollennamen an) und sogar ein bisschen so aussahen und waren, wie ich sie mir vorgestellt hatte. Mit ihnen spielte ich dann – unter der einfühlsamen „Regie“ der Aufsteller – den seelischen Verlauf des Filmes durch.

Wenn Personen gleichberechtigt im Raum stehen, zusammen mit ihrer „Menschlichkeit“, ihrer „Angst“ und anderen Abstrakta, dann erinnert man sich sehr deutlich daran, dass jede einzelne Person für sich selbst der Mittelpunkt des Universums ist. Plötzlich gibt es keine

Nebenrollen mehr, genauso wenig wie es Nebenpersonen im Leben gibt. Es gibt nur noch Menschen, die man zwar weniger oft sieht als andere, die aber genau die gleiche Komplexität haben wie die besten Freunde. Ein anderes fast magisches Element der Aufstellung ist, dass ich mit meinen Figuren reden und sie Dinge fragen kann, die mir schon lange auf dem Herzen liegen. Ich kann meiner Heldin ins Auge sehen, ihr eine echte, indiskrete Herzensfrage stellen und sie wird mir darauf antworten müssen, in aller Ehrlichkeit aus der Dynamik der Konstellation heraus.

Aber woher weiß sie es, wenn sie die Geschichte nicht kennt? Dazu Folgendes: Jede gute Geschichte, egal ob Märchen, Theaterstück oder Drehbuch, hat eine gewisse Unausweichlichkeit in sich: Ab zehn Minuten von „Romeo und Julia" wüsste man, auch wenn es einem nicht schon bekannt wäre, dass die beiden über die Klinge springen müssen, um die Geschichte glaubhaft zu machen. Und irgendwie ahnt man auch schon in „Episode IV", dass Darth Vader der Vater von Luke ist. Als James Earl Jones es am Ende von „Das Imperium schlägt zurück" tatsächlich sagt, war man zwar schockiert, aber nicht erstaunt.

Mit diesem unbewussten Wissen arbeitet auch die Drehbuchaufstellung. Wir sind viel klüger, als wir in unseren trüben Momenten denken, wenn wir allein in unserer Schreibstube sitzen. Die Art, wie jemand im Raum steht, enthält fast unbegrenzt viele Informationen. Bei der Drehbuchaufstellung zapfen wir diese Ressourcen an, aktivieren wir diese feinen Sensoren und kommen so in einer Dreiviertelstunde weiter als manchmal in einem Dreivierteljahr.

Vorwort von Sigrid Limberg-Strohmaier und Peter Klein

Viele Künstler lassen sich – wie Florian Henckel von Donnersmarck, der für seinen Film „Das Leben der Anderen“ nicht nur europäische Filmpreise, sondern auch den Oscar für den besten fremdsprachigen Film erhielt – durch Aufstellungen inspirieren, um ihre Charaktere möglichst authentisch miteinander agieren zu lassen. Folgt die Handlung einer unbewussten seelischen Dynamik, so erscheint sie den Zuschauern spannend und glaubwürdig zugleich, denn sie finden sich selbst darin wieder.

So wie jede überzeugende Filmhandlung eine Logik und somit auch eine gewisse „Unausweichlichkeit“ in sich birgt, so zieht sich auch durch das Leben jedes einzelnen Menschen ein unsichtbarer roter Faden. Dieser sogenannte „rote Faden“ reicht weit in das Familiensystem jedes Einzelnen zurück. Auf magische Weise verknüpft er die einzelnen Menschen eines Systems miteinander – selbst dann, wenn sie sich nicht kennen oder nichts von der Existenz des jeweils anderen wissen. Diese Verbindung beeinflusst, bindet oder unterstützt die Gefühle und Handlungen des Einzelnen in der Gegenwart, egal ob er sich dessen bewusst ist oder nicht.

Immer mehr Menschen machen sich in Aufstellungen auf die Suche nach ihrem roten Faden, wenn sie sich in einem Lebensbereich verheddert haben oder dem Drehbuch ihres Lebens eine neue Orientierung geben möchten. Im Feld der Aufstellung zeigen sich verdeckte Einflüsse, die in ihrer Wirkung erfahrbar und erkennbar werden. Sind Verknotungen entwirrt und alte Verstrickungen gelöst, kann über den Faden die Kraft aus dem System wieder frei fließen. Dies erweitert Entscheidungsspielräume und setzt Energie für praktisches Handeln im Alltag frei.

Aus der ursprünglichen Familienaufstellung haben sich die Aufstellungen in verschiedenen Kontexten weiterentwickelt. So suchen Unternehmer in Organisationsaufstellungen genauso nach Antworten wie Partner in Paaraufstellungen nach Klärung ihrer Beziehung. Eine Symptomaufstellung trägt dazu bei, Botschaften, die hinter einer Erkrankung stehen, zu entschlüsseln. Neben Ressourcen und Potenzialen kann man Anteile des Selbst genauso aufstellen wie die einzelnen Bestandteile eines Traumes. Kollektivaufstellungen befassen sich mit politischen, historischen und wirtschaftlichen Themen. Es wird für viele Menschen zunehmend schwieriger, sich innerhalb dieser Vielfalt zu orientieren.

In unserem Institut trugen die Ausbildungsteilnehmer häufig die Frage an uns heran: Gibt es ein Buch über Aufstellungen, das ich meinem Freund, meiner Nachbarin geben kann? Gibt es ein Buch, das für Laien verständlich geschrieben ist und zugleich einen fundierten Einblick in die Thematik der Aufstellung und deren Entstehungs- und Entwicklungsgeschichte vermittelt?

Bisher haben wir dieses Buch noch nicht gefunden und uns deshalb selbst ans Werk gemacht.

Für uns ist jede Aufstellung ein einzigartiges Kunstwerk, das uns mit der Komplexität des Lebens und der Schönheit der Seele in Kontakt bringt. Um neuen Lösungen wirklich Raum zu geben, braucht es Achtsamkeit, Erfahrung und Präsenz in der Begleitung. Deshalb betonen wir besonders die innere Haltung der Aufstellungsleitung – die Innere Form©.

Wir hoffen, es ist uns gelungen, Sie, werte Leserin, werter Leser, neugierig zu machen und Ihr Interesse zu wecken für diese wertvolle Methode.

1. Das Erlebnis einer Aufstellung

Ein Dialog

Die fordernde Berührung am Arm reißt Sandra aus ihren Gedanken und holt sie zurück an diesen Küchentisch, in diesen Morgen, zu ihrem Mann.

Mit forschendem Blick bringt er sich in Erinnerung: „Hallo, guten Morgen. Träumst du noch? Übrigens … dein Kaffee wird kalt", stellt er sachlich fest.

Etwas irritiert von dem Gefühl, ertappt worden zu sein, wendet sich Sandra ihm zu: „Sorry, ich war in Gedanken bei meiner Aufstellung am Wochenende. Du weißt schon – dieses Seminar, zu dem du nicht mitgehen wolltest."

„Scheint dich ja intensiv zu beschäftigen, wenn du so wegdriftest. Das kenn ich gar nicht an dir. ‚Immer schön auf dem Boden bleiben und den Realitäten ins Auge sehen', so lautet doch dein Lieblingsspruch. Gestern wolltest du mir nicht einmal erzählen, was du dort erlebt hast. Erst bist du das ganze Wochenende weg und dann machst du noch ein Geheimnis daraus. Vielleicht war es ja ein Fehler, nicht mitzugehen. Im Moment nimmst du mich nicht mal wahr", betont er mit beleidigter Miene.

Seufzend lehnt sich Sandra auf dem Stuhl zurück: „Jetzt krieg dich wieder ein, Stefan. Ich wollte die Bilder erst einmal auf mich wirken lassen."

„Heißt das, ihr habt dort Bilder gemalt? Dann war es eine gute Entscheidung, nicht mitzugehen, denn Malkurse sind nicht mein Ding. Malen habe ich schon in der Schule gehasst", neckt sie Stefan.

Nicht aufgelegt zum Scherzen, antwortet Sandra verstimmt: „Tu nicht so, du weißt genau, dass ich nicht auf einem Malkurs war. Im Seminar ging es um eine andere Art von Bildern, um Menschen, die in einem Raum stehen und dadurch in Beziehung zueinander treten: Schauen sie sich an oder nicht? Wie viel Distanz, wie viel Nähe ist da? Und so weiter. Es ging mehr um innere Bilder, die einem nicht bewusst sind. Bilder zu einem Thema, das einen innerlich umtreibt. Du weißt genau, warum ich dort war – wegen dem Stress mit meiner Mutter."

Seufzend stimmt Stefan ihr zu. Ihm geht die Aufdringlichkeit seiner Schwiegermutter schon lange auf die Nerven: „Die müsste wirklich mal auf so ein Seminar gehen. Warum hast du SIE nicht da hingeschickt? So wie die uns immer in Beschlag nimmt."

Auch Sandra belastet der Konflikt schon lange. Immer wieder gibt es Streit mit Stefan, weil sich die Mutter in ihre Angelegenheiten einmischt. Sie kann es einfach nicht lassen, gute Ratschläge zu geben und zu den unpassendsten Zeiten aufzutauchen. „Meine Mutter würde nie ein Seminar besuchen, wenn sie nicht genau wüsste, was auf sie zukommt. Da zum Streiten immer zwei gehören, habe ich beschlossen zu schauen, ob es für mich möglich ist, besser verstehen zu können, was dahintersteckt und ich dementsprechend bei mir etwas verändern kann. Und es war spannend, was sich da gezeigt hat. Das hätte ich nicht erwartet."

„Was sind das überhaupt für Leute, die in so ein Seminar mit Aufstellungen – so heißt das doch – gehen? Lauter Softies, die sich andauernd ihre Wunden lecken und in ihren Gefühlen schwelgen?"

„Du mit deinen Vorurteilen! Das waren ganz normale Leute. Ein junges Pärchen, Eltern, einige Singles waren dabei und sogar eine Oma, die ihr Enkelkind unterstützen wollte. Die fand ich ganz reizend."

„Also nicht lauter Sozialarbeiter, Therapeuten oder Coaches?"

„Nein, nein. Natürlich hat sich niemand mit seinem Beruf vorgestellt. Aber manchmal konnte man aus dem Anliegen auf den beruflichen Hintergrund schließen. So wollte zum Beispiel ein Mann – ein Banker offensichtlich – wissen, ob bzw. wann er aus der Bank aussteigen soll."

Ganz irritiert fragt Stefan nach: „Stellen die Teilnehmer sich nicht vor? Bei meinen Firmenseminaren präsentiert sich jeder mit seinem Namen, seinen Titeln und seinem beruflichen Werdegang – und das nicht zu knapp."

Sandra kann sich genau ausmalen, wie es bei Stefans Seminaren zugeht. Jeder schiebt seine Titel und seine beruflichen Erfolge vor sich her wie ein Schutzschild. Sie antwortet: „Wir haben eigentlich nur unseren Vornamen erwähnt und erklärt, warum wir gekommen sind. Das war alles. Jeder hat den anderen mit Du angesprochen."

„Aber man muss doch wissen, mit wem man es zu tun hat, vor allem, wenn es um persönliche Themen geht und die anderen etwas über das eigene Privatleben erfahren. Wie soll ich etwas Privates über mich erzählen, wenn ich nicht einmal weiß, wem ich gegenübersitze?"

Nachdenklich entgegnet Sandra: „Gerade durch die Anonymität entstand eine gewisse Intimität. Es war nicht wesentlich, zu wissen, über welchen Status die Teilnehmer verfügen, welchen beruflichen Werdegang sie haben oder wie hoch ihre Gehaltsklasse ist. Die üblichen äußeren Fassaden waren nicht relevant. Alle befanden sich auf einer Ebene, waren einander ebenbürtig – ohne die übliche Selbstdarstellung. Über das Du kommst du einem Menschen näher, gerade weil die gängigen Schubladen und sozialen Zuordnungen wegfallen."

„Und mit den Seminarleitern wart ihr wohl auch per Du? Waren das Psychologen?", will Stefan wissen.

„So genau kann ich das nicht beantworten. Auch die Leiter haben sich nicht mit ihrer beruflichen Qualifikation vorgestellt. Im Flyer steht …"

„Sag bloß, du weißt nicht einmal, zu wem du gegangen bist und ob die überhaupt qualifiziert genug sind. Da gibt es doch viele Scharlatane in diesem Bereich. Man hört ja so einige Geschichten, was da passiert bei Aufstellungen", hakt Stefan sofort nach.

„Lass mich doch mal ausreden. Ich war gerade dabei, das zu erklären. Sigrid und Peter haben eine eigene Aufstellungsmethode entwickelt und bereits Bücher darüber veröffentlicht. Sigrid ist Diplompädagogin und Peter kommt aus dem Businessbereich. Die beiden bilden auch Coaches aus, die in verschiedenen Kontexten mit dieser Methode arbeiten. Reicht dir das an Referenzen?", fragt Sandra in gereiztem Tonfall.

Stefan merkt, dass er zu weit gegangen ist. Geschickt lenkt er Sandras Aufmerksamkeit mit neuen Fragen in ungefährlichere Gefilde: „Und was passiert bei einer Aufstellung. Wer stellt da wen auf?"

Versöhnlich lässt sich Sandra darauf ein: „Wenn man es nicht selbst erlebt hat, ist es vielleicht schwer nachzuvollziehen. Ich versuche es mal. Also, du setzt dich vor die Gruppe zwischen die zwei Leiter und erzählst, was dein Problem ist. Davor haben sie mit dem Muskeltest ausgetestet, wer an die Reihe kommt, wenn sich keiner von selbst meldet."

'Öffentlich seine Probleme ausbreiten und dazu noch vor einer ganzen Gruppe – das geht ja gar nicht', denkt sich Stefan entrüstet und fragt misstrauisch nach: „Was hast du denn da vor der Gruppe erzählt? Hast du nur über deine Mutter gesprochen oder auch über mich?" Bei dem Gedanken wird ihm ganz heiß.

Sandra spürt Stefans Misstrauen und beruhigt ihn mit den Worten: „Ich habe berichtet, welche Probleme ich mit meiner Mutter habe bzw. dass der Kontakt so schwierig ist, weil sie ständig meine und auch unsere Grenzen überschreitet. Zum Beispiel, wenn sie unangemeldet auftaucht oder ständig anruft."

Etwas beruhigt, pflichtet Stefan Sandra bei: „Ich glaube immer noch, dass sie Alkoholikerin ist. Das ist meine ehrliche Meinung."

„So unrecht hast du gar nicht. In der Aufstellung hat sich etwas gezeigt, das in diese Richtung führt. Wirklich spannend. Das interessiert dich sicherlich. Aber lass mich erst mal erzählen, wie es weitergegangen ist, damit du dir auch ein Bild vom Ablauf machen kannst. Also, ich einigte mich mit den Leitern auf folgende Personen, die ich miteinander in Beziehung sehen wollte: SANDRA – eine Person, die mich vertreten sollte, Stellvertreter heißt das, weil sie meine Rolle übernimmt. Dann interessierte mich natürlich die Rolle meiner MUTTER und das THEMA, das zwischen uns steht. Später kamen dann noch die GROSSELTERN mütterlicherseits und das LEBEN hinzu."

„Das alles klingt ein wenig nach Theater. Dort spielen die Schauspieler ja auch Rollen. Wie hast du denn die sogenannten 'Rollen' vergeben?", erkundigt sich Stefan mit belustigt hochgezogenen Brauen.

„Für die Rolle meiner Mutter wählte ich eine Teilnehmerin aus, indem ich einfach nachspürte, zu welcher Person im Kreis der sitzenden Menschen es mich hinzog. Spannenderweise nahm ich wirklich einen Impuls wahr und folgte ihm."

„Hast du ihr dann etwas über deine Mutter erzählt?“, fragt Stefan nach.

„Nein, natürlich nicht, aber ich erzähle dir, was ich gemacht habe. Ich habe die drei Personen in die Mitte des Raumes geführt und intuitiv auf einen Platz gestellt, der mir passend erschien. Irgendwie berührte mich das innerlich sehr. Ich kann gar nicht sagen, warum. Es war ein seltsames Gefühl von Aufregung. Mir schlug das Herz bis zum Hals. Die Personen, die im Raum standen, haben dann die Augen geschlossen, geatmet und sich in die Rolle eingespürt oder hineinversetzt und dann haben sie sich im Raum bewegt.“

„Also doch so eine Art Rollenspiel.“

„Ja, ein stummes Rollenspiel. Zuerst haben sie sich ohne Worte bewegt. Dann haben sie berichtet, was sie in ihrer Rolle spürten.“

Skeptisch bemerkt Stefan: „Ja – aber erfinden die dann nicht irgendetwas? Die kennen deine Mutter ja gar nicht. Sie wissen nichts von ihr.“

Sandra erzählt begeistert weiter: „Genau das finde ich ja so erstaunlich. Die Frau, die meine Mutter spielte, klagte über ein Ziehen im unteren Rücken – genau wie meine Mutter. Du weißt, sie jammert oft über Rückenschmerzen. Die Frau stand genauso da wie meine Mama, wenn sie der Rücken plagt.“

Zweifelnd bemerkt Stefan: „Wie soll so etwas funktionieren?“

Sandra zuckt ratlos mit den Schultern: „Die Frage kann ich dir nicht genau beantworten. Die Leiter haben etwas von ‚in Resonanz mit einer Rolle sein‘ erzählt. Jedenfalls lief es bei der Frau, die mich gespielt hat, genauso. Obwohl sie mich vorher noch nie gesehen hatte, sprach sie mit meiner MUTTER wie ich. Es war mir manchmal fast peinlich, mich so sprechen zu hören – vor all den Leuten.“

„Das kann ich mir gar nicht vorstellen!“

„Ja, ich war selbst überrascht. Ich habe so etwas noch nie erlebt. Wenn mich meine Freundin Miriam nicht mitgeschleppt hätte, weil sie das Thema mit meiner Mutter nicht mehr hören kann, wäre ich dort sicher nicht so schnell gelandet. Aber lass mich weitererzählen: Anfangs schaute das THEMA in die Luft und meinte: ‚Ich bin noch nicht dran‘, und die SANDRA wollte nichts mit meiner MUTTER zu tun haben. Das irritierte mich, denn ich war extra gekommen, um mir den Konflikt mit meiner MUTTER anzuschauen."

Stefan gähnt laut, reibt sich die Augen und stellt fest: „Ehrlich gesagt hört sich das für mich ziemlich ermüdend an. Ich brauche bald Streichhölzer, um meine Augen offen zu halten!"

Sandra reagiert verschnupft: „Immer wirst du müde, wenn ich über etwas spreche, was mir am Herzen liegt."

Stefan korrigiert energielos: „Wenn du länger über deine Mutter redest, dann werde ich müde. Das schläfert mich unwillkürlich ein – auch wenn ich mir alle Mühe gebe, wach zu bleiben."

Sandra, die dieses lähmende Gefühl kennt, lenkt ein: „Das wundert mich nicht. Da siehst du, wie energielos manche Themen machen können. Auch in meiner Aufstellung hat sich gezeigt, dass da etwas über meine Mutter auf mich wirkt, was mich müde und kraftlos macht."

„Interessant, das habe ich jetzt gespürt!", stellt Stefan wieder munterer fest und fügt hinzu: „Ich empfinde es ermüdend, wenn deine Mutter zu Besuch ist. Du kennst das, nach zwei bis drei Stunden bin ich jedes Mal fix und fertig, als ob mir etwas die Kraft rauszieht. Jetzt reden wir nur über deine Mutter und schon reagiere ich darauf, obwohl sie gar nicht persönlich anwesend ist."

„Unglaublich, was dann in der Aufstellung zu sehen war. Es gibt etwas, was auch meiner Mutter die Kraft raubt."

Wieder interessierter, unterbricht Stefan: „Wenn ich das richtig verstehe, zeigte sich dort, in der sogenannten ‚Aufstellung', das, was sich im Alltagsleben hier zwischen den Personen abspielt. Also wenn wir mit deiner Mutter hier gemeinsam am Tisch sitzen, tritt dieses nervende Phänomen Müdigkeit auf. Genau das Gleiche passierte dann während dieser Aufstellung in dieser Gruppe?"

Sandra bestätigt: „Ja, das hat sich am Anfang gezeigt!"

Stefan nachdenklich: „Aber, wie konnte sich das übertragen? Deine Mutter war doch definitiv nicht dabei!"

Sandra versucht, sich genauer zu erinnern: „Auf mich machte es den Eindruck, dass man in der Rolle in der gleichen Schwingung ist wie die Person, für die man steht. Plötzlich verhält man sich so, als wäre man diese Person. Also zu Beginn waren in der Aufstellung alle gelangweilt und müde – auch die SANDRA. Bewegung kam in die ganze Sache erst, als ich eine weitere Person aus der Familie meiner Mutter in die Mitte stellte. Habe ich dir das schon einmal erzählt? Ihr Bruder ist im Babyalter gestorben.“

„Doch, ja! Deine Mutter hat es sogar mal erwähnt. Sie kannte ihn gar nicht.“

Sandra berichtet weiter: „Plötzlich fragte mich einer der Leiter – als die MUTTER müde den Kopf hängen ließ und nur noch auf einen Punkt starrte –, ob meine Mutter denn einen Verlust erlitten hätte. Und dann ist mir eingefallen, dass ja ihr Bruder gestorben ist. Nur zu gern wüsste ich, wie er auf diese Frage kam. Jedenfalls habe ich eine Person für den toten Bruder dort hingelegt, wo MUTTER hingeschaut hatte. Und dann war die Hölle los. Plötzlich fing meine kühle MUTTER bitterlich zu weinen an.“

„Also die Stellvertreterin für deine Mutter …“, wirft Stefan ein.

Sandra bestätigt: „Ja, sie hat plötzlich heftig geweint, kannst du dir das vorstellen? Und …“

Stefan unterbricht: „Bestand die Gruppe hauptsächlich aus Frauen oder waren auch Männer dabei?“

Sichtlich genervt, antwortet Sandra, denn sie ahnt, worauf Stefan hinauswill: „Selbstverständlich waren Männer in der Gruppe. Für den BRUDER habe ich einen Mann ausgewählt“.

Entschieden stellt Stefan fest: „Aber geweint hat die Frau?“

‚Na klar, das kenne ich doch …, Gefühle zeigen empfindet Stefan wieder mal als Schwäche‘, denkt Sandra bei sich, doch sie übergeht den Einwurf diplomatisch: „Der BRUDER und die MUTTER sahen sich einige Zeit in die Augen, und dann haben beide geweint. Mich hat das Ganze innerlich sehr bewegt, und ich hatte ebenfalls Tränen in den Augen.“

Stefan schüttelt verständnislos den Kopf und denkt bei sich: ‚Wie kann man für Fremde weinen?‘ Um Sandra nicht zu reizen, sagt er lieber nichts.

Inzwischen fährt Sandra fort: „Meine MUTTER legte sich dann neben den BRUDER, so als wäre sie lieber bei ihm, dem Toten. Kannst du dir das vorstellen?“

Entrüstet antwortet Stefan: „Nein! Auf keinen Fall!“

Sandra verkneift sich einen Kommentar und erzählt weiter: „Dann holte der Leiter ihre Eltern dazu …"

Stefan: „Also Deine Großeltern?"

„Genau, meine GROSSELTERN kamen ins Spiel. Zuerst wandten sie sich gleichgültig ab. Dann schauten beide doch zu ihren Kindern am Boden und fühlten ihre Trauer. Das veranlasste meine MUTTER, wieder aufzustehen und das LEBEN anzuschauen. Das alles hat einige Zeit gedauert."

„Das LEBEN wurde auch aufgestellt, nehme ich an?", fragt Stefan nach.

Sandra blickt nachdenklich vor sich hin und reagiert einsilbig: „Hm …" Sie wirkt plötzlich sehr nach innen gekehrt.

An ihrer Stelle spinnt Stefan den Faden weiter: „Und dann musste sie sich für das LEBEN entscheiden! Könnte man es so beschreiben?" und versucht Sandra wieder rauszulocken.

„Jaaahhh", antwortet sie gedehnt. „Das war für meine MUTTER gar nicht so leicht. Sie brauchte Zeit für die Entscheidung, ob sie jetzt beim BRUDER liegen bleibt oder ob sie sich für das LEBEN entscheidet. Mich hat das ganz schön mitgenommen."

Um Sandra abzulenken und das Gespräch wieder in andere Bahnen zu lenken, erkundigt sich Stefan ganz pragmatisch: „Gut, aber bei dieser Aufstellung war deine Mutter ja nicht dabei. Was hast du jetzt davon? Was bringt dir das jetzt? Was wird das deiner Mutter bringen?"

Sandra bemerkt dazu: „Naja, ich habe jetzt erst mal gesehen, warum ich immer so müde werde!"

Erstaunt reagiert Stefan: „Ach, du meinst, das hat mit dir auch etwas zu tun?"

Sandra spürt, sie kommt an einen Punkt, wo Wahrheit auch wehtun kann. Den Bruchteil einer Sekunde lang schießt Sandra der Gedanke durch den Kopf, das Gespräch hier lieber abzubrechen. Doch sie entscheidet sich anders: „Ja, das hat auch etwas mit mir zu tun. Mein Blick war unbewusst dorthin gerichtet, hat mir der Leiter erklärt. Ich habe irgendwie gespürt, dass meine Mutter die Tendenz hat zu gehen." Und nach einer Pause fährt sie fort: „Ja, wie soll ich das sagen, ich wollte mich auch dazulegen.“ Jetzt ist es ausgesprochen, und Sandra fühlt sich erleichtert.

Stefan reagiert ganz nüchtern: „Deswegen will ich deine Mutter nicht so oft einladen und bin viel unterwegs, weil mich das alles so sehr ermüdet.“ Mit einem spitzbübischen Lächeln versucht er Sandra aufzumuntern und die Situation zu überspielen.

Aber Sandra lässt sich nicht darauf ein und betont jetzt mit Nachdruck: „Ich habe mich auch für das LEBEN entschieden! Und …“

Sandras heftige Reaktion irritiert Stefan offensichtlich. Er bezieht die Antwort seiner Partnerin auf die gemeinsame Beziehung, indem er sich fragt: ‚Was soll das schon wieder bedeuten? Ist sie mit unserer Art Leben nicht glücklich? Fehlt ihr etwas?‘ Er gibt sich einen Ruck und sagt laut: „Wir leben schon seit einigen Jahren zusammen, bist du unzufrieden mit unserer Beziehung? Ich weiß, ich bin oft unterwegs …“

Aber Sandra hat es in einem ganz anderen Sinne gemeint. Nach kurzer Überlegung stellt sie fest: „Ich bin oft energielos und spüre manchmal zu wenig Freude am Leben. Das hat gar nichts mit dir zu tun. Ich fühle mich manchmal genauso schwer und müde wie meine Mutter. Das ist mir durch diese Aufstellung erst bewusst geworden. Plötzlich konnte ich es ganz klar sehen. Danach war mir gleich viel leichter zumute, als wäre eine unsichtbare Last von mir abgefallen. Ich umarmte das LEBEN, so wie meine MUTTER das tat und umarmte sogar noch sie selbst.“

Stefan entscheidet sich jetzt, nicht auszuweichen, obwohl ihn die Geschichte aufwühlt. Nachdenklich stellt er fest: „Das hast du ja schon lange nicht mehr gemacht.“

Mit strahlenden Augen betont Sandra: „Und das war schön, es war sehr schön, meine MUTTER zu umarmen.“

So strahlend hat Stefan Sandra schon lange nicht mehr gesehen. Irgendwie traut er der ganzen Sache noch nicht und sucht nach dem versteckten Haken: „Kannst du dir das auch live – im echten Leben – vorstellen? Mich wundert schon, dass du das in dieser Aufstellung gemacht hast. Dass man da einfach fremde Leute umarmt, ist schon ein bisschen …“

Sandra geht auf ihn ein: „Das mit der Umarmung kann man sich schlecht vorstellen, wenn man nicht dabei war. In dem Moment hat es für mich gestimmt. Ich kann es nicht anders ausdrücken. Eine Zeit lang sahen wir uns in die Augen und dann kam der Impuls zur Umarmung."

Stefan besteht auf seiner Frage: „Sollst du jetzt nach der Aufstellung deine Mutter umarmen oder was ist der Sinn und Zweck der Veranstaltung?"

Geduldig erwidert Sandra: „Das ist wohl eher symbolisch zu sehen. Zur Umarmung gehören immer zwei, nicht wahr?", neckt sie ihn und fährt fort: „Was ich mitnehme, ist, dass ich das Leben umarme und wieder Lebensfreude verspüre."

Doch Stefan bleibt hartnäckig: „Und wie gehen wir jetzt mit deiner Mutter um, wenn sie das nächste Mal kommt?"

„Wenn Mama das nächste Mal zu uns kommt, sage ich in Gedanken zu mir: ‚Ich umarme das Leben'."

Stefan lässt nicht locker: „Okay, und dann?"

„Und wenn sie müde ist, ist das nicht mehr meins, verstehst du? Ich kann mich jetzt bewusst davon abgrenzen."

Strategisch meint Stefan: „Mir wäre es am liebsten, wenn sie immer Samstag um 17.00 Uhr, besser noch 17.30 Uhr kommt, dann kann ich mich um 18.00 Uhr verdünnisieren und mir die Sportschau ansehen."

„Das ist deine Art, mit der Situation umzugehen. Ich bin gespannt auf die Begegnung mit ihr und darauf, ob die Erfahrung, die ich gemacht habe, dazu führt, dass ich mit meiner Mutter anders umgehen kann. Mittlerweile ist mir klar geworden, warum sie sich mit Alkohol betäubt, weißt du! Weil ihr etwas fehlt. Der Verlust des Bruders hat ihr sehr wehgetan. Meine Großeltern haben wahrscheinlich nie richtig getrauert. Zu Beginn reagierten sie ganz kühl und abweisend – auch gegenüber meiner Mutter."

Stefan provoziert: „Ich glaube, wenn deine Mutter einen Beruf hätte, der sie auslastet, dann würde sie nicht ständig um sich selbst kreisen und in Selbstmitleid schwelgen. Schau mich an, ich habe gar keine Zeit, mich mit solchen Sachen zu beschäftigen. Sie ist einfach nicht richtig ausgelastet …"

„Das glaube ich kaum. Immer im Hamsterrad laufen, löst keine Probleme. Es schiebt sie nur auf. In der Gruppe war ein Geschäftsmann dabei, der ist viel mehr unterwegs als du. Sein Problem war, dass er nicht mehr schlafen konnte. Und was zeigte sich? Warte, wie war das noch mal genau …", überlegt Sandra, „sein Vater … nein, sein Großvater war im Krieg an der Ermordung von Leuten beteiligt …, das ließ den Enkel nicht zur Ruhe kommen – nachts. Das klingt jetzt vielleicht erstaunlich, dass da ein Zusammenhang bestehen soll, aber solche tiefgreifenden Themen übertragen sich oft auch über Generationen hinweg. Und die Enkel lösen dann stellvertretend das für die Großväter oder Großmütter, was diese nicht lösen konnten oder nicht sehen wollten."

Stefan wiegelt ab: „Immer diese alten Kriegsgeschichten aufwärmen. Irgendwann muss doch mal Schluss sein damit. Meinst du nicht, dass das die ganze Situation noch verschlimmert, wenn er sich mit solchen Sachen beschäftigt?"

Sandra erwidert: „Wenn es sich doch im Leben eines Menschen praktisch auswirkt! Stell dir vor, du hast alle Ärzte konsultiert und erfährst keine Linderung."

Nachdenklich meint Stefan: „Aus welchem Grund sollte jemand wie ich zu so einer Aufstellung gehen? Ich wüsste nicht, was ich dort verloren hätte."

„Naja, du hast mir doch erzählt, dass es immer wieder Stress mit deinem Chef gibt?", wirft Sandra ein.

Erstaunt fragt Stefan zurück: „Da soll mir eine Aufstellung helfen können?"

„Ja, warum denn nicht? Einer der Teilnehmer hatte ähnliche Probleme mit seinem Vorgesetzten wie du."

Stefan versucht, sich aus der Affäre zu ziehen mit den Worten: „Na, eigentlich habe ich ja kein Problem. Vielleicht müsste mein Chef eine Aufstellung besuchen, damit er lernt, ordentlich mit seinen Mitarbeitern umzugehen."

Skeptisch gibt Sandra zu bedenken: „Glaubst du wirklich, dass dein Vorgesetzter dazu bereit wäre? Da kannst du sicher lange warten."

„Das ist ja das Übel", seufzt Stefan.

‚Immer erwartet er, dass andere das Problem lösen, anstatt es selbst anzugehen …', denkt Sandra genervt. Laut sagt sie: „Der Teilnehmer wollte wissen, was er selbst tun kann in Bezug auf seinen Chef, der ihn und andere Mitarbeiter ungerecht behandelt. Interessanterweise stellte sich heraus, dass die Probleme mit dem Firmenchef haargenau den Problemen mit seinem Vater glichen. Ich sehe, du wirst schon wieder müde? Vielleicht kennst du das Thema ja auch."

Sandra grinst und Stefan lenkt geschickt ab: „Was machst du jetzt praktisch nach der Aufstellung, wie setzt du das Ganze um?"

„Wenn ich daran denke, das Leben zu umarmen, erscheint mir vor meinem inneren Auge immer wieder ein Schmetterling, der sich am Leben freut und sich frei von Blume zu Blume bewegt. Meine innere Haltung hat also eine Menge mit innerer Freiheit zu tun, mich so zu zeigen und zu bewegen, wie ich bin – und zwar ohne müde zu werden!" An dieser Stelle können sich beide ein Lächeln nicht verkneifen.

„Und wie willst du das jetzt konkret machen?", will Stefan wissen.

„Praktisch bedeutet das, mich gegenüber meiner Mutter klarer abzugrenzen und offen anzusprechen, wenn mir etwas zu viel wird. Und wir werden sehen, wie ich all das umsetzen kann. So wie ich das verstanden habe, dauert es eine Zeit lang, bis die Energie der Aufstellung wirkt. Wichtig ist mir, innerlich dranzubleiben und mich immer wieder mit dem Thema zu beschäftigen, bis mir die neuen Erkenntnisse und Verhaltensweisen in Fleisch und Blut übergehen."

„Na, da bin ich ja richtig gespannt auf den nächsten Besuch deiner Mutter! Das schau ich mir live an, da kann die Sportschau warten!"

Sandra grinst und freut sich – besser hätte das Gespräch nicht laufen können.

2. Die Grundlagen der Aufstellung

„Die Dinge existieren nur, wenn sie erlebt werden.“
Augustinus

Die Gründe, die Menschen dazu bewegen, ein Thema aufzustellen, sind vielschichtig und individuell sehr verschieden, wie das Gespräch zwischen Sandra und Stefan schon andeutet. Nachfolgend beschreiben wir einige konkrete Anliegen und die dazugehörigen Aufstellungen.

Was allen Aufstellungen zugrunde liegt, ist das Bedürfnis, etwas zu erkennen, das auf die gegenwärtige Lebenssituation ungünstig einwirkt. Etwas zu sehen, das vorher verborgen war, und eine sinnvolle Lösungsebene dafür zu finden. Auf der Ebene der direkten Kommunikation mit der Mutter konnte Sandra keine Lösung für ihr Problem entdecken. Zwar wusste sie von dem toten Onkel, konnte ihn bisher aber nicht in Zusammenhang mit dem Konflikt mit ihrer Mutter bringen. Für Sandra war es also wichtig, sich durch die Aufstellung eine passendere Lösungsebene für ihr Thema zu erschließen. In diesem Fall hat sich gezeigt, dass es sinnvoll ist, auf der Ebene des Familiensystems, in das Sandra hineingeboren wurde, nach Lösungen zu suchen.

Überrascht stellt Sandra fest, dass ihr die Klärung dieses Themas sowohl mehr sinnliche Lebensfreude bringt als auch neue Impulse zur Selbstentfaltung gibt. Genau das geschieht, wenn ein Thema auf der individuell sinnvollen Lösungsebene balanciert werden kann. Die Kraft, verdrängte Emotionen und gehemmte Energien kommen wieder in Fluss.

Dies ermöglicht, die ursprüngliche Sichtweise zu erweitern, Haltungen zu verändern und sich neue Handlungsoptionen zu erschließen.

2.1. Die verschiedenen Perspektiven einer Aufstellung

Wie sehe und erfahre ich die Welt?

Ich-Perspektive – Individuelles Innen

Gewöhnlich nimmt Sandra ein Problem aus ihrer persönlichen Perspektive wahr und tendiert dazu, ihre Sichtweise für die einzig gültige Wahrheit zu halten. Das Gleiche trifft auf Stefan zu. Würden beide ein – bis zur Hälfte gefülltes – Glas Wasser anschauen, so würde Sandra das Glas womöglich als halb voll und Stefan dasselbe Glas als halb leer bezeichnen. Beide haben aus ihrer Sicht „Realität" wahrgenommen. Was sich bei beiden unterscheidet, ist die jeweilige Interpretation des Wasserglases – also ein innerer Vorgang. Sandra und Stefan nehmen das Glas Wasser aus einer unterschiedlichen Ich-Perspektive wahr. Das heißt, sie interpretieren ihre persönliche Wahrnehmung als „Realität". Dies geschieht auf Basis ihrer bisherigen Erfahrungen. Somit erschaffen beide zugleich ihre individuelle „Wirklichkeit" bzw. konstruieren ihre eigene Wahrheit. Wir Menschen tun das ständig, und in der Regel ist uns das gar nicht bewusst. Sandras gegenwärtige Ich-Perspektive war nicht immer gleich, sie hat sich entwickelt und entwickelt sich dank ihrer Erfahrungen weiter. Als Kleinkind nahm sie ihre Umgebung anders wahr als in der Pubertät oder als Erwachsene. Ihre Entwicklungsgeschichte ist mit positiven und negativen Erfahrungen verbunden. Diese prägten und prägen ihr Bild von sich selbst – ihr Selbstbild – und ihr Bild von der Wirklichkeit. Gekoppelt sind diese Erfahrungen an intensive Gefühle. In einer Aufstellung können verschiedene Aspekte, die diese innere Ich-Perspektive und ihre Empfindungen prägen, beeinflussen und einschränken sowie sichtbar gemacht und verändert werden. Insofern machen Aufstellungen Phänomene sichtbar und bieten zugleich die Möglichkeit, die Konstruktion der Wirklichkeit bzw. das eigene Selbstbild zu verändern.

Wie verhält sich eine Person? Welche Symptome zeigt der Körper?

Es-Perspektive – Individuelles Außen

Die individuelle Ich-Perspektive drückt sich im Außen durch sichtbares Verhalten und / oder Körperreaktionen aus. Sandras Interpretation: „Das Glas ist halb voll" und die daran gekoppelten inneren Gefühle lassen sie vielleicht sichtbar lächeln und zu dem Glas greifen, um es auszutrinken. Stefans Interpretation: „Das Glas ist halb leer" löst vielleicht pessimistische Gefühle in ihm aus und veranlasst ihn, Wasser nachzuschenken oder sich abzuwenden. Wie auch immer. Zu den verschiedenen inneren Gefühlen gehören im Außen – in Körper und Gehirn – chemische Reaktionen, die mit wissenschaftlichen Instrumenten messbar sind. So ist das Gefühl der Angst mit der Ausschüttung eines Hormoncocktails verbunden, der zu nachprüfbaren Reaktionen in Gehirn und Körper führt: der Herzschlag erhöht sich, die Schweißdrüsen arbeiten intensiver, die Bereiche im Gehirn, die für bewusste Entscheidungen zuständig sind, werden geringer durchblutet und so weiter. Genauso sichtbar sind die äußeren konkreten Verhaltensweisen, die mit den inneren Interpretationen in Verbindung stehen. Das heißt, der Ich-Perspektive im Innen entspricht eine objektiv messbare Es-Perspektive im Außen. Es macht einen Unterschied sowohl für Sandras Körperchemie als auch für ihr Handeln, ob sie die Welt eher optimistisch oder pessimistisch betrachtet. Äußere Verhaltensweisen, die man ändern möchte, sind oft der Anlass für eine Aufstellung. Sandra will nicht mehr nur mit ihrer Freundin über das Thema Mutter reden, vielmehr will sie sich klarer abgrenzen und die Beziehung zu ihrer Mutter verbessern.

Wie fühle ich mich als Teil einer Partnerschaft, Familie, Gruppe etc.? Wie wirkt das Familiensystem auf meine Person?

Wir-Perspektive – Kollektives Innen

Sandras Anliegen bringt die nächste Perspektive ins Spiel. Wenn es um Sandra und ihre Mutter geht, wenn also zwei „Ichs" in Beziehung sind, entsteht daraus ein „Wir". Der Beziehung von Vater und Mutter verdankt Sandra ihr Leben und ihr Überleben. Als soziales Wesen ist der Mensch immer auch in ein Beziehungsgefüge eingebunden. Besonders die ersten Beziehungserfahrungen prägen Menschen ganz entscheidend in ihrem Selbstbild und in ihren Verhaltensweisen. Nach der Geburt erlebte sich Sandra noch nicht als ein von der Mutter bzw. anderen Bezugspersonen getrenntes Wesen. Erst ab dem Alter von einem Jahr entwickelte sie eine zunehmend eigenständige Ich-Perspektive und lernte, ihre Bedürfnisse und Gefühle von denen der Mutter bzw. anderer Familienmitglieder zu unterscheiden. Die ersten Trennungserfahrungen sind häufig mit emotionalem Schmerz und Frust verbunden. In diesem Prozess kann zwischen Kind und Eltern einiges schieflaufen. So weiß man aus der Bindungsforschung, wie wichtig es für die Entwicklung von Selbstvertrauen und Handlungsbereitschaft eines Kindes ist, ob es sich von der Mutter gesehen fühlt oder nicht. Auch das Erziehungsverhalten der Mutter ist wiederum von ihren eigenen Kindheitserfahrungen geprägt und so geht es immer weitere Generationen zurück. Ungeklärte Ereignisse aus dem Familiensystem können einen später Geborenen – einen Nachkommen – ebenso belasten wie einschränken. Aus dem Familiensystem wirken Erfahrungen auf Menschen, die sie aus ihrem eigenen Erleben nicht nachvollziehen können.

Zur Wir-Perspektive gehört in unserem Beispiel auch Sandras Partner. Ihr Konflikt mit der Mutter wirkt in ihre Partnerschaft hinein. Stefan reagiert mit Rückzug und Müdigkeit, sobald die Mutter ins Spiel kommt. Wenn wir in einer Aufstellung aus der Wir-Perspektive auf ein solches Thema schauen, dann können also ungeklärte

Beziehungen aus dem eigenen Leben oder dem Familiensystem eine Rolle spielen.

Wie sehen die sozialen, gesellschaftlichen Aspekte aus? In welcher Welt lebe ich heute?

Sie-Perspektive – Kollektives Außen

Sandra und die Menschen, zu denen sie in Beziehung steht, sind eingebettet in einen größeren gesellschaftlichen und kulturellen Zusammenhang. Die Themen, die sie heute beschäftigen, sind auch beeinflusst von den gesellschaftlichen Rahmenbedingungen. Es macht einen großen Unterschied, ob ich in einem Land lebe, in dem seit drei Generationen Frieden herrscht oder nicht, ob dieses Land auf demokratischer Gesetzgebung basiert oder nicht. Vor hundert Jahren waren Themen wie Partnerschaft und Familie rechtlich und organisatorisch noch sehr stark am männlichen Ernährer bzw. Familienvorstand ausgerichtet. Gesellschaftliche Konventionen wirkten sehr viel intensiver in Partnerschaft und Familie hinein. Strukturen waren eher starr und kaum veränderbar. So war es für Frauen beispielsweise keinesfalls selbstverständlich, einen eigenständigen Beruf auszuüben, wenn dies den Interessen des Ehemanns widersprach.

Heute lebt Sandra in einer sich schnell wandelnden Informationsgesellschaft, die zunehmend komplexer wird. Dies verlangt von ihr die Fähigkeit, sich ständig neu zu entscheiden und anzupassen. Gekoppelt mit einer starken Orientierung an äußeren Dingen wie Konsum, Leistung, Selbstdarstellung gehen innere Werte zunehmend verloren. Die Ich- und Wir-Perspektiven geraten zunehmend aus dem Blick.

2.2. Die Aufstellung erweitert und vertieft Perspektiven

Vielleicht stellen Sie sich als Leser die Frage: „Warum ist es für Sandra sinnvoll, die verschiedenen Perspektiven (Innen / Außen – Individuell / Kollektiv) in einer Aufstellung zu unterscheiden?"

Sandra erhält aus mehreren Sichtweisen Informationen und kann sich dadurch ein vollständigeres Bild von der Ist-Situation machen: Über die kinesiologische Vorbereitung erhält sie Informationen und Impulse zu Verhaltensmustern und messbare Stressreaktionen des Körpers (Es-Perspektive). Wie das im Detail geschieht, erfahren Sie im Kapitel über Kinesiologie. Sich selbst kann Sandra über ihre Stellvertreterin mit Distanz ansehen. Erstmals erkennt sie, wie sehr das Thema mit der Mutter ihre eigene Vitalität (Ich-Perspektive) einschränkt. Zwar wusste sie vom Tod ihres Onkels, sie konnte ihn bisher jedoch nicht in Zusammenhang mit dem Verhalten ihrer Mutter (Wir-Perspektive) bringen. Der Tod des Bruders der Mutter hing mit der schlechten medizinischen Versorgung in der Nachkriegszeit zusammen – also der gesellschaftlichen Situation, in der sich die Großeltern und ihre Kinder befanden (Sie-Perspektive). So ergeben die verschiedenen Perspektiven für Sandra ein völlig anderes Bild, als zunächst vermutet. Dies macht es Sandra möglich, ihr Bild von der Realität wesentlich zu erweitern. Der Schwerpunkt der Ist-Analyse lag bei Sandras Aufstellung auf den inneren Perspektiven, auch innere Quadranten (Wilber 2009; siehe auch Glossar) genannt.

Innen	Außen
Sandras Selbstbild Haltung Gefühle Interpretationen Verdrängtes **Ich**	**Sandras Verhalten** z. B. Stresssymptome Physische Gesundheit **Es**
Wir **Sandras Beziehungen zur Familie** (Mutter, Vater, Onkel, Großeltern) zum Partner	**Sie** **Gesellschaft, in der Sandra lebt / kultureller Hintergrund / Welt** Nachkriegszeit aktuelle Situation
Innere Perspektiven / Quadranten	Äußere Perspektiven / Quadranten

Abbildung 1: Ist-Analyse zu Sandras Aufstellung (nach Wilber, Integrale Theorie)

2.3. Hokuspokus oder wie funktionieren Aufstellungen?

Wissenschaftliche Erklärungsversuche

„Mir fehlt der linke Unterarm und auf dem Rücken trage ich einen Tornister, eine Art Marschgepäck, wie ein Soldat." Diese und ähnliche Beschreibungen von Stellvertretern aus ihren Rollen geben detaillierte Informationen über eine – ihnen völlig unbekannte – Person wieder. Manchmal verändert sich die Stimmlage, die Art zu sprechen etc. Wenn der Klient bestätigt: „Ja, mein Großvater hat im Krieg seinen linken Unterarm verloren. Das habe ich ganz vergessen zu erwähnen", dann fühlen sich alle Beteiligten berührt von etwas Unbekanntem. Vielen Menschen erscheinen diese Wahrnehmungen zunächst rätselhaft.

„Wie soll das funktionieren, dass ich eine andere Person mit ihren Empfindungen und Haltungen vertrete, die ich gar nicht kenne? Wie komme ich in Kontakt mit Informationen über diese fremde Person?

Ist das nicht alles Hokuspokus?" Diese Fragen stellen Teilnehmer in unseren Seminaren immer wieder, irritiert von der neuen Erfahrung, die sie gemacht haben und die so gar nicht mit ihrer Alltagserfahrung übereinstimmt.

Häufig beantworten Aufstellungsleiter diesbezügliche Fragen, indem sie auf die vielen praktischen Beispiele aus ihrer Arbeit verweisen. Tagtäglich erleben sie in Aufstellungen das Phänomen, dass Stellvertreter Informationen und Haltungen von fremden Personen – manchmal nahezu perfekt – wiedergeben. Sobald sie sich in die Rolle eingespürt haben, verändern sich ihre körperlichen Empfindungen, die Stimme, die Art, sich zu bewegen auf beeindruckende Weise. Diese faszinierenden Erfahrungen kann man verbal nur unzureichend vermitteln, man muss sie selbst erleben. Darüber hinaus verweisen viele Aufsteller auf die Wirksamkeit von Aufstellungen, die tief greifenden Veränderungen im alltäglichen Leben, die schon so viele Klienten erfahren haben. Wir tun das auch, denn die wissenschaftliche Forschung im Bereich der Aufstellungsarbeit ist noch dünn gesät. Trotzdem möchten wir dabei nicht stehen bleiben und aus verschiedenen wissenschaftlichen Bereichen einige Erklärungsansätze zusammentragen, mit deren Hilfe sich das Geschehen in Aufstellungen leichter einordnen und nachvollziehen lässt.

2.3.1. Wissenschaftliche Forschung

Was bedeutet das?

Wissenschaftliche Erkenntnisse sind nicht mit „Wahrheit" gleichzusetzen. Lange Zeit hat sich wissenschaftliche Forschung auf den äußeren Quadranten beschränkt, das heißt, auf die konkreten Dinge, die objektiv mess- und wiederholbar sind. Aus der Quantenphysik weiß man, wie wichtig die innere Haltung des Beobachters ist und wie sehr sie das Ergebnis bzw. dessen Interpretation beeinflusst. Wie wir bereits erläutert haben, liegt der Schwerpunkt der Aufstellungsarbeit auf den inneren Feldern. Wie könnte eine wissenschaftliche Forschung aussehen, die in allen Feldern anwendbar ist? Mit welchen

Methoden können sowohl innere als auch äußere Prozesse überprüft werden?

Laut Sonja Student und Michael Habecker (Habecker, Student 2011) sind mindestens drei Schritte notwendig, um eine Methodik wissenschaftlich zu nennen:

1. Wir brauchen ein allgemein gültiges und reproduzierbares Kochrezept (*Injunktion*), das zu einem vergleichbaren Ergebnis führt. Erkenntnisse sind nicht einfach gegeben. Auch andere können zu den gleichen Ergebnissen kommen, wenn sie die gleichen Zutaten nehmen und die gleichen Schritte tun. Dies bedeutet, dass das, was der Einzelne erfährt, unter vergleichbaren Umständen auch von anderen erfahren werden kann.
2. Wir benötigen *Praxis*. Es reicht nicht, nur theoretisch zu kochen bzw. über das Kochen zu reden. Um an Erkenntnisse zu gelangen, braucht es die praktische Erfahrung bzw. Experimente, um zu überprüfen, ob das gleiche Gericht herauskommt, wenn eine andere Person sich an das gleiche Kochrezept hält.
3. Jetzt fehlt uns noch der Nachweis, dass es stimmt (*Verifikation*). Das heißt, auch andere, die vergleichbare Erfahrungen gemacht haben, kommen zu ähnlichen Ergebnissen. Nach dem Motto: „Mir hat es geschmeckt, also schmeckt es auch den anderen." Wenn sie nach dem gleichen Rezept kochen, kommt ein ähnliches Gericht dabei heraus. Damit kann man auf einer breiteren Basis überprüfen, ob mit dem Kochrezept generell das gleiche Essen kreiert werden kann, auch wenn sich die Zutaten geringfügig unterscheiden.

Wenn wir uns jetzt den wissenschaftlichen Untersuchungen zum Thema Systemaufstellungen zuwenden, dann wollen wir einerseits Vorurteile entkräften und andererseits Überprüfungsergebnisse anstelle von Behauptungen oder Dogmen liefern.

2.3.2. Erklärungsansätze aus verschiedenen Perspektiven

Nicht jeder Aufsteller hält Forschung auf seinem Gebiet für sinnvoll. Einige von ihnen stellen – wie Hellinger – die Absichtslosigkeit in den Vordergrund. Ihnen geht es in jeder einzelnen Aufstellung in erster Linie darum, alle Konstrukte und auch das Eigeninteresse loszulassen und nur mitzugehen mit dem, was sich zeigt. Für sie reicht es aus, sich in die inneren Bilder einzufühlen, die sichtbar werden, und auf das Heilsame des Prozesses zu vertrauen. Auf diese Weise kommen die Beteiligten mit einer inneren, ordnenden Kraft aus tieferen Ebenen in Berührung. So beschreiben sie eine subtile innere Zustandserfahrung, die sich vom kognitiv geprägten Alltagsbewusstsein ganz wesentlich unterscheidet. Diese Erfahrung teilen wir.

Es sind die Momente, in denen man sich als Leiter in den Zustand der Leere begibt, um sich von einem Impuls, einem Satz, einem Ritual etc. finden zu lassen. Sobald man diesen inneren Zustand wieder verlässt, wirkt die „Realität" im Außen auf alle Beteiligten, und man beginnt, die Erfahrung zu interpretieren und in die bisher gemachten Erfahrungen mit einzubeziehen. Diese Interpretation geschieht nicht im luftleeren Raum, sondern basiert auf der jeweiligen inneren Entwicklungsstufe der Aufstellungsleiter, der Klienten, der Gruppe. Diese Interpretation ist geprägt von den Wertvorstellungen der Personen. Denn auch im Inneren gibt es eine Struktur, die ich durch Fragen erschließen kann. Es ist wichtig, diese zu reflektieren, um nicht neue Dogmen zu schaffen – Wahrheiten, die man für allgemeingültig hält, weil sie aus diesem Zustand der Sammlung / dem Zustand der Leere kommen. Interpretationen und Schlussfolgerungen aus diesen Zuständen sind immer gefärbt vom Bewusstseinszustand des Aufstellungsleiters, des Klienten, der Gruppe. Wir halten es für wichtig, diesen Prozess immer wieder zu hinterfragen. Der innere Bewusstseinszustand des Aufstellungsleiters wird in der aktuellen Diskussion noch viel zu wenig und in der Forschung in diesem Bereich noch gar nicht berücksichtig.

Genauso kann man sich einem Thema mit einer starken Betonung des Außen nähern, indem man auf Objektivität und Abstraktion – ja sogar Anonymität – großen Wert legt. Die Teilnehmer wissen dann nichts von ihrer Rolle. Sie stehen nur für eine Zahl oder einen Buchstaben. Ihre Bewegungen werden als eine Art Systemsprache verstanden. In diesem Sinne können Aufstellungen als experimentelle Forschungsmethode verstanden werden. Sie zeigen Wirkungszusammenhänge auf, ohne dass die Stellvertreter ihre eigentliche Rolle kennen. Mehr dazu erfahren Sie im Kapitel über die Kollektivaufstellungen.

Die meisten Studien über Aufstellungen basieren auf Befragungen der Teilnehmer über ihr individuelles Erleben in der Aufstellung, die dann über statistische Verfahren ausgewertet werden. Denn die Wirkung der Aufstellung auf den Einzelnen lässt sich durch die Befragung der Teilnehmer noch am leichtesten wissenschaftlich überprüfen.

2.3.3. „Es wirkt!" – Wirksamkeitsstudien zu Aufstellungen

2.3.3.1. Das Selbstbild verändert sich

Die Zahlen, die Dr. Gert Höppner (2001) in seiner Wirksamkeitsstudie ermittelt, sprechen für sich. Über einen Zeitraum von 5 Monaten befragte er 85 Klienten eines Aufstellungsseminars über ihre Erfahrungen. Im Rahmen seiner Dissertation an der LMU München veröffentlichte er ihre Antworten:

> War das Erleben einer Stellvertreterrolle beeindruckend für Sie?
> Ja: 95,59 Prozent
> Haben Sie die Aufstellungsbilder als für Sie stimmig erlebt?
> Ja: 85,19 Prozent
> Gab Ihnen die Aufstellung Kraft?
> Ja: 72,84 Prozent
> Wirkte die Aufstellung klärend für Sie?
> Ja: 80,25 Prozent

Das psychische und physische Wohlbefinden der einzelnen Teilnehmer hatte sich deutlich wahrnehmbar verbessert. Diese Verbesserungen führten die beteiligten Personen eindeutig auf die Aufstellungen zurück. Aus seinen Untersuchungsergebnissen schlussfolgerte Dr. Gert Höppner auf einen wesentlichen Effekt des Familienstellens: Das innere Bild der Klienten wandelt sich. Die zentrale Forschungsfrage „Verändert das Familienstellen die Selbsttheorie der Klienten?“ hatte sich bewahrheitet. Im Zuge einer Aufstellung wurden Erinnerungen der Klienten an ihre Kindheit verändert und ergänzt. Für alte Konflikte und Blockaden wurden bessere Lösungen gefunden. Dies trug dazu bei, dass die Klienten ihr Selbstbild bzw. ihre Einstellung zum eigenen Selbst signifikant verbesserten. Mithilfe von Aufstellungen gelang es, ihr Selbstkonzept im positiven Sinn zu verändern. Damit verweist Gert Höppner auf die therapeutische Potenz von Familienaufstellungen. Durch seine Untersuchung untermauert er die These Bert Hellingers, dass die Veränderung des inneren Bildes von der Ursprungsfamilie heilende Wirkung für den Klienten habe. Laut Höppners Studie kommt dabei dem Lösungsbild eine besondere Bedeutung zu. In ihm verkörpert sich die innere Veränderung als Lösung, die im Außen sichtbar und erfahrbar wird.

2.3.3.2. Wie reagieren Gehirne in Aufstellungen? Gehirnstrombilder

Der Diplompsychologe Reinhard Hertel wählte einen anderen Zugang, um die physische Wirkung von Aufstellungen sichtbar zu machen. Er schloss die Teilnehmer von Familienaufstellungen ans EEG an. Die Elektroenzephalografie ist eine Methode aus dem Bereich der Medizin zur Messung der elektrischen Aktivität des Gehirns. Über die EEG-Spektralanalyse wollte er überprüfen, ob sich die Gehirnwellenmuster der Stellvertreter und der Klienten während einer Aufstellung verändern. Dabei machten er und seine Mitarbeiter interessante Entdeckungen: Beim Klienten stellten sie beispielsweise fest, dass zu Beginn der Aufstellung hauptsächlich die linke Hälfte des Gehirns aktiv war. Hier befindet sich das Sprachzentrum. Aktivität in diesem Bereich verweist auf einen kognitiv-rational orientierten Modus des Menschen. Der Mensch spricht und denkt über ein Thema nach. Im weiteren Verlauf der Aufstellung veränderte sich diese Schwerpunktsetzung auf dem EEG: Es waren zunehmend Aktivitäten in der rechten Gehirnhälfte zu messen.

Der Diplompsychologe schloss daraus auf eine verstärkte Verarbeitung von Emotionen beim Klienten. Besonders faszinierende Reaktionen im Gehirn zeigten sich, als der Klient seinen Stellvertreter aufstellte. Das Hirnstrombild des Stellvertreters glich sich dem Hirnstrombild des Klienten an. Der Stellvertreter ging sozusagen – auch auf der Hirnebene – in eine sichtbare Resonanz mit dem Klienten.

Als die Aufstellung sich in Richtung Lösungsbild entwickelte, wurden laut EEG zunehmend beide Gehirnhälften aktiv. Als später der Klient den Platz mit seinem Stellvertreter tauschte, zeigten sich weitere spannende Phänomene im Bereich der Hirnwellen: Blieb der Stellvertreter auch an seinem Sitzplatz am Rand noch mit der „Rolle des Klienten“ verbunden, so blieben bei ihm beide Hirnhälften aktiv – genauso wie beim Klienten. „Lehnte“ er sich jedoch an seinem Platz „zurück“, dann ging die Aktivität der linken Hemisphäre zurück, während die der rechten (Anzeiger der emotionalen Ebene) erhalten blieb und weiterhin der des Klienten glich.

Außerdem stellte Reinhard Hertel mit dieser Methode fest, dass sich Blockaden im Gehirnwellenmuster des Klienten verwandelten. Systemische Interventionen erzielten also auch im Hirnstrombild des Klienten ihre Wirkung. Sichtbare Blockaden im EEG-Bild konnten wieder in frei fließende Gehirnwellenmuster transformiert werden. Wir hoffen, dass diese ersten Ergebnisse durch zusätzliche Untersuchungen noch besser abgesichert werden können.

Mit diesen Feldstudien bewegt sich Reinhard Hertel im rechten oberen Quadranten der individuellen Es-Perspektive.

2.3.3.3. Die Wahrnehmung des Stellvertreters ist nicht willkürlich

Diplomingenieur Dr. Peter Schlötter (promovierte an der Uni Witten / Heerdecke, über das Forschungsprojekt berichtete u. a. managerSeminare, Heft 84 vom 18. 02. 2005) leitete lange die technische Abteilung eines mittelständischen Konzerns, bevor er eine eigene Heilpraktikerpraxis eröffnete und auf den Bereich der Unternehmensberatung umsattelte. Die Frage, die ihn bewegte, war: Haben Aufstellungen ihre eigene Sprache?

Wenn die oft verblüffend zutreffenden Äußerungen von stellvertretenden Personen auf ihren Aufstellungspositionen kein Zufallsprodukt sind, so muss es so etwas wie eine *„allgemeingültige nichtverbale Sprache der Stellung von Personen zueinander im Raum"* geben. Das heißt, die Wahrnehmung des einzelnen Stellvertreters ist nicht willkürlich, sondern hängt von seiner Positionierung innerhalb der Aufstellung ab. Die Wahrnehmung, die an einer bestimmten Position im Raum stattfindet, folgt einer Art Sprache, die sich allen Menschen in der gleichen Aufstellungsposition mitteilt. Wenn es diese gemeinsame Sprache gibt, dann müssten konsequenterweise unterschiedliche Personen auf der gleichen Stellvertreterposition in der gleichen Aufstellung auch zu ganz ähnlichen Aussagen kommen.

Auf der Basis dieser Hypothesen und geprägt von seiner naturwissenschaftlichen Vorerfahrung, gestaltete Peter Schlötter seine Experimente. Mit lebensgroßen Figuren wurden Systemkonstellationen von zwei realen Beratungsfällen sowie die durchgeführten Organisationsaufstellungen nachgestellt. Die Versuchsanleitungen wurden über Tonbandaufnahmen mitgeteilt, um die zwischenmenschlichen Einflüsse auf die Versuchspersonen auf ein Minimum zu reduzieren. Die Probanden bekamen die folgenden Aufgaben:

Wahrnehmungen zuordnen

Sie wurden gebeten, sich einzeln in die verschiedenen Positionen der zwei Problembilder einzuspüren und ihre Wahrnehmungen mitzuteilen. Sie konnten diese mit eigenen Worten ausdrücken oder aus Texttafeln entsprechende Formulierungen auswählen und den einzelnen Positionen zuordnen.

Steckbriefe – Rollenbeschreibung verteilen

Den von Figuren dargestellten Personen wurden dann bestimmte „Steckbriefe" angeheftet – je nach Körperempfinden, Gefühl, Beziehung, Impuls, die sie bei den Versuchspersonen ausgelöst hatten.

Einen guten Platz finden

Zuletzt stellte Peter Schlötter die beiden Lösungsbilder der realen Aufstellungen nach und ließ den Platz einer bestimmten Person frei. Seine Versuchspersonen bat er dann, sich in dieser Rolle einen guten Platz zu suchen.

Im Ergebnis fanden sich hohe Übereinstimmungen in den Äußerungen der Probanden, sodass für Schlötter der Nachweis erbracht war, *„dass die Wahrnehmung der Position im Raum tatsächlich einer allgemein verständlichen Semantik folgt, vergleichbar einer Sprache"*

Diesem Forschungsprojekt mit 250 Versuchspersonen und über 4000 Einzelversuchen gelang es damit zu zeigen, dass verschiedene Personen in der gleichen Stellvertreterposition das Gleiche wahrnehmen. Es gibt sie also – die repräsentierende Wahrnehmung. Ausgehend von diesen Ergebnissen können Systemaufstellungen als eine nonverbale Sprache der Stellung von Personen im Raum zueinander erklärt werden. Diese Sprache wird offenbar von allen Individuen im gleichen Sinn verstanden.

Außerdem wurde deutlich, dass diese Systemaufstellungen weniger Informationen über Charaktereigenschaften einzelner Personen liefern – vielmehr stellen sie die Beziehungen dieser Personen zueinander dar. Dies erlaubt eine Art Metabetrachtung sozialer Systeme, die zur Problemlösung genutzt werden kann.

Zur Darstellung und Lösung der Systemprobleme genügen die Positionierungen im Raum. Die beobachtbaren Beziehungen und Dynamiken geben wertvolle Hinweise auf das Thema. Zum Beispiel steht in einer Firma eine Abteilung im Abseits oder ist ein Teammitglied nicht integriert und steht weit weg von den anderen. Solche Bilder können reflektiert und in konkrete Veränderungsschritte umgewandelt werden. Im genannten Fall kann man überlegen, wie man die Abteilung oder das Teammitglied wieder besser integrieren kann.

2.3.3.4. Die Organisationsaufstellung als wirksame Unterstützung für das strategische Management

Mit den Untersuchungen, die Carl Ulrich Gminder seiner Dissertation an der Uni St. Gallen zugrunde legte, prüfte er, inwiefern Organisationsaufstellungen für das strategische Management taugen. Er kam zu dem Ergebnis, dass diese wertvolle Impulse für die Organisations- und Personalentwicklung oder die Arbeit an der Unternehmenskultur liefern. Sie bieten einen neuen und andersartigen Ansatz, der sich durch eine Denkhaltung auszeichnet, die ihren Fokus auf Lösungen legt. Außerdem werden Systemzusammenhänge berücksichtigt sowie Geschäfts- und Arbeitsbeziehungen miteinbezogen. Auch die Art und Weise, wie man zu Ergebnissen kommt, geht neue Wege. Mit räumlichen und visuellen Eindrücken sowie sprachlichen und körperlichen Ausdrucksformen entsteht ein komplexeres Bild. Das heißt, Organisationsaufstellungen ermöglichen es, komplexe Zusammenhänge sichtbar und verständlich zu machen und zu klären. Dies hilft, Beziehungen der Menschen in Organisationen zu verbessern, und macht es leichter, die Haltungen der einzelnen Personen zu verändern.

Eine wertvolle Stütze sind Organisationsaufstellungen auch dann, wenn es um die bessere Zusammenarbeit von Menschen verschiedener Kulturen geht. So können durch diese Form der Aufstellung beispielsweise die Konflikte zwischen Betrieben in verschiedenen Ländern nachgestellt und somit die wirkenden Verhaltensdynamiken auf einer tieferen Bewusstseinsebene verstanden werden. Das sogenannte „Bauchgefühl“, also die intuitive Wahrnehmung bzw. das „innere Wissen“, lässt sich durch die Aufstellung überprüfen, indem es im Außen in sichtbare Bilder übersetzt wird.

Auf dieser Basis können Manager mehr Sicherheit für ihre Entscheidungen gewinnen und die ihnen zugrunde liegenden Haltungen effektiv überprüfen.

2.4. Neue wissenschaftliche Erklärungsmodelle liefern Denkansätze für das Verständnis von Aufstellungen

Auch im Bereich der Wissenschaft etabliert sich verstärkt eine holistische (ganzheitliche) Sicht des Universums, in der alle Dinge miteinander verbunden sind. Diese Sichtweise findet Ausdruck beispielsweise in:

- der physikalischen Feldtheorie von Faraday & Clerk (ein Feld kann Kraft erzeugen),
- der Relativitätstheorie Einsteins (Zeit ist weder linear noch absolut),
- dem Bell-Theorem (die Wirkung auf ein Elementarteilchen hat sofort und unmittelbar Wirkung auf die anderen, mit denen es verbunden ist),
- den morphogenetischen Feldern von Sheldrake (sie erklären zum Beispiel, warum ein Hund weiß, dass sich sein Besitzer auf den Heimweg gemacht hat, und schon 20 Minuten vor jedem hörbaren Geräusch an der Tür wartet bzw. warum es Lerneffekte bei Tierpopulationen auf unterschiedlichen Kontinenten zur selben Zeit gibt).

Auch im Bereich der Naturwissenschaften stellen immer mehr Forscher fest, dass die bisherigen Erklärungsansätze zu kurz greifen, um vorhandene Phänomene zu erklären. Zugleich liefern sie mit ihren Forschungsergebnissen neue Erklärungsansätze, die auch ungewohnte Bewusstseinsphänomene in Aufstellungen aus wissenschaftlicher Sicht transparenter machen. Einer der Pioniere auf diesem Gebiet ist der englische Biologe Rupert Sheldrake. Seine Vorstellung von „morphogenetischen / morphischen Feldern" inspirieren die Diskussionen um Aufstellungen seit den 90er-Jahren.

2.4.1. Der Erklärungsansatz über morphogenetische / morphische Felder

2.4.1.1. Morphogenetische Felder

Blitzschnell können Fischschwärme oder Vogelformationen die Richtung wechseln, ohne dass dabei einzelne Tiere zusammenstoßen, so als wären sie von unsichtbarer Hand gesteuert. Ein Informationsaustausch über die Sinnesorgane erklärt das Verhalten nicht, denn er würde zu viel Zeit in Anspruch nehmen. Genauso wenig lässt sich mit den üblichen naturwissenschaftlichen Theorien erklären, was die winzigen blinden Termiten in die Lage versetzt, gemeinsam in so präziser Koordination ihren komplizierten Termitenbau zu errichten.

Der Biologe Rupert Sheldrake bietet für diese faszinierenden Phänomene neue Erklärungen an und verlässt damit die üblichen naturwissenschaftlichen Grundannahmen der Biologen. Es begann mit den Fragen: „Wie entwickeln sich Formen in der Natur? Wie entwickelt sich aus einer winzigen Samenzelle ein fertiger Baum?"

Für ihn ließen sich diese präzisen Abläufe nicht allein durch die Steuerung von Genen erklären. Seine Antwort lautete, es gibt einen *„Plan, der nicht in den Baumaterialien enthalten ist"* (Sheldrake 1999). Er nannte diesen Plan „morphogenetisches Feld".

Dieses Feld enthält alle Informationen – eine Art Gedächtnis – und steuert die vollständigen Entwicklungsprozesse einer Art. So führte der Forscher die Entwicklung einer Maus auf Mausfelder zurück, *„die Entwicklung einer Kiefer wird von Kieferfeldern gestaltet"* und die Entwicklung eines menschlichen Embryos über das entsprechende Feld seiner Spezies (Sheldrake 1999).

Die morphogenetischen Felder organisieren die Formbildung in der Natur also zusätzlich zu den Genen. *„Diese Felder enthalten gewissermaßen unsichtbare Pläne oder Blaupausen für die verschieden Organe und für den Organismus als Ganzen"* (Sheldrake 2006).

2.4.1.2. *Morphische Felder*

Später übertrug Sheldrake seine Hypothesen auch auf Systeme in ganz unterschiedlichen Kontexten. Er prägte dafür den Überbegriff „morphische Felder“: „*... dass es in selbstorganisierenden Systemen auf allen Komplexitätsebenen eine Ganzheit gibt, die auf einem charakteristischen organisierenden Feld dieses Systems beruht, seinem morphischen Feld.*“ (Sheldrake 2006)

Auch die Formbildung im anorganischen Bereich unterliegt dem Einfluss von Feldern, den sogenannten „Kristallfeldern“. Das bedeutet, dass selbst Kristalle Kristallisationsprozesse überall auf der Welt beschleunigen können, wenn die entsprechenden Informationen in den Feldern enthalten sind, die sie verbinden.

Sheldrake unterschied unter anderem folgende Felder:

Verhaltensfelder

Verhaltensfelder liegen dem Verhalten und den Instinkten von Tieren zugrunde. Wächst ein kleines Kätzchen heran, so werden seine Instinkte und sein Verhalten beeinflusst von den Erfahrungen der zahllosen Katzen in der Vergangenheit, einer Art kollektivem Katzengedächtnis. Über das Nervensystem und das Gehirn vermitteln sie die entsprechenden gespeicherten Muster.

Mentale Felder

Über mentale Felder gelangt der Geist des Menschen aktiv in seine Umwelt und stellt über Aufmerksamkeit und Intention Verbindungen u. a. zu den Mitmenschen her.

Dies bedeutet, dass unsere Wahrnehmung, unsere Gedanken und andere geistige Prozesse durch entsprechende Felder beeinflusst werden. Mit ihrer Hilfe lassen sich Phänomene wie „*Telepathie, das Gefühl des Angestarrtwerdens, Hellsehen und Psychokinese erklären. Vielleicht werden hiermit auch Vorahnungen und Präkognition verständlich, nämlich durch Absichten, die in die Zukunft projiziert werden.*“ (Sheldrake 2006) Vergleichbar mit einem Mobiltelefon sind mentale Felder zwar im Gehirn verwurzelt (Sender / Empfänger), reichen aber durch Aufmerksamkeit und Absicht weit darüber hinaus.

Dies stellt die Grundannahme vieler Neurobiologen bzw. die weit verbreitete Vorstellung infrage, die Geist und Gehirn für identisch erklärt und alle Gedanken, Gefühle, Bilder ausschließlich im Gehirn lokalisiert.

Statt der Trennung von Außen und Innen betonte Sheldrake die wechselseitige Verknüpfung von Außen und Innen:

„Durch das Sehen gelangt die Außenwelt über die Augen in den Geist, und die subjektive Welt des Erlebens wird durch Wahrnehmungs- und Intentionsfelder in die Außenwelt projiziert. Unsere Absichten erstrecken sich sowohl hinein in die Welt rings um uns wie auch in die Zukunft … Unser Geist durchdringt unseren Körper, und unsere Körperbilder sind dort, wo wir sie erfahren, nämlich in unserem Körper und nicht bloß in unserem Kopf … Wir sind nicht mehr in die Enge unseres Schädels eingesperrt, unsere Geister sind nicht mehr voneinander getrennt und isoliert. Wir sind nicht mehr unserem Körper, unserer Umwelt und anderen Arten entfremdet. Wir sind wechselseitig miteinander verbunden.“ (ebenda)

Auch die Wahrnehmung eines Stellvertreters in einer Aufstellung lässt sich als mentales Feld beschreiben, das mit einem sozialen Feld in Verbindung steht. Über die Rollenübertragung, die zum Beispiel mit den Worten geschieht: „Du stehst jetzt für meine Mutter Susanne“, wird eine eindeutige Intention verbunden. Je tiefer es der Stellvertreterin gelingt, sich auf die damit verbundene momentane Wahrnehmung einzulassen, umso differenzierter und eindeutiger fallen ihre Rückmeldungen aus der Rolle aus.

Soziale Felder

Mit sozialen Feldern sind morphische Felder gemeint, die zu sozialen Gruppen gehören. Sie koordinieren die Aktivitäten der einzelnen Lebewesen aus einem Gruppenverband. Sie verbinden die Mitglieder einer Gruppe auf besonders intensive Weise miteinander. Damit schaffen sie die Basis für andere Formen der Kommunikation wie etwa die Telepathie. Diese Felder ermöglichen auch die Kommunikation über große Entfernungen hinweg. Wer kennt das nicht: „Ich denke an eine Person und kurz darauf ruft sie mich an. Das Telefon klingelt und ich ‚weiß', wer sich am anderen Ende der Leitung befindet, bevor ich den Hörer abnehme." In seinen Büchern „Der siebte Sinn der Tiere" und „Der siebte Sinn des Menschen" beschäftigt sich der Forscher ausführlich mit der Telepathie zwischen Menschen und Tieren. So wissen zum Beispiel Hunde genau, wann ihr Herrchen oder Frauchen auf dem Nachhauseweg ist. Im Zeitraum von fünf Minuten bis zu einer halben Stunde, bevor die Person tatsächlich eintraf, reagierten die gefilmten Tiere, indem sie schwanzwedelnd an der Wohnungstür warteten. Tiere können also über größere Entfernungen hinweg auf die Intention von Menschen reagieren. Das gleiche Verhalten kann man auch bei Katzen, Papageien und Pferden beobachten. Diese Phänomene zwischen Mensch und Tier scheinen sich auf Tierarten zu beschränken, die enge soziale Bindungen zu Menschen entwickelt haben. Ähnliche telepathische Phänomene sind auch zwischen Menschen zu beobachten. Besonders die Kommunikation zwischen Mutter und Kind geschieht mitunter durch telepathische Botschaften. Viele Mütter berichten, dass sie spüren, wenn ihr Baby im Nebenzimmer aufwacht und hungrig ist. Bei stillenden Müttern schießt die Milch ein, wenn sie – trotz räumlicher Entfernung – wahrnehmen, dass ihr Säugling hungrig wird. Da kann es schon mal passieren, dass sich auf der Bluse ein peinlicher Fleck bildet, auch wenn das Kind gerade von einer anderen Bezugsperson betreut wird und es nicht die übliche Stillzeit ist.

2.4.1.3. Morphische Resonanz

Die Verbindung zwischen Individuum und morphischen Feldern sowie die der morphischen Felder untereinander geschieht über einen Prozess, den der Wissenschaftler „morphische Resonanz" nennt.

Über diese Resonanz findet der Informationsaustausch in Form einer wechselseitigen Beeinflussung statt. Das Individuum einer Art greift auf das kollektive Gedächtnis seiner Art zurück und trägt zugleich über seine Erfahrungen zu den Inhalten, die in diesem

Gedächtnis gespeichert werden, bei. So sind die Mitglieder einer Familie über die morphische Resonanz mit dem Familienfeld verbunden und können jederzeit auf das Familiengedächtnis zurückgreifen. Zugleich bringen sie durch ihre Erfahrungen neue Informationen in das System.

Die morphische Resonanz basiert auf dem Prinzip der Ähnlichkeit. Je größer die Ähnlichkeit, desto stärker der Einfluss der morphischen Resonanz. Das Handlungsmuster einer Art wirkt auf die Individuen dieser Art, wenn sie Ähnliches erleben und führt dazu, dass sie ähnlich handeln. Das würde die Existenz generationenübergreifender Muster erklären. Ein Verhalten wie zum Beispiel „Wut gegenüber dem Partner unterdrücken", das sich über viele Generationen bei den Frauen in einer Familie fortsetzt und sich mit jeder Wiederholung intensiver ins Familiengedächtnis einprägt. Es wirkt so lange, bis eine neue Handlungsweise an seine Stelle tritt und damit die alte Information überlagert bzw. überschreibt. Auf diese Weise übermittelt die morphische Resonanz Lernerfahrungen und stellt sie in Zukunft für alle Mitglieder des Systems zur Verfügung.

Die morphische Resonanz beeinflusst über Zeit und Raum hinweg und wirkt von der Vergangenheit in die Gegenwart und über große räumliche Entfernungen: *„Sie könnte sich über die Distanz von zehntausenden von Meilen ebenso wirksam erweisen wie über einen Meter, und sie könnte über ein Jahrhundert ebenso unvermindert wirken wie über eine Stunde"* (Sheldrake 2010). Dies bedeutet, dass jeder Einzelne über diesen Informationsaustausch mit seinem Familiensystem verbunden ist, auch wenn große Entfernungen dazwischenliegen. So reagieren häufig auch räumlich weit entfernte Familienmitglieder in Folge einer Aufstellung, obwohl sie vom Klienten nicht direkt informiert wurden. Die Information hat sich offensichtlich über einen anderen Weg mitgeteilt.

Die besonderen Eigenschaften von morphischen Feldern

Auch in der klassischen Physik findet der Feldbegriff Verwendung, wenn es beispielsweise um Magnetfelder, Gravitationsfelder oder elektrische Felder geht. Unter morphischen Feldern versteht Sheldrake eine neue Art von Feldern, wie sie die klassische Physik bisher noch nicht kannte. Deshalb verfügen sie auch über besondere Eigenschaften, die über die Gesetze der klassischen Physik hinausgehen. In seinem Kongressvortrag am Wieslocher Institut für Systemaufstellungen beschrieb Sheldrake wesentliche Aspekte morphischer Felder, die in Beziehung zu Familienaufstellungen stehen (Sheldrake 2001).

Der Raum- und Organisationsaspekt: Die Aufstellung als Landkarte des Familienfeldes

Morphische Felder kennzeichnet eine Hierarchie, das heißt, sie sind in einer geschachtelt-hierarchischen Struktur geordnet. Es gibt zum Beispiel Protonenfelder, Atomfelder, Molekülfelder, Zellenfelder, Organfelder, Artfelder oder im sozialen Bereich Individuum, Familie, Gemeinde, Nation, Menschheit. Dabei ist das Feld der unteren Ebene immer in das der übergeordneten eingebunden, wie das Individuum in die Familie usw. Dies bedeutet, dass der Einzelne in ein größeres Ganzes eingebunden ist – ein Feld, das auf ihn einwirkt, unabhängig davon, ob er das will oder nicht. Der Mensch ist Teil eines Familienfeldes, das auf ihn wirkt, auch wenn er persönlich den Kontakt abgebrochen hat oder in großer Entfernung von der Familie lebt.

Morphische Felder schaffen Struktur, sorgen für Ordnung, regeln zeitliche Abläufe in den Systemen, auf die sie sich beziehen. Genauso wie das Kristallfeld die Ordnung des Kristallgitters beeinflusst, gewährleistet das Feld eines Vogelschwarms die geordnete Flugformation während des Fluges. Bezogen auf das soziale Feld entspricht die Aufstellung einer Landkarte des Familienfeldes. Sie zeigt, in welcher Beziehung die einzelnen Mitglieder zueinander stehen. Die räumliche Positionierung, der Abstand zwischen den Personen, ihre Blickrichtung lassen Beziehungsmuster sichtbar werden. Jedes Familienfeld verfügt über seine eigene Dynamik, die sich auch in der räumlichen Struktur abbildet. Ausgeschlossene Personen stehen außerhalb des Feldes und sind meist abgewandt. Das unsichtbare morphische Familienfeld wird durch die Aufstellung sozusagen symbolisch sichtbar gemacht.

Über Attraktoren des morphischen Feldes wird die Systementwicklung in eine bestimmte Richtung, auf ein bestimmtes Ergebnis hin orientiert. In einem mentalen Feld wäre das vergleichbar mit der Absicht, die die Gedanken und das Handeln in eine bestimmte Richtung lenkt. So betrachtet der Klient in einer Aufstellung das System von seinem Blickwinkel aus, bezogen auf sein Anliegen. Von diesem Anliegen hängt es ab, welche Ebene des Systems aufgestellt wird bzw. welches Feld Leiter und Klient auswählen. Ob sie sich für eine Familienaufstellung, eine Organisationsaufstellung, eine Symptomaufstellung oder anderes entscheiden. Attraktoren aus einem Feld können auch in ein anderes hineinwirken. So kann in einer Organisationsaufstellung beispielsweise sichtbar werden, dass die Konflikte mit dem Vorgesetzten mit ungelösten Konflikten, die der Klient mit seinem Vater hat, zusammenhängen.

Morphische Felder als Informationsspeicher
Das Gedächtnis von Systemen

Morphische Felder speichern Erinnerungen. Dies ist auf jeder Hierarchieebene möglich und geschieht durch die häufige Wiederholung von Aktivitäten oder wenn die Felder besonders intensiv erfahren werden. In diesem Sinne verfügen sie über eine Art Gedächtnis, auf das über die morphische Resonanz zugegriffen werden kann. Im Gedächtnis sind Erfahrungen gespeichert, die allen Teilen des Systems zur Verfügung stehen. Das bedeutet, dass das System über das Gedächtnis lernt. Und je mehr Lernerfahrung vorhanden ist, umso leichter fällt es den Mitgliedern des Systems, selbst diese Lernerfahrung zu machen. Der Psychologieprofessor William McDougall (Harvard) brachte in seinen Experimenten Ratten bei, aus einem Wasserlabyrinth zu entkommen. Fehler wurden mit einem Elektroschock bestraft. Die erste Rattengeneration lernte langsam, das heißt, die Tiere erlitten Hunderte von Elektroschocks, wenn sie den falschen Ausgang wählten. Während die erste Generation durchschnittlich 250 Fehler machte, bevor sie lernte, den richtigen Ausgang zu benutzen, benötigte die 22. Generation nur noch 25 Fehler, um zum gleichen Ergebnis zu kommen. Die Lerngeschwindigkeit hatte sich um das 20-fache gesteigert. Forscher, die ähnliche Versuche mit anderen Ratten durchführten, bekamen noch schnellere Lernergebnisse, das heißt, die Ratten konnten über das morphische Feld auf die vorhandene Lernerfahrung bereits zugreifen. Eine neue Verhaltensweise geht nach Sheldrake in das artspezifische Feld ein und beeinflusst durch morphische Resonanz alle späteren Individuen in ähnlichen Situationen überall auf der Welt.

In Aufstellungen offenbart sich immer wieder, dass vergangene Erfahrungen die Gegenwart beeinflussen. Über das Gedächtnis eines Familienfeldes lässt sich manches wissenschaftlich erklären, was in Aufstellungen zunächst mysteriös erscheint. Wenn das System über ein Gedächtnis verfügt, dann ist der Einfluss verstorbener Mitglieder oder völlig unbekannter Personen auf den Klienten in der Gegenwart nachvollziehbar. Selbst der Einfluss von Familiengeheimnissen, Ereignissen, über die andere Familienmitglieder bewusst nicht informiert wurden, macht aus diesem Blickwinkel Sinn. Familiengeheimnisse sind genauso gespeichert wie die Informationen über den leiblichen Vater etc. Über die Aufstellung kann eine Begegnung mit dem Unbekannten erfolgen bzw. nachgeholt werden. Auch wenn es im realen Leben nicht möglich war oder ist.

Auch kollektive Bewusstseinsfelder von Nationen verfügen – laut Sheldrake – über ein Gedächtnis, das sich auf die einzelnen Personen, Personengruppen und das Land insgesamt auswirkt. Hier wirken das Verdrängte und Verleugnete, das, was nicht aufgearbeitet wurde, der nationale Schatten, genauso wie die erworbenen Fähigkeiten und Ressourcen. Deutschland ist in seinem kollektiven Gedächtnis noch immer vom Holocaust geprägt und genauso von der Erfahrung des Wirtschaftswunders. Beides spielt in Aufstellungen von Klienten und auch bei Kollektivaufstellungen (ohne Klienten) eine Rolle. Wir existieren sozusagen im Einflussfeld eines kollektiven Gedächtnisses. Hier drängen sich Parallelen zu Jungs Ideen vom „kollektiven Unbewussten“ auf. Mehr davon später.

Morphische Felder als Regenerationsfaktor Heilungsaspekt durch Ganzheit und Ordnung

Das morphische Feld ist bestrebt, immer wieder eine ganzheitliche Balance herzustellen. Wird die Ordnung verletzt oder passiert eine Beschädigung durch äußere Einflüsse, so versucht es, einen Ausgleich zu schaffen. Die Erinnerung an die Ganzheit des Systems ist die Voraussetzung dafür. Sie ermöglicht die Regeneration. In diesem Sinne bedeutet Heilung, die ursprüngliche Ordnung in einem natürlichen System wieder herzustellen. Darauf zielen unsichtbare Bindungen an das System und seine Mitglieder. Dabei ist das Familiensystem dem einzelnen Individuum mit seinen Zielen und Bedürfnissen übergeordnet (vgl. Hierarchie). Dies macht nachvollziehbar, warum nachfolgende Familienmitglieder für ungeklärte Themen im Familiensystem in die Pflicht genommen werden. Die Beschäftigung mit dadurch hervorgerufenen Beeinträchtigungen kann Prozesse wie Versöhnung, Würdigung von Familienmitgliedern, Zumutung von Verantwortung und vieles mehr nachholen und die Balance wiederherstellen. Indem der Einzelne diese bindenden Einflüsse gesehen hat, kann er klarer unterscheiden zwischen seiner Verantwortung und der Verantwortung, die er für andere übernommen hat. Erst diese Klärung ermöglicht es ihm oft, die bewusste Entscheidung zu treffen, sich davon zu lösen.

Die Verbindung morphischer Felder Neue Felder entstehen

Wenn sich morphische Felder verbinden, können in diesem neuen Feld auch neue Eigenschaften entstehen. Die Eigenschaften der bisherigen Felder bleiben erhalten und stehen weiterhin zur Verfügung. Sheldrake nennt diesen Vorgang „Hybridisierung". In der ersten Hybrid-Generation führt das oft noch zu „dysfunktionalem Verhalten" und Konflikten, weil in dem neuen Feld verschiedene Verhaltensstrategien aufeinandertreffen.

Bei einer Heirat verbinden sich offiziell und rituell zwei verschiedene Familiensysteme mit all ihren Eigenarten und ihren Erfahrungen. Ohne die Liebe und die Bereitschaft, an den Herausforderungen zu arbeiten, können die Konflikte, die damit verbunden sind, kaum bewältigt werden. Werden Kinder geboren, gilt es für beide Partner, sich neu auf gemeinsame Erziehungsstrategien zu einigen. Geschieht das nicht, werden die alten Erziehungsmuster beider Systeme reproduziert, die sich zum Teil widersprechen.

Den Kindern aus der Beziehung stehen sowohl die Qualitäten des mütterlichen als auch des väterlichen Systems und – gleichzeitig – auch ein eigenes Potenzial zur Verfügung. Dies ist mit der Qualität des neuen Feldes erklärbar. Natürlich fließen auch die Beziehungserfahrungen der beiden Partner in das neue Feld mit ein.

Die Theorie der morphischen Felder und der morphischen Resonanz von Rupert Sheldrake bietet interessante Erklärungsansätze für das Geschehen in Aufstellungen. Bei einer Podiumsdiskussion mit Bert Hellinger auf der Wieslocher Arbeitstagung kommentierte der Biologe begeistert seine Eindrücke:

„Für mich war das Erstaunliche, dass ich die morphischen Felder vor mir in Aktion sehen konnte und nicht als abstrakten Begriff auf Papier oder im Rahmen von wissenschaftlichen Experimenten. Das war für mich eine große Entdeckung. Ich bin also sehr von dieser Arbeit beeindruckt und ich denke, es gibt da sehr viele Gemeinsamkeiten mit meiner mehr theoretischen und biologischen Arbeit im Bereich der morphischen Felder.“ (Sheldrake 2001)

Sicher hat seine Meditationserfahrung in Indien den Wissenschaftler dazu inspiriert, über den Tellerrand der Biologie hinauszublicken und in größeren Zusammenhängen zu denken. Trotzdem steht die Forschung in dieser Richtung erst am Anfang und es sind noch viele Fragen offen.

2.4.2. Erklärungsansätze aus der Neurobiologie

Die Spiegelneuronen

Professor Franz Ruppert, Professor für Psychologie in München, geht davon aus, dass Menschen in der frühkindlichen Phase Traumata aus dem Familiensystem übernehmen, indem sie sich mit den Bezugspersonen im emotionalen Austausch befinden:

„Wenn ein Kind in die Augen seiner Mutter schaut, wenn es von ihr berührt wird, wenn es ihre Stimme hört, sieht, fühlt und hört es alles, und es nimmt alles wahr: die Liebe der Mutter, aber auch ihre Traumagefühle. Es kann nicht sagen, das Gute nehme ich und das Schlechte nicht. Nein, ein Kind nimmt alles, auch eine mögliche Traumatisierung seiner Eltern in seine eigene Seele auf. Denn die Seele seiner Eltern ist sein emotionales Startkapital. Auf diesem Startkapital kann von vorneherein eine schwere Hypothek lasten, vor allem, wenn die Mutter eigene Traumaerfahrungen erlitten hat."

Für ihn geschieht dieser Vorgang über die Spiegelneuronen, Gehirnzellen, die Träger unseres Beziehungssinns sind.

Rein zufällig stieß Professor Giacomo Rizzolatti 1996 mit seiner Forschungsgruppe auf diese Spiegelzellen. An der Universität Parma erforschte das Team an Schimpansen, wie Handlungen im Gehirn geplant und umgesetzt werden. Im Versuchsaufbau ging es den Wissenschaftlern darum, herauszufinden, welche Nervenzellen bei einem Schimpansen aktiv werden, sobald er nach einer Nuss greift. Dabei machten die Forscher eine sensationelle Entdeckung: Die Nervenzellen sandten nicht nur Signale aus, wenn der Affe selbst nach einer Nuss griff, sondern auch, wenn das Tier beobachtete, wie ein Teammitarbeiter die gleiche Handlung ausführte. Indem der Affe die Bewegungen des anderen mitverfolgte, reagierten die Nervenzellen so, als ob der Schimpanse selbst nach der Nuss gegriffen hätte. Das Gesehene wurde im Gehirn des Schimpansen sozusagen „gespiegelt". Die Nervenzellen, die diese spiegelnden Signale auslösten, nannten die Forscher Spiegelneuronen. Sie existieren auch im Gehirn des Menschen und liefern eine wissenschaftliche Erklärung für Phänomene wie Nachahmung, Anteilnahme und Mitgefühl, die von Naturwissenschaftlern lange Zeit nur belächelt worden waren.

Man kann Spiegelneuronen in zwei Hauptkategorien unterteilen:

- Die *streng (strictly) deckungsgleichen* Spiegelneuronen feuern für exakt die gleiche Handlung, egal ob sie beobachtet oder selbst ausgeführt wird. Sie machen in etwa ein Drittel aller Spiegelneuronen aus.

- Im Gegensatz dazu feuern die Mehrzahl der Spiegelneuronen, *die weitgehend (broadly) kongruenten*, in einem umfassenderen Sinn. Sie werden bei ähnlichen Handlungen aktiviert, welche logisch zusammenhängen bzw. dasselbe Ziel haben.

Die Spiegelneuronen machen Menschen zu mitfühlenden Wesen. Beobachtet man eine Person, die sich in den Finger schneidet, erlebt man selbst ein Unbehagen und kann nachempfinden, wie sich der Schmerz dieser Person anfühlt. Die Gefühle von anderen haben also eine ansteckende Wirkung. Erlebt man selbst Leid, Schmerz oder Freude, reagiert man ähnlich der Erfahrungen, die man bei einer anderen Person beobachtet hat.

In diesem Sinne spiegelt die Aufstellung für den Klienten die verdrängten emotionalen Zustände und macht sie ihm damit wieder zugänglich. Indem er zum Beispiel die Trennungsgefühle seines Stellvertreters in Bezug auf den verstorbenen Zwilling beobachtet, können diese verschütteten Gefühle auch in ihm reaktiviert werden. Allein die Wahrnehmung der weggesperrten Gefühle ist schon ein wichtiger Schritt in Richtung Balance. Indem der Klient den Lösungsweg beobachtet und nachempfindet, kommt er wieder mit Ressourcen wie Lebensfreude in Kontakt. Dies kann auch nur über die Beobachtung von außen geschehen, wenn sich der Klient am Ende der Aufstellung noch nicht in der Lage sieht, selbst in die Aufstellung hineinzugehen.

Spiegelneuronen werden – laut Professor Rizzolatti – also aktiviert, wenn wir selbst handeln und / oder wenn wir Handlungen bei einer anderen Person beobachten. Mit ihrer Hilfe können wir Sinneseindrücke, Stimmungen und Gefühle anderer Personen wahrnehmen und ausdrücken.

Dabei kommt es nicht immer darauf an, dass wir die Person direkt sehen, denn über die morphischen Felder können in einer Aufstellung die Spiegelneuronen eines Stellvertreters aktiviert werden. Vergleichbar mit einem Radioempfänger kann man sich das bildlich so vorstellen: Über seine Spiegelneuronen geht der Stellvertreter auf Empfang. Dies ermöglicht es dem Stellvertreter, sehr differenziert die Gefühle einer ihm völlig fremden Person wiederzugeben, sich in die Rolle einzuspüren.

Vielleicht bringt es uns auch einer Antwort auf die Frage näher, warum Klienten als Stellvertreter zielsicher genau die Menschen auswählen, die ähnliche Themen haben, obwohl sie nichts über deren Leben wissen. Eventuell weist der Bereich der Spiegelneuronen ähnliche Empfängerfrequenzen auf, und die Klienten reagieren unbewusst darauf.

Unsere Mimik und Gestik entspricht quasi einer eigenen Sprache. In der Frühzeit des Menschen, als wir noch nicht differenziert verbal kommunizieren konnten, war die Fähigkeit, die Körpersprache der anderen richtig zu deuten, überlebenswichtig. Somit spielt das System der Spiegelneuronen eine bedeutende Rolle in der Evolution des Menschen und in der Entwicklung der Kulturen. Lange Zeit basierte die Forschung auf Darwins These, dass evolutionsgeschichtlich der überlebt, der am besten angepasst ist *(„survival of the fittest")*. Mit der Entdeckung der Spiegelneuronen kommt die Kooperation bzw. Beziehung in den Fokus. Menschen sind auf beides angewiesen: das eigene Überleben durch Erkennen von Gefahren und permanente Anpassung zu sichern und gleichzeitig andere zu finden, die die eigenen Gefühle und Bedürfnisse „spiegeln".

Die Wissenschaft nimmt an, dass bei Tieren, die in Schwärmen auftreten, zum Beispiel bei Zugvögeln oder Fischen, so etwas wie Spiegelvorgänge existieren müssen, die an der blitzschnellen Informationsvermittlung beteiligt sind.

So tragen auch die Spiegelneuronen zur Erklärung bei, warum ohne Sprache Botschaften über Gesten, Blicke, Körperhaltungen, Bewegungen, Rituale in Aufstellungen verstanden werden, wenn der dazugehörige Gehirnbereich aktiviert ist. Je ausgeprägter dieser Zellbereich, desto intensiver und differenzierter sind die Wahrnehmungen der Stellvertreter aus den Rollen.

2.4.3. Weitere Forschungsansätze zur Aufstellungsarbeit

Die Aufstellungsmethode ist mittlerweile an den Universitäten angekommen und ist Gegenstand von und Methode in zahlreichen Dissertationen. Hier stellen wir einige weitere grundlegende Ansätze vor.

Die Aufstellung als transverbale Sprache

Prof. Matthias Varga von Kibéd (Logik und Wissenschaftstheorie) und Insa Sparrer (Psychotherapie) haben einen systemisch-konstruktivistischen Ansatz der Aufstellungsarbeit entwickelt und ihn mit dem lösungsfokussierten Ansatz der Schule von Milwaukee (z. B. Steve de Shazer) verbunden. Der Konstruktivismus geht davon aus, dass Menschen durch ihre Sprache über Wahrnehmungen und Bewertungen Wirklichkeit konstruieren. Deshalb bemühen sich die Begleiter in diesem Ansatz um eine stark versachlichte Sprache. Mit Lösungsfokussierung ist gemeint, dass nicht das Problem, sondern die Lösung im Vordergrund steht. Anstatt nach Ursachen des Problems zu forschen, orientiert man sich auf den Lösungszustand, ohne das Problem zu beachten.

In ihren systemischen Strukturaufstellungen werden Systeme bzw. Teile des Systems über Repräsentanten im Raum abgebildet. Das ermöglicht ihnen, ein System anzuschauen, es in seinen Interaktionen zu untersuchen und zu verändern. Jedes System verfügt über eine allgemeine und einer transverbale Sprache. Auch in einer Aufstellung wird diese sozusagen gesprochen und damit für die Beteiligten nachvollziehbar. Laut den Entwicklern dieses Ansatzes sind Strukturaufstellungen eine Art transverbaler Sprache, die sich aus der verbalen und nonverbalen Sprache der Repräsentanten, sowie ihrer räumlichen Anordnung zusammensetzt. Um die Wahrnehmungen durch die persönlichen Wertungen der Repräsentanten möglichst wenig zu beeinflussen, stellen sie häufig verdeckt auf (wie wir das bei unseren Kollektiven Bewusstseinsaufstellungen ebenfalls tun). Um Emotionen möglichst wenig Raum zu geben, werden die Repräsentanten nach dem Unterschied in ihrer Wahrnehmung gefragt, z. B. bevor sie in der Rolle und seitdem sie in der Rolle sind.

Für ihre Aufstellungen haben Varga von Kibéd und Insa Sparrer zahlreiche Strukturformate und ein Regelsystem entwickelt, das sie als Grammatik der Systemaufstellung bezeichnen. (Sparrer, Kibed 2010)

Systemaufstellungen in Forschung und Lehre

Am Lehrstuhl für Nachhaltiges Management nutzt Prof. Georg Müller-Christ den intuitiv-systemischen Ansatz von Systemaufstellungen. Seine Studenten lernen nicht nur Wirtschaftsmodelle und deren wissenschaftliche Begründung kennen. Sie erleben sie auch in Aufstellungen als Repräsentanten. Über Bilder und Interaktionen der Repräsentanten erweitern und vertiefen sie ihre Lernerfahrung über Beziehungen z. B. zwischen Unternehmen und Stakeholdern (Kunden, Lieferanten, Aktionären etc.)

So bleiben wissenschaftliche Modelle kein abstraktes Konzept, sondern werden in einem Erfahrungsprozess erlebt und durch praktische Anwendung auf ihre Stimmigkeit hin überprüft. Das ermöglicht umfassenderes Lernen, das kognitives Konzeptwissen mit intuitivem Prozesserleben verschränkt.

„In meinem eigenen beruflichen Alltag als Hochschullehrer für Managementlehre an der Universität Bremen habe ich erfahren, wie schnell Praktiker/innen mit Studierenden in einen gemeinsamen Entdeckungsprozess kommen, wenn sie mit Systemaufstellungen arbeiten. Praktiker/innen bringen die Bilder aus ihrer Realität, die Studierenden formen unter meiner Anleitung daraus eine Aufstellung, ein Bild der Elemente im Raum. Intuition und bildliches Wahrnehmen führt zu einem spannenden gemeinsamen Entdeckungsprozess." (Christ, Klein, Limberg-Strohmaier 2015)

Um Komplexität in der VUCA-Welt zu erfassen, reicht der rein kognitive Ansatz der traditionellen Wissenschaft nicht aus. Will man die Vielschichtigkeit und ihre Dynamik z. B. in einem Unternehmen erfassen, bedarf es der Intuition. Für Georg Müller-Christ sind Strukturaufstellungen hierfür geeignete Instrumente, um komplexe Zusammenhänge darzustellen und zu erforschen.

So haben wir z. B. gemeinsam mit Prof. Georg Müller-Christ Branchen hinsichtlich ihrer Beziehung zur Nachhaltigkeit aufgestellt. Jede Branche lebt in der Grundspannung von Konkurrenz versus Kooperation wie auch Nachhaltigkeit versus Effizienz. In sogenannten Dilemma-Aufstellungen wird der Platz gesucht, den die Branche in diesem Spannungsfeld derzeit hat. Was passiert, wenn das im Alltag unsichtbare Ethos der Branche hinzukommt? Wie verändert sich das System, wenn Ressourcenknappheiten und technologischer Fortschritt auftauchen, oder sich der Druck erhöht? Die systemische Branchenanalyse kann zu neuen Fragen und Hypothesen über das Entwicklungspotenzial der Branche führen, die sich aus üblichen Datenanalysen nie ergeben hätten.

Wie kommt das Neue in die Welt? – Intuition und Innovation

In seiner Dissertation zu dieser Frage im Bereich der Marktforschung, fand Jürgen Rippel einen inspirierenden Zugang zur kreativen Innovation durch den intuitiven Prozess der Systemaufstellung. Durch den Dialog mit System tauchten neue Ideen und Erkenntnisse aus dem kollektiven Unbewussten auf. Für ihn ein reicher Schatz für zukünftige Entscheidungsprozesse in Organisationen. Damit wagte er sich weg vom Mainstream der kognitiven Wissenschaft hin zum Neuland des „Nichtwissens“. Bisher galt Kreativität als der Prozess eines Menschen. An seine Stelle tritt die systemische Kreativität in dem „offenen Dialog mit dem System“. Auf diese Weise gelangen wir in Kontakt mit einer Art kosmischen Intelligenz, die uns Botschaften übermittelt in Form von Bildern, Geistesblitzen und dergleichen mehr. Um für diese Botschaften empfänglich zu sein, sei eine besondere Art der Intelligenz notwendig – die spirituelle Intelligenz. Sie öffnet eine neue Tür für das Wirtschaften auch im Bereich der Marktforschung. (Jürgen Rippel 2019, S. 11ff)

Im Verband infosyon (Internationales Forum für Systemische Organisationsaufstellungen), entwickeln wir weiterführende Formate, wie z. B. aus den Überlegungen zu Spannungsfeldern im Businesskontext (Müller-Christ), das Lebensrad des Marktes. Rippel 2018, S.260–263)

Kombination Wissenschaftlicher Erklärungen für Systemaufstellungen

Nach heutigen experimentellen Erkenntnissen können laut dem Diplom-Ingenieur und Aufsteller Thomas Gehlert vier Wissenschaftstheorien identifiziert werden, die wesentliche Beiträge zur Erklärung von Systemaufstellungen liefern. Es sind dies Physik, Biologie, Neurowissenschaften und Soziologie. (Klein, Gehlert 2016, S.1). In der wirksamen Handhabbarkeit von Aufstellungen werden weitere Disziplinen benötigt.

Die Physik erklärt die Basismechanismen, sozusagen die Grundprinzipien und damit den Ausgangspunkt. Die auftretenden Phänomene lassen sich vollständig nur auf dieser Ebene erklären. Die Physik greift dabei auf die Quantenfeldtheorie und Quantenmechanik zurück. Die Wahrnehmung der Beteiligten an einer Aufstellung – der Repräsentanten, des Klienten, der Leitung – ist die Grundlage jeder Aufstellungsarbeit. Sie basiert auf physikalischer Interaktion. Das heißt, dass die Menschen sehen, fühlen, riechen, schmecken und hören, erklärt sich über elektromagnetische Wellen: „Der Mensch … steht ausschließlich über EM-Wellen mit seinem Umfeld in Kontakt …" (Gehlert 2019, S. 588)

Diese Wellen sind das Produkt verschiedener Quantenaktivitäten und liefern lokale und nichtlokale Informationen bzw. von anwesenden und nicht anwesenden Personen.

Die Biologie und die Quantenbiologie erklären, wie Quantenprozesse in biologischen Systemen wirken.

Die Neurowissenschaften erklären, wie elektromagnetische Impulse und Informationen in Menschen Mechanismen in Gang setzen und untersuchen beispielsweise das Feld der Spiegelneuronen. Und last but not least erklären die Soziologie und Psychologie, wie soziale Systeme mit abstrakter Information umgehen und wie es zu den dann folgenden Interpretationen kommt. Dabei nutzen sie Hermeneutik, Konstruktivismus, Kybernetik und generalisierte Q-Theorie.

Aus den aktuellen wissenschaftlichen Forschungsergebnissen resultieren Konsequenzen für die Aufstellung, die wir in Theorie und Praxis reflektiert haben:

1. In Aufstellungen zeigt sich, wie und womit Menschen „verschränkt“ sind.
2. Das was sich zeigt, sind Informationen (auch nicht-lokale), die aber interpretiert werden (müssen) – Reflexion der Phänomene, ein Anspruch an den Fallbringer und an den professionellen Aufstellungsleiter.
3. Der Aufstellungsleiter ist Teil der Aufstellung und wirkt auch indirekt. Auch der Beobachter beeinflusst das System.
4. Man darf nur solche Stellvertreter wählen, die ihre eigenen Vorstellungen loslassen und als Repräsentant ins Gefühl gehen können.
5. Ausführliche Auftragsgespräche sind nur notwendig, wenn für den Klienten Methodik, Ziel und Fragestellung unklar sind.
6. Alle Ansätze (phänomenologisch, konstruktivistisch, lösungsorientiert etc.) sind gültig und wirksam.
7. Die „Superposition“ ist sprachlich bis zum Abschlussbild halten – und darüber hinaus.
8. Die Ergebnisse der Aufstellungen bewegen sich im Setting des vorgegebenen Formats, der Fragen und des Denkrahmens.
9. Aufstellungen könnten noch mehr in erweiterten Kontexten eingesetzt werden, z. B. für die Vorbereitung von Entwicklungs- und Veränderungsprozessen.
10. Aufstellungen leiten ist keine Frage der Methodik allein, sondern des Bewusstseins. „Ein scharfes Skalpell allein macht noch keinen guten Chirurgen.“
11. Es bedarf noch weiterer Forschung über Bedingtheiten, Einflussgrößen und „Verschränkungen“ von Aufstellungsergebnissen.
12. Das Aufstellungsphänomen benötigt unterschiedliche wissenschaftliche Disziplinen, um es zu fassen (interdisziplinäre Forschung). (Klein, Gehlert 2016, S. 4f)

Das komplexe Geschehen in einer Aufstellung lässt sich mit den gegenwärtigen wissenschaftlichen Forschungsergebnissen heute zwar genauer, aber noch lange nicht vollständig erklären. Bestimmt werden wir in zehn Jahren wieder ein großes Stück vorangekommen sein.

2.5. Die buddhistischen Vorstellungen

Das Nichts als die Fülle aller Möglichkeiten

Im östlichen Teil der Welt, vor allem in Asien, ist mit dem Buddhismus ein Weltbild entstanden, das sich vor allem nach innen richtet. Um die „Leiden" des Lebens – Geburt, Krankheit, Alter, Tod etc. – im Außen zu bewältigen, wendet sich der Meditierende nach innen. Hier kann er die Trennung von Außen und Innen überwinden und erfahren, dass alles mit allem verbunden ist.

Seit circa 50 Jahren stoßen diese inneren Wege auch auf verstärktes Interesse im Westen und werden mit wissenschaftlichen Untersuchungen verbunden.

„Eher schneit es im Sommer, als dass das gelingt." Damit drückte der Polizeichef von Washington, D.C. seine Skepsis gegenüber einem ehrgeizigen Meditationsexperiment aus. Der sogenannte Maharishi-Effekt wird zwar von einigen Wissenschaftlern infrage gestellt – wie unsere Google-Recherchen zeigen –, aber wir halten ihn trotzdem für erwähnenswert: Im Jahre 1993 kamen 4000 Menschen aus 100 Ländern in Washington, D.C. zusammen, um die Kriminalität der Stadt durch Meditation zu reduzieren.

Mit einer Studie begleitete Physikprofessor Dr. John Hagelin von der Uni Harvard das Projekt. Die beteiligten Wissenschaftler rechneten damit, dass die Kriminalitätsrate innerhalb von 2 Monaten um 20 Prozent sinken würde. Während des Experiments sank die Rate der Gewaltdelikte sogar um 25 Prozent. Mittlerweile ist die Polizei der Stadt überzeugt und unterstützt diese Studie. Insgesamt konnte das Experiment 48 Mal erfolgreich wiederholt werden.

John Hagelin beschrieb die Ergebnisse als Feldeffekt des Bewusstseins: *„Es ist entsprechend der Art, wie ein Magnet ein unsichtbares Feld erschafft, innerhalb dessen sich Eisenspäne zu einem geordneten Muster anord-*

nen. Ebenso zeigen diese Meditationstechniken, dass durch sie ein hohes Maß an Kohärenz der Gehirnstromwellen erzeugt wird. Diese erhöhte Kohärenz und Ordnung im individuellen Bewusstsein scheint überzuschwappen in die Verhaltensordnung der Gesellschaft und kann indirekt über Veränderungen sozialer Merkmale wie zum Beispiel der Senkung der Rate der Gewaltverbrechen gemessen werden." (Social Indicators Research 1999)

Ein Zen-Meister würde das so ausdrücken:

> *Wenn es in dir still wird, dann ist Frieden in dir*
> *Wenn in dir Frieden ist, ist in deinem Haus Frieden*
> *Wenn in deinem Haus Frieden ist, ist in deinem Dorf Frieden*
> *Wenn in deinem Dorf Frieden ist, ist in deinem Land Frieden*
> *Wenn in deinem Land Frieden ist, ist in der ganzen Welt Frieden.*

Im Zustand der Leere lösen sich alle Polaritäten auf. In diesem Sinne geht der Zustand der Leere über den Feldbegriff hinaus. Es gibt auch kein Feld mehr. Alles Bisherige stirbt. Es gibt keine festen Substanzen und keine unumstößlichen Realitäten mehr. Alles ist im Entstehen und Vergehen begriffen. Die Dinge entstehen nicht aus sich selbst heraus, sondern in Bezug oder Abhängigkeit zu etwas anderem. Bezogen auf eine Aufstellung heißt das: Ohne Aufsteller, Klienten und Stellvertreter existiert keine Aufstellung. Die Aufstellung entsteht sozusagen durch das Tun aus dem Moment heraus.

Das verlangt vom Aufstellungsleiter eine Haltung der offenen Weite, die nicht mehr an bestimmte Interpretationen, Konzepte und Absichten gebunden ist. Eine Haltung, die verbunden ist mit dem Fluss des Geschehens. In dieser Haltung kann man sich von einer Antwort, einem Impuls finden lassen, die nicht mit dem kognitiven Denken zu erklären ist, sondern eher mit einer intuitiven Gewissheit. Plötzlich weiß der Aufstellungsleiter ganz klar, was zu tun ist. Aus der Fülle der Möglichkeiten ist er in Kontakt mit der blitzartigen, intuitiven Einsicht gekommen.

Der Zen-Meister Hinnerk Polenski (Daishin Zen), dessen Anliegen es ist, einen europäischen Zen-Weg zu entwickeln, übersetzt Leerheit mit „vollkommener Freiheit" des Geistes. Der Geist begrenzt sich nicht.

„In unserer begrenzten Wahrnehmung entstehen die Dinge durch unsere individuelle persönliche Ausrichtung. Ich sehe zum Beispiel das Blatt eines Baumes: Dies ist ein Blatt. Das ist gleichzeitig eine willkürlich gesetzte Ausgrenzung eines Gesamten, zum Beispiel des Waldes oder der gesamten Welt. Es ist immer eine individuelle Betrachtung. An sich sind die Dinge leer, sie sind frei. Das heißt, die Dinge an sich sind ohne Namen, ohne Rang, ohne Bedeutung. Wir jedoch sehen die Dinge, fotografieren sie gewissermaßen und legen gewissermaßen einen Raster über die Wirklichkeit. Dabei selektieren wir das, was wir kennen, das, was Bedeutung hat, und verpassen ihm darüber hinaus Etiketten.

Dieses System ist sehr hilfreich, um zu sortieren … Sein Preis ist jedoch, dass wir nicht mehr die Wirklichkeit sehen, sondern nur noch das Bild zu dem entsprechenden Impuls. Wir sehen nicht mehr die Wirklichkeit, sondern das, was wir sehen wollen … Es sind unsere Geistesprägungen, die die Wahrnehmung unserer Welt bis ins kleinste Detail bestimmen.“ (Polenski 2010)

Diese individuellen Prägungen sind gekoppelt mit Emotionen und schränken unsere Sicht- und Handlungsweise ein. Ein Ziel der Zen-Übung ist es, die eingeschränkte Sichtweise wieder zu erweitern. Das intuitive Erkennen des Potenzials des Augenblicks bedeutet, weder an Mustern, Ängsten, Zweifeln aus der Vergangenheit noch an Sorgen um die Zukunft anzuhaften.

Die Basis, um Schritt für Schritt freier zu werden, ist laut Zen-Meister Hinnerk Polenski:

„Die tägliche Übung, verbunden mit Disziplin und Ausdauer“ und die *„Ausrichtung auf den Herzgeist. Erst diese Ausrichtung lässt uns zu Kapitänen unseres Lebens werden. Sie ermöglicht, einen Weg zu spüren und zu gehen …“* (ebenda)

Das Anliegen von Zen ist also direktes, persönliches Erfahren der Wirklichkeit. Diese Erfahrung lässt sich mit Worten nur andeutungsweise beschreiben und schon gar nicht auf intellektuelle Begrifflichkeiten reduzieren.

Seit Jahrtausenden gehen Menschen diesen und andere mystische Wege. Es existieren unzählige Berichte darüber – von den ersten Schamaninnen bis zu heutigen Mystikern. Sie alle haben uns ein kostbares Erbe über ihre Erfahrungen im Innenraum hinterlassen, die heute noch gültig sind, auch wenn die Interpretationen ihrer Erfahrungen aus dem Bewusstsein ihrer Zeit heraus zu verstehen sind.

Michael Habecker und Sonja Student unterscheiden drei *„grundsätzliche Arten des mystischen Erbes"*: eine Mystik der Formen, eine Mystik der Leere und eine nicht-duale Mystik. Über unterschiedliche Wege und Praktiken sind diese Erfahrungen allen Menschen zugänglich und können im Hier und Jetzt erlebt werden.

Die Mystik der Formen und Inhalte

Mystiker wie die Sufis (Islam), Christen, Kabbalisten (Judentum), Yogis (Hinduismus), Buddhisten, Schamanen haben sich intensiv nach innen gewandt. Sie berichten übereinstimmend von mystischen Einheitserlebnissen sowohl im Innen als auch im Außen.

„Wir können in diesem Zusammenhang von Naturmystik (äußere Erfahrungen) und Gottheitsmystik (innere Erfahrungen) sprechen" (Habecker, Student 2011).

Teresa von Ávila vergleicht diese Einheitserfahrung mit zwei Wachskerzen, die man dicht zusammenhält, und beide Flammen vereinigen sich zu einem Licht.

In einem anderen Bild versucht sie, die untrennbare Einheit zu beschreiben als ein Rinnsal, das ins Meer geflossen ist und nicht mehr zu unterscheiden ist.

Die Mystik der Leere

In vielen Erfahrungsberichten ist die Rede von einer anderen Art mystischer Erfahrungen, umschrieben mit den Begriffen Leere, Abgrund, Nichts, Nirvana. Dabei wird betont, dass sich die Erfahrung eigentlich nicht mit Worten und Bildern erfassen, sondern nur andeuten lässt. Auf der Suche nach etwas, das hinter allem Vergänglichen, hinter aller Veränderung existiert, erlebten Menschen bei ihrer Innenschau eine Art Seinsgrund. Der Philosoph Schelling beschreibt die Praxis so, es gehe darum, *„alles aus dem Bewusstsein abzuziehen, was kommt und geht, und zu schauen, ob etwas übrig bleibt, was erfahren werden kann, ohne selbst die Erfahrung zu sein, die kommt und geht"* (ebenda).

Die nicht-duale Mystik Form = Leere

In der dritten Kategorie geht es um die Erfahrung einer nicht-dualen Wirklichkeit. Hier vereinigen sich Form und Leere der beiden vorhergehenden mystischen Erfahrungen zu einer Einheit. Das heißt, die Form entspricht der Leere und die Leere der Form: Im Sutra der vollkommenen Herzweisheit wird das wie folgt ausgedrückt:

„Erscheinung ist nicht verschieden von Leerheit, Leerheit ist nicht verschieden von Erscheinung; was Form ist, ist leer, was leer ist, ist die Form."

Genpo Merzel Roshi lässt das Nicht-Duale sich selbst beschreiben:

„Ich bin das Ungeborene und auch das Geborene. ... Bevor wir zu denken beginnen, sind die Dinge ganz einfach so, wie sie sind. Alle Erscheinungsformen sind ganz einfach Erscheinungsformen von mir, dem Nicht-Dualistischen Geist ... Buddhisten nennen mich Buddha-Geist ... Mystiker vieler spiritueller Traditionen haben um mein Sein gewusst ... sie kannten mich, sie waren mit mir in Kontakt." (Merzel, 2008)

2.6. Das Orakel von Delphi Themen für eine Aufstellung

Immer wieder möchten Klienten eine Aufstellung als eine Art externe Instanz nutzen, die ihnen Antworten für die Zukunft vermittelt. Sie missverstehen Aufstellungen als eine Art Orakel von Delphi. Im Sinne des Orakels von Delphi möchten sie wissen, ob eine Schlacht gut oder schlecht ausgeht. Genauso wenig, wie das Orakel von Delphi jemals eine faktische Antwort – im Sinne von Uhrzeit und Datum oder einem klaren Ja oder Nein – geliefert hat, wird das eine Aufstellung tun. Die im Trancezustand geäußerten Visionen der Seherin Pythia bedurften immer der Interpretation durch den Fragesteller und wurden teilweise auch gründlich missverstanden. So hat Krösus die Botschaft, er werde ein großes Reich zerstören, wenn er den türkischen Fluss Kizilirmak überschreitet, so gedeutet, dass das Reich des Perserkönigs Kyros dran glauben muss. Tatsächlich zerstörte er durch diesen Krieg sein eigenes Reich.

In einer Aufstellung werden innere Zusammenhänge, Beziehungsgefüge in Form eines Bildes sichtbar. Aus diesem Bild ergeben sich neue Sichtweisen und Lösungsansätze für das Thema. Diese bedürfen der Reflexion, der Integration und der Umsetzung durch den Klienten.

Im Folgenden listen wir Ihnen einige der Themen auf, die man im Rahmen einer Aufstellung angehen kann, um Ihnen ein paar Beispiele und Anregungen für eigene Anliegen zu geben. Diese Auflistung hat natürlich keinesfalls den Anspruch auf Vollständigkeit.

Persönlichkeitsentwicklung: Wie kann ich mehr über mich selbst entdecken?

Selbstwert, Selbstbewusstsein, Selbstvertrauen, Selbstverwirklichung, Selbstdisziplin, Präsenz, Authentizität, Entwicklungslinien (emotional, kognitiv, kreativ), weibliche / männliche Kraft, Potenziale und Ressourcen, Wesensmerkmale (Strukturfunktionen), Umgang mit Grenzen.

Umgang mit Gefühlen und Wahrnehmung: emotionale Balance

Innere Anteile, emotionale Muster, Stressoren, Aggression, depressive Verstimmungen, Fremdgefühle, Gleichgültigkeit, Lebensfreude, Lebendigkeit, Herz, Achtsamkeit, Wahrnehmung vertiefen.

Körperliche Themen: Gleichgewicht von Körper, Geist und Seele

Krankheiten (Krebs, Diabetes, Rheuma etc.), Symptome (Migräne, Schlafstörungen, Allergien), Süchte (Rauchen, Alkohol, Computer) Organe, Gewichtsprobleme, Burn-out, Kraft, Energie, Hara (Erdung).

Partnerschaftsthemen: Wie Liebe gelingt

Paaraufstellungen (Vergangenheit, Gegenwart, Zukunft), Einflüsse früherer Partner (Kinder, Abtreibung), potenzielle Partnerschaft (Blockaden, Hindernisse), Beziehungsmuster aus dem Familiensystem (Verachtung), Sexualität, Eifersucht, Freiheit und Bindung, Herzverbindung, neue Beziehungsqualitäten, Nähe, Distanz.

Familienthemen: Kraft aus dem System schöpfen

Geschwisterkonflikte, Zwillingsthemen, Tote, Ausschluss, Beziehung zu den Eltern klären, Familienmuster, gravierende Familienereignisse (Vertreibung, Flucht, Unfälle, Suizid, Kriegserfahrungen).

Kinder stärken und entlasten

Klärung von Verstrickungen im System, Hyperaktivität, Verhaltensauffälligkeiten, Entwicklungsstörungen, Lernblockaden, gesundheitliche Probleme.

Berufliche Themen: Erfolg und Erfüllung

Muster aus dem System (Ruin, Schulden), Erfolg und Erfüllung, Geld, berufliche Entscheidungen und Orientierungen, Mobbing, Motivation, Volition (Willenskraft und Handlungsbereitschaft), Selbstständigkeit, Konzept, Supervision von Firmenaufträgen, versteckte Aufträge.

Organisationsthemen: erfolgreiche und nachhaltige Unternehmen

Firmenstrukturen, Kundenbindung, Führungsthemen, Ressourcen, neue Ziele, Projekte, Firmenübergabe, Führungswechsel, Konflikte, Marketingstrategien, Businesskonzept, Firmenerfolg, Teamsupervision, internationale Zusammenarbeit, Coaching von Führungskräften.

Kreative Themen: wieder in Fluss kommen

Drehbuchaufstellungen (Filmszenen, Ideen, Rollen, Dramaturgie, Inhalte), Buchprojekte, Musicals, kreative Entwicklung, Strategien, Hindernisse, Intuition, Vision, Archetypen (Märchen, Sagen), gemalte Bilder, Träume, Bore-out.

Spiritualität und Entwicklungsthemen: Wer bin ich?

Der eigene Weg, Heldenreise, karmische Aufgaben und Hindernisse, das höhere Selbst, Impulse für die spirituelle Entwicklung, Wendepunkte, das Schöne, das Wahre, das Gute, Yin / Yang, Fünf Elemente bzw. Wandlungsphasen (Feuer, Erde, Metall, Wasser, Holz), Herzenswünsche, Innere und Äußere Form, Zeitqualitäten.

Kollektive Themen: Entwicklungszusammenhänge und neue Perspektiven

Finanzkrise, gesellschaftliche Krise, Zeitenwende, ökologische und politische Herausforderungen, geschichtliche Themen, Aufarbeitung aktueller Ereignisse (Fukushima, 9 / 11)

In einer Aufstellung kann man die einzelnen Themen nicht immer voneinander trennen wie in dieser Auflistung. So wirken in eine Organisationsaufstellung – abhängig von Klient, Leitung und Gruppe – auch Themen aus der Persönlichkeitsentwicklung, der Kreativität und manchmal auch aus der Familie und Spiritualität hinein. Intention dieser Auflistung ist es, Ihnen Anregungen zu geben. Im Kapitel mit den praktischen Fallbeispielen finden Sie weitere konkrete Informationen über Anliegen und Abläufe in einer Aufstellung.

3. Die Pioniere der Aufstellungsarbeit

3.1. Am Anfang war die Familienaufstellung

Erst ab 1996 findet in den gängigen Fachzeitschriften eine nennenswerte Diskussion der Aufstellungsarbeit statt. Das verwundert umso mehr, wenn man bedenkt, dass die Wurzeln der Aufstellungsarbeit in die erste Hälfte des 20. Jahrhunderts zurückreichen. Bis 1925 in Wien und dann später in den USA kreierte der Arzt und Psychotherapeut Jakob Levi Moreno mit dem Psychodrama und der Soziometrie Methoden, die als artverwandte Vorläufer der Aufstellungsarbeit betrachtet werden können.

Virginia Satir, die Mitbegründerin der berühmten Palo-Alto-Gruppe, revolutionierte mit ihren Methoden der Skulpturarbeit und der Familienrekonstruktion die Therapie allgemein und begründete die spezielle Form der Familientherapie. Viele Aufsteller gingen bei ihr in die Lehre.

Auch Bert Hellinger, der berühmteste und umstrittenste Pionier der Aufstellungsarbeit, ließ sich sowohl vom Psychodrama Morenos als auch von Satirs familientherapeutischen Methoden inspirieren.

Zu Beginn der 90er-Jahre wurde die Aufstellungsarbeit zunehmend auf den Businesskontext übertragen, die Organisationsaufstellungen entstanden (König / Vollmer, Gunthard Weber). Weitere Veröffentlichungen wie die „Systemdynamische Organisationsberatung“ von Klaus Grochowiak, unter der Mitarbeit von Peter Klein, machten diese Form der systemischen Businessberatung populär.

Auch Insa Sparrer und Matthias Varga von Kibéd ließen sich in ihrem Konzept der systemischen Strukturaufstellung von der Soziometrie Morenos und den lösungsfokussierten Methoden des Palo-Alto-Instituts inspirieren.

Mit Beginn des 21. Jahrhunderts gestaltet sich die Aufstellungsarbeit immer differenzierter und unübersichtlicher. Zunehmend wird der Hinweis „Aufstellung nach Hellinger“ durch neue Methodenkombinationen und Spezialansätze ersetzt. Viele Aufsteller grenzen sich entschieden von der Aufstellungsmethode Hellingers ab – oft ohne sie in ihrem Kern wirklich zu verstehen.

In dieser Phase entwickelten 2002 zunächst Bernd Linder-Hofmann, Manfred Zink, im weiteren Verlauf Peter Klein und Sigrid Limberg-Strohmaier die „Innere Form©". In diesem Integralen Lehrsystem verbinden wir auf neue Weise Ansätze aus westlicher Psychologie und Systemik, aus Businessberatung und Coaching mit östlichen Entwicklungswegen. Das ist unsere Antwort auf die zum Teil kontrovers geführte Debatte zwischen der sogenannten „konstruktivistisch" und der „phänomenologisch" orientierten Aufstellungsarbeit.

Bevor wir unseren eigenen Methodenansatz inhaltlich vorstellen und an praktischen Aufstellungsbeispielen erläutern, kehren wir noch einmal zu den Wurzeln der Aufstellungsarbeit zurück. Anhand konkreter Geschichten möchten wir Sie an der spannenden Suche dieser Pioniere teilhaben lassen.

3.2. Jakob Levy Moreno (1889–1974)

Psychodrama und Soziometrie

Im Prinzip verdankte der Wiener Arzt und Psychiater Jacob Levy Moreno die Entwicklung des Psychodramas eigenen Lebenserfahrungen. Er liebte das Märchenerzählen, ließ sich in Stegreifrollenspielen mit Kindern inspirieren und inszenierte mit Begeisterung klassische Dramen auf der Bühne.

Im Verlauf seines Lebens entwickelte er daraus die Methoden des Psychodramas, der Soziometrie und der Gruppentherapie. Aufgrund heftiger Anfeindungen und anstehender Prozesse verließ er 1925 Wien. In den USA führte er seine therapeutischen Arbeiten fort. Dort intensivierte er seine wissenschaftlichen Studien im Bereich der Soziometrie und führte ungewöhnliche Experimente zum Beispiel in amerikanischen Gefängnissen durch. Seinen Hauptwohnsitz unterhielt er in Beacon, wo er 1936 eine eigene psychiatrische Klinik gründete.

Ihm war die eigene Erfahrung, das eigene Erleben wichtig. Deshalb stand er nicht als distanzierter, intellektueller Beobachter am Rand, sondern befand sich immer mittendrin im Geschehen.

Moreno selbst schrieb darüber: *„Das Psychodrama meines Lebens ging dem Psychodrama als Methode voraus. Ich war der erste Patient der psycho-dramatischen Methoden, Protagonist und Leiter in einem … Von diesen Erfahrungen und meinem Erfolg stammte die Vitalität und der Antrieb, solche Techniken auch mit anderen Menschen anzuwenden."* (Moreno 1995)

Das Psychodrama „des gefallenen Gottes"

Seine erste psychodramatische Sitzung veranstaltete Moreno im Alter von vier Jahren – als er Gott spielte: Allein zu Hause kam ihm die Idee, mit den Nachbarskindern „Gott und die Engel" darzustellen. So entstand ein faszinierendes Spiel im Keller seines Elternhauses:

„‚… wer soll Gott spielen?'

‚Ich bin Gott und ihr seid meine Engel', erwiderte ich (Moreno). Die anderen Kinder stimmten zu.

‚Wir müssen zuerst die Himmel bauen', erklärte eines der Kinder.

Wir schleppten Stühle aus dem ganzen Haus in den Keller, stellten sie auf den großen Tisch und begannen einen Himmel nach dem anderen zu bauen, indem wir mehrere Stühle auf einer Ebene zusammenbanden und weitere Stühle daraufstellten, bis wir die Decke erreichten. Dann halfen mir alle Kinder, auf den oberen Stuhl zu klettern, wo ich einigermaßen sitzen konnte. Die Kinder gingen dann singend um den Tisch herum, wobei sie ihre Arme als Flügel benutzten. Ein oder zwei der größeren Kinder hielten den Berg von Stühlen fest, den wir zusammengetragen hatten. Plötzlich fragte mich eins der Kinder: „Warum fliegst du nicht?" Ich breitete meine Arme aus und versuchte es. Auch die Engel, die die Stühle hielten, flogen davon. Einen Augenblick später fiel ich und fand mich mit gebrochenem Arm auf dem Boden wieder …" (ebenda).

Dieses erlebte „Psychodrama des gefallenen Gottes" inspirierte ihn später zu den verschiedenen Ebenen der Psychodramabühne wie der Ebene der Empfängnis, des Wachstums, der Vollendung und Handlung sowie der Ebene des Über-Ichs, des Messias und der Helden.

Weckaktion aus dem „theatralischen Schlaf"

Moreno verbrachte in seiner Studienzeit viele Stunden im Wiener Augarten damit, dass er Kindern Märchen und fantastische Geschichten erzählte oder gemeinsam mit ihnen in Stegreifspiele eintauchte. Dabei faszinierte ihn der kreative schöpferische Akt selbst, weniger der Inhalt der Geschichte oder des Spiels: *„Es war der Akt, die Atmosphäre des Geheimnisses, das Paradoxe, das Wirklichwerden des Unwirklichen"* (ebenda).

Er genoss die Spontaneität und Kreativität, die die Kinder im Spiel zum Ausdruck brachten. Über das Spiel wollte er auch Erwachsene wieder in Kontakt mit ihrem verschütteten kreativen Potenzial bringen. Er wollte sie dazu inspirieren, aus gewohnten Mustern auszubrechen – sich zu befreien und neue Lebensmöglichkeiten für sich zu erschließen. So entstand in den 20er-Jahren das Stegreiftheater in der Maysedergasse in Wien.

Durch drastische Irritationen versuchte Moreno Menschen aus ihrer Gleichgültigkeit „aufzuwecken". Mit seinen Freunden stürmte er des Öfteren Theaterbühnen, *„um die Starre des herkömmlichen Theaters anzuprangern"* (Beatrix Antoni).

Wir betraten *„eines Abends ein Theater, als gerade ein Schauspiel begann. Wir bahnten uns einen Weg in die erste Reihe und setzten uns. Der Rest des Publikums stand bereits unter dem hypnotischen Bann des Schauspiels ‚Also sprach Zarathustra'. Es war unsere Absicht, die Schauspieler und die Zuschauer aus ihrem ‚theatralischen Schlaf' zu erwecken. Wir klagten den Schauspieler, der Zarathustra spielte, an, sich selbst falsch darzustellen. Wir wollten die Aufmerksamkeit auf den Konflikt zwischen Zarathustra, dem Zuschauer, und Zarathustra, dem Schauspieler, lenken. Mein Begleiter trat als der wirkliche, im Zuschauerraum sitzende Zarathustra auf. Er gab sich entsetzt über die Gewalt, die seiner Persönlichkeit durch den Schauspieler und den Bühnenautor angetan wurde. Der ‚wirkliche' Zarathustra befahl dem Schauspieler, er selbst zu sein, nicht Zarathustra. Nachdem mein Freund den Schauspieler und den Autor konfrontiert hatte, betrat ich die Bühne und stellte meine radikale Philosophie vor. Ich verlangte den Abriss der Institution Theater, um ein neues Theater zu schaffen, das nicht nur ‚die Leiden fremder*

Dinge widerspiegelt' … sondern unser eignes Leid spielen würde. Gemäß meiner Arbeit, die ich mit Kindern in den Wiener Parks machte, wollte ich ein Theater des Genius, der totalen Imagination, ein Theater der Spontanität erschaffen.

Eine skandalöse Situation! Die Schauspieler waren aufgebracht, die Zuschauer wütend. Fiktion hatte der Realität Platz gemacht." (Moreno 1995).

Das Psychodrama – ausleben statt analysieren

Diese Erfahrungen aus spielerischen Aktionen mit Kindern und dramatischen Aktionen im Stegreiftheater mündeten schließlich in einer Therapieform – dem Psychodrama.

Moreno verstand sich als eine Art lebende Antithese zur vorherrschenden psychoanalytischen Doktrin, die damals in Wien kursierte. Diese besagte, dass alle Helden und Genies psychisch krank bzw. dem Wahnsinn nahe seien. Aus seiner Sicht wurde der Klient damit zum passiven Objekt des analysierenden Therapeuten, seiner Interpretationen und Wertungen. Er entwickelte sein Kontrastprogramm zur Kontrolle und Ursachenanalyse von Symptomen der Patienten und empfahl stattdessen das schonungslose, spontane Ausleben zum Beispiel einer Paranoia im Psychodrama. Moreno verstand das Psychodrama als Methode, *„welche die Wahrheit der Seele durch Handeln ergründet"* (Moreno 1973).

Die Bühne als Selbsterfahrungsspielraum

Auf der Bühne ging zum Beispiel die Studentin Barbara völlig in der Darstellung ihrer Rolle in einem antiken Theaterstück auf. Durch die intensive Identifizierung mit der Rolle erfuhr die Darstellerin selbst eine tiefgreifende Veränderung: In der Öffentlichkeit galt Barbara eher als eine sanfte und zurückhaltende, ja charmante Person. Genau das Gegenteil war in ihrem privaten Umfeld der Fall. Zu Hause wurde sie häufig von düsteren Verstimmungen geplagt, die auch ihre Partnerschaft erheblich belasteten. Sie selbst beschrieb sich als widerspenstig und schwierig im Umgang mit Menschen, die ihr nahestehen. Ihr Partner erklärte, dass seine Ehe unerträglich geworden sei, denn zu Hause lasse sich seine Partnerin in jeder Weise gehen und würde sogar handgreiflich werden.

Moreno hatte die Idee, ihr eine neue Rolle zu geben – anstelle der Heiligen sollte sie ein ordinäres Straßenmädchen spielen. Sie spielte die Prostituierte so glaubhaft, dass sie nicht mehr wiederzuerkennen war. Auf der Bühne ließ sie sich in ähnlichen Rollen voll und ganz auf die ausschweifenden Szenen ein. Ihr Partner berichtete Moreno täglich von der erstaunlichen Veränderung seiner Frau: *„Es ist eine Wandlung eingetreten, sie bekommt zwar noch immer Zornausbrüche, aber sie haben an Intensität verloren. Sie sind auch von kürzerer Dauer, und manchmal beginnt sie plötzlich zu lächeln, weil sie sich selbst an Szenen ähnlicher Art erinnert, die sie auf der Bühne spielt. Und ich lache mit ihr aus dem gleichen Grund. Es ist, als ob wir einander in einem psychologischen Spiel sähen.“* (Moreno)

Diese Erfahrung bewirkte in der Darstellerin eine tief greifende Veränderung. Das Spiel auf der Bühne löste in ihr eine Befreiung, eine Art therapeutischen Impuls aus. Auf diese Weise wurde sie von einer Charakterneurose geheilt und ihre eheliche Beziehung kam wieder ins Gleichgewicht. *„Dabei handelt es sich um eine moderne Version von ‚Der Widerspenstigen Zähmung‘“* (Schürzenberger 1979).

So entdeckte Moreno „eigentlich durch Zufall“ (ebenda) den therapeutischen Impuls, der von der Darstellung einer Rolle auf der Bühne ausgehen kann.

Im Psychodrama erleben Menschen, dass einer unter ihnen aus sich herausgeht, sich in einer Rolle sozusagen neu erlebt bzw. sich auf der Bühne wiederfindet. Frei von Zwängen befreit er zugleich die Zuschauer. Darsteller und Zuschauer beeinflussen sich gegenseitig, beide sind Teil des Psychodramas.

Das therapeutische Theater hat Geschichte – die Katharsis

Die Grundlagen des therapeutischen Theaters reichen mehr als 2000 Jahre bis in die Antike zurück. Schon der griechische Philosoph Aristoteles beobachtete, wie heilsam die Aufführungen von Tragödien auf die Zuschauer wirken. Eindrucksvoll setzen die Schauspieler Gefühle wie Furcht und Trauer in Szene bzw. agieren sie dramatisch aus. Indem die Zuschauer die stellvertretend dargestellten Gefühle miterleben und mitfühlen, erleben sie die Befreiung von ähnlichen eigenen Emotionen.

Aristoteles taufte diesen individuellen (seelischen) inneren Prozess beim Zuschauer „Katharsis". Durch das Miterleben von „Jammern" und „Schaudern" auf der Bühne befreit sich der Zuschauer von eigenen aufgestauten Affekten. Indem er sich von dem ungerechten Leid und der Furcht des Helden ergreifen lässt, kommt er intensiv in Kontakt mit der eigenen emotionalen Bedrängnis. Auf lustvolle Weise befreit er sich von seinem emotionalen Druck – den eigenen Erregungszuständen von Angst, Trauer, Aggression und Verzweiflung. So verhilft die Tragödie dem Zuschauer zu einem psychischen Läuterungsprozess und lässt ihn wieder seine adäquate Mitte finden, die ihn sozial handlungsfähig macht.

Die Katharsis des Hauptdarstellers

Moreno kehrte die Katharsis um. Er begnügte sich nicht mit der Katharsis der Zuschauer, sondern rückte die Katharsis des Hauptdarstellers in den Vordergrund. Statt eines Abreagierens zielt die Katharsis im Psychodrama auf die Transformation und die Wiederentdeckung der schöpferischen Spontaneität des Protagonisten ab.

„Das Psychodrama stellt die Psyche selbst und ihre Probleme auf die Bühne. Die soziale Struktur der individuellen Psyche kam ursprünglich aus der Gruppe. In einer Verwandlung auf der Bühne, durch die therapeutischen ‚Iche' personifiziert, werden ihre Probleme im Verlaufe jeder Sitzung von der Gruppe wiedererlebt in Gestalt des Psychodramas. Das, was am auffallendsten und dramatischsten auf der Bühne sichtbar wird, erscheint den Beteiligten nach gründlicher Darstellung als etwas ihnen Bekanntes und Vertrautes, als ihr eigenes Selbst. Das Psychodrama zeigt ihnen ihre eigene Identität, ihr Selbst wie in einem Spiegel." (Moreno 1973)

Das Psychodrama ermutigt den Protagonisten, seinen inneren Zustand öffentlich zu machen. Der Therapeut zieht sich, nachdem er das Spiel ins Laufen gebracht hat, von der Bühne zurück und hält sich fortan im Hintergrund. Der Patient erspielt mit anderen Hilfs-Ichs, die diejenigen Personen darstellen, die ihm nahe stehen oder mit eigenen Zuständen, Halluzinationen, Ängste etc. seine innere Befindlichkeit. Auf diese Weise verlieren sie nicht nur ihre Macht über ihn, sondern sein eigenes Ich kann sich wieder neu ordnen. Gebundene Energien werden frei und stehen dem Patienten wieder zur Verfügung.

Die Gruppenkatharsis

Dann beginnen die Zuschauer, ihre eigenen Erlebnisse ähnlicher Konflikte, Gefühle und Bezüge zum Ausdruck zu bringen. Indem die Gruppenmitglieder ihre eigenen Kümmernisse mit dem Protagonisten teilen, werden sie Teil des Veränderungsprozesses. Der Katharsis des Protagonisten folgt die sogenannte „Gruppenkatharsis“. In dem Maße, wie die Mitglieder der Gruppe sich in dem ähnlich leidenden Patienten gespiegelt sehen, können sie auch eigene Veränderungsprozesse durchlaufen.

In diesem Sinne ist Morenos spöttischer Kommentar zu Sigmund Freud zu verstehen.

Moreno und Freud

In der Welt der Psychiatrie war Moreno eine außergewöhnlich kreative Persönlichkeit. Im Prinzip verkörperte er den Wendepunkt von der Individualtherapie zur gruppendynamischen Psychotherapie. Mit dem Psychodrama entwickelte er eine Therapieform, die den Patienten seine Störung im Umfeld der Gruppe erleben und ausleben lässt. Moreno holte den psychotherapeutischen Diwan aus der Zweisamkeit zwischen Patient und Therapeut auf die Bühne. Diese Bühne fand er nicht nur im Theater, sondern im alltäglichen Leben. Im Prinzip verstand er das Leben selbst als eine Art Bühne, uns alle als Schauspieler auf der Bühne des Lebens. Indem der Mensch dies erkennt, kann er seine Position im Universum neu verstehen und über Raum, Zeit und Endlichkeit hinauswachsen.

Nach seiner Vorlesung fragte Dr. Freud den 20-jährigen Studenten Moreno, womit er sich befasse, und der antwortete keck: „*Nun, Dr. Freud, ich beginne dort, wo Sie aufhören. Sie treffen Menschen in der künstlichen Umgebung Ihres Büros. Ich begegne ihnen auf der Straße und in ihren Heimen, in ihrer natürlichen Umgebung. Sie analysieren Träume. Ich gebe ihnen den Mut, wieder zu träumen. Sie analysieren sie und reißen sie in Stücke. Ich lasse sie ihre konflikthaften Rollen ausagieren und helfe ihnen, die Teile wieder zusammenzufügen.*" (ebenda)

Messbare Gruppenstrukturen – Soziometrie

Die Soziometrie stellt – neben dem Psychodrama und der Gruppenpsychotherapie – die dritte Säule in Morenos Werk dar. Auch diese Methode hat die spätere Aufstellungsarbeit beeinflusst. Mithilfe der Soziometrie können formale und informale Strukturen in Gruppen sichtbar und wissenschaftlich messbar gemacht werden. Moreno beabsichtigte nicht nur Erkenntnisgewinn, sondern ein besseres Zusammenleben in sozialen Gruppen und Systemen.

1916 arbeitete J. L. Moreno als Arzt im Flüchtlingslager Mittendorf südlich von Wien. Unter elenden Bedingungen mussten hier mehrere tausend Flüchtlinge – italienisch sprechende Österreicher – aus Tirol leben. Vom österreichisch-ungarischen Innenminister erhielt er die Erlaubnis, das Lager nach einfachen soziometrischen Gesichtspunkten neu zu strukturieren. Als Grundlage diente die Annahme, „*dass die Familien dazu neigten, sich gegenseitig zu helfen, wenn die Leute mit denjenigen zusammenleben konnten, von denen sie sich auf positive Weise angezogen fühlten*" (Moreno 1995).

Er ließ die Familien auf Basis gegenseitiger Zuneigung umziehen. Das Experiment war erfolgreich. Auf diese Weise gelang es dem engagierten Lagerarzt, die schlimmsten Probleme im Lager zu verbessern. Daraufhin führte Moreno soziometrische Neuordnungen auch in den Arbeitsgruppen der Fabrik durch, die dem Lager angeschlossen war. Auch hier förderte er dadurch die Harmonie und Produktivität unter den Arbeitern. An diese Erfahrungen knüpfte er später in Amerika an, indem er beispielsweise die Gruppenstrukturen im Gefängnis Sing Sing veränderte: „*Es war unser Ziel, das Gefängnis in eine therapeutische*

Gemeinschaft zu verwandeln, in der die Männer auf Grundlage der Bedürfnisse und Stärken jedes einzelnen Mannes in Gruppen neu organisiert wurden. Aus früheren Erfahrungen wusste ich, dass die bloße Zuweisung von Menschen in Gruppen, in denen jeder günstig wirken konnte, viel zur Verbesserung ihrer psychischen Gesundheit beitragen und positive Auswirkungen auf ihre sozialen Interaktionen haben würde." (ebenda)

Laut Moreno diente die Soziometrie der wechselseitigen Offenlegung der informellen Tiefenstruktur einer Gruppe, damit diese Anstöße für eine sinnvolle Veränderung finden konnte. Mithilfe des soziometrischen Tests erfragte er das soziale, emotionale Beziehungsgeflecht einer Gruppe. Schon der Titel seines Buches „Who shall survive?" (1934), in dem er die Methode publizierte, deutete an, dass es ihm nicht nur um die exakte Analyse ging. Vielmehr kam es ihm darauf an, zur Selbsterkenntnis der Gruppe bzw. ihrer Mitglieder beizutragen und ein harmonischeres Zusammenleben zu ermöglichen. In diesem Sinne bezeichnete sich Moreno selbst als Soziater und sprach von der *„Soziatrie als Wissenschaft der Heilung sozialer Systeme"* (Moreno 1973). Immer wieder wies Moreno darauf hin, dass ein wirklich therapeutisches Verfahren nichts weniger als die gesamte Menschheit zum Objekt haben darf (ebenda).

Moreno und Aufstellungsarbeit

Durch sein Wirken und seine Veröffentlichungen hat Moreno die Aufstellungsarbeit vielfältig inspiriert. Dabei geht es nicht nur um die szenische Darstellung von Rollen, Themen, Inneren Anteilen, Beziehungsthemen und dergleichen, sondern auch um die an der Struktur von Gruppen und Systemen orientierten Aufstellungen.

Seine Bedeutung geht über den direkten Einfluss auf Aufstellungsformen hinaus, hat er doch auch das Bild des Therapeuten, Klienten bzw. des persönlichen Wachstums des Individuums, die Entwicklung von gesellschaftlichen Gruppen und Gesellschaften insgesamt grundlegend verändert.

In diesem Sinne war er seiner Zeit weit voraus. Ob er wohl ahnte, zu welcher Katastrophe das engstirnige Denken in Europa führen würde, als er Wien 1925 mehr oder weniger fluchtartig verließ?

3.3. Virginia Satir (1916–1988)

Begründerin der Systemischen Familientherapie

„Es gibt auf der ganzen Welt keinen, der mir vollkommen gleich ist. Es gibt Menschen, die in manchem sind wie ich, aber niemand ist in allem wie ich. Deshalb ist alles, was von mir kommt, original mein; ich habe es gewählt.

Alles was Teil meines Selbst ist, gehört mir – mein Körper und alles, was er tut, mein Geist und meine Seele mit allen dazugehörigen Gedanken und Ideen, meine Augen und alle Bilder, die sie aufnehmen, meine Gefühle, gleich welcher Art: Ärger, Freude, Frustration, Liebe, Enttäuschung, Erregung; mein Mund und alle Worte, die aus ihm kommen, höflich, liebevoll oder barsch, richtig oder falsch, meine Stimme, laut oder sanft, und alles, was ich tue in Beziehung zu anderen und zu mir selbst.

Mir gehören meine Fantasien, meine Träume, meine Hoffnungen und meine Ängste.

Mir gehören meine Siege und Erfolge, all mein Versagen und meine Fehler.

...

Ich weiß, dass es manches an mir gibt, was mich verwirrt, und manches, was mir gar nicht bewusst ist. Aber solange ich liebevoll und freundlich mit mir selbst umgehe, kann ich mutig und voll Hoffnung darangehen, Wege durch die Wirrnis zu finden und Neues an mir selbst zu entdecken ...“ (Satir 2011)

Eine begabte Persönlichkeit mit eigenen Zielen

Die Wurzeln der Familien-Detektivin

Schon als Fünfjährige war für Virginia Satir sonnenklar: Sie wollte „Familien-Detektivin“ werden. Nach welchen verdeckten Zusammenhängen sie sich auf die Suche machen wollte, konnte sie damals noch nicht genau benennen. Jedoch spürte sie in der Familie, in der sie lebte, dass im Verborgenen Einflüsse wirkten, die oft unerträgliche Spannungen erzeugten. Über vieles sprachen die Eltern – beide deutsche Immigranten in den USA – damals nicht. Beide waren damit beschäftigt, sich eine neue Existenz auf einer Farm aufzubauen sowie sechs Kinder zu ernähren. Konfliktpotenzial gab es mehr als genug zwischen dem Vater aus einer einfachen Arbeiterfamilie, der seine Probleme immer wieder mit Alkohol betäubte, und der Mutter aus einer vornehmen und streng moralischen Bildungsbürgerfamilie.

Gewöhnlich trugen die Eltern ihre Konflikte jedoch nicht direkt aus, sondern benutzten ihre Tochter zum Übermitteln der Vorwürfe und Streitbotschaften an den anderen Partner. So pendelte Virginia zwischen den zerstrittenen Parteien hin und her und bekam oft genug ihre emotionalen Ausbrüche ab. Kein Wunder also, dass Virginia Satir schon als Kind für versteckte Auseinandersetzungen in der Familie sensibilisiert wurde. Die widersprüchlichen Aussagen und die Unfähigkeit der Eltern zur direkten Kommunikation, die sie tagtäglich erleben musste, verstärkten ihren Wissensdrang. Schon als Dreijährige hatte sie sich selbst das Lesen beigebracht und verschlang seitdem alle Bücher, die sie in die Finger bekam, auf der Suche nach neuen Antworten. Diese intensive Suche begleitete sie bis an ihr Lebensende.

Mit neuen Ideen in die therapeutische Praxis

Nach ihren Studienabschlüssen als Lehrerin und Sozialpädagogin begann sie als erste Pädagogin in den USA, therapeutisch mit ganzen Familien in Chicago zu arbeiten. Den einzelnen Patienten im Kontext seiner Familie zu behandeln, das bedeutete eine völlig neue Herangehensweise. Ganz im Gegensatz dazu setzten damals die Therapeuten auf strikte Einzelbehandlung von Patienten – bewusst getrennt von anderen Einflüssen – gemäß dem Vorbild der Psychoanalyse nach Sigmund Freud.

Als Dozentin unterrichtete Virginia Satir Ärzte aus der Psychiatrie darin, wie sie die Familie erfolgversprechend in die Behandlung von schizophrenen Patienten einbeziehen können. Sie verstand die Krankheit des Patienten nicht losgelöst von seinem familiären System, sondern – neben anderen multifaktoriellen Ursachen – als unbewussten Ausdruck von familiären Zusammenhängen. Ihre beeindruckenden Erfolge weckten bei vielen Kollegen Interesse. Folglich wurde sie als Dozentin in zahlreiche Therapieeinrichtungen eingeladen, um ihren neuen Ansatz praktisch vorzustellen.

Die Zeit am Mental Research Institute (MRI) in Palo Alto

Zusammen mit den Psychiatern Don D. Jackson und Jules Riskin gründete sie das berühmte Mental Research Institute (MRI) in Palo Alto. An diesem Institut erforschte sie, wie Gesundheit bzw. Krankheit eines Menschen von der zwischenmenschlichen Interaktion der Familienmitglieder abhängen. An diesen Untersuchungen und Reflexionen beteiligten sich Menschen aus unterschiedlichen Wissensgebieten und Erfahrungshintergründen. Gemeinsam mit Virginia Satir suchten Personen wie Paul Watzlawick (Kommunikationswissenschaftler, Philosoph) und Jay Haley (Theaterwissenschaftler) oder John Weakland (Chemiker, Anthropologe) nach neuen Antworten in Theorie und Praxis. Auf diese Weise entstanden originelle Theorien über Kommunikation und innovative Konzepte für die Familientherapie. Sieben Jahre lang trieb Virginia Satir so in Palo Alto die Forschung und die praktische Wissensvermittlung über Kommunikation und Interaktion in Familiensystemen voran.

In einem 1982 gegebenen Interview bedauerte sie, dass es mit der Zeit für sie nicht mehr möglich war, im MRI weiterzuarbeiten. Die Praktikerin war die theoretischen Konkurrenzkämpfe mit ihren männlichen Kollegen leid. Sie schied aus dem MRI aus. Sie schätzte die fachliche Reflexion mit ihren Kollegen, doch zunehmend vermisste sie den kreativen Umgang und Austausch mit verschiedensten Menschen jeden Alters und unterschiedlichster Ausbildungen und Kulturen. Diesbezüglich war es ihr im MRI zu eng geworden.

Ihre Einflüsse auf die Entstehung des Neurolinguistischen Programmierens (NLP)

Dadurch, dass Virginia Satir den 22-jährigen Psychologiestudenten John Brandler unter ihre Fittiche nahm, hat sie entscheidend die

Inhalte des von ihm später entwickelten NLP (Neurolinguistisches Programmieren) mit beeinflusst. Sie ließ ihn und Robert Spitzer an ihren Seminaren und Arbeiten mit Klienten teilhaben und teilte ihre Erfahrungen und Schlussfolgerungen mit ihnen. Auch wenn sie sich später von der Nutzung einiger NLP-Techniken – als zu manipulativ – distanzierte, so blieb sie den beiden Männern ihr Leben lang freundschaftlich verbunden.

Klare Werte prägten Virginia Satirs Welt und ihre Handlungen

Sie selbst legte größten Wert darauf, dass alle ihre Erkenntnisse im Bereich der Kommunikation etc. nur im Dienst der Reifung und Entwicklung der eigenen Persönlichkeit genutzt würden. Die Basis ihrer Arbeit war die ehrliche Achtung vor allem Menschlichen. Ihr Fokus lag in jeder Situation auf der Suche nach den Ressourcen und Potenzialen. Durch Selbstanalyse sollte es dem Klienten möglich werden, die eigenen Chancen zu erkennen und bessere eigenständige Entscheidungen treffen zu können. Sie glaubte an das innere Wachstum und die Kraft und Stärkung des inneren Selbst.

Mit ihren Erkenntnissen wollte sie betroffenen Einzelpersonen ebenso wie ganzen Familien helfen, das eigene Wohlbefinden zu vergrößern und den individuellen Aktionsraum auszuweiten. Ihr wichtigstes Anliegen war es, Menschen dabei zu unterstützen, klarer, verständnisvoller und liebevoller miteinander zu kommunizieren.

„Ich glaube daran, dass das größte Geschenk, das ich von jemandem empfangen kann, ist, gesehen, gehört, verstanden und berührt zu werden. Das größte Geschenk, das ich geben kann, ist, den anderen zu sehen, zu hören, zu verstehen und zu berühren. Wenn dies geschieht, entsteht Kontakt.“ (Satir 2011)

Im Kontakt mit Indianern und Menschen anderer Kulturkreise lernte sie nicht nur andere Weltanschauungen, sondern auch schamanische Techniken und Rituale der Kommunikation und spirituellen Kontaktaufnahme kennen und schätzen. Aus diesem Wissen konnte sie auch für ihre eigene spirituelle Entwicklung schöpfen.

Die unermüdliche Netzwerkerin

Die Netzwerkerin Satir gründete 1977 ihr eigenes Avanta Network, das bis heute besteht (seit 2007 unter dem Namen „The Virginia Satir Global Network“). Mit diesem Netzwerk wollte sie den Menschen, die sie ausgebildet hatte, eine Plattform bieten für gegenseitigen Austausch und Inspiration. Es basierte auf der Vision des friedlichen Zusammenlebens zwischen Menschen, Organisationen, Schulen, Regierungen usw. und zielte auf die praktische Umsetzung dieser Vision ab. Im Rahmen dieses Netzwerkes arbeitete Virginia Satir unermüdlich an verschiedenen Projekten mit.

Sie gründete weltweit weitere Ausbildungskreise für Familientherapie und erhielt viele Auszeichnungen und Ehrungen. Sie lehrte das Fach Familiendynamik am Illinois State Psychiatric Institute und schätzte die Zusammenarbeit mit verschiedensten Persönlichkeiten. Ihr Leben war erfüllt von dem, was ihr immer am wichtigsten war: Menschen treffen, sich austauschen, lehren, reden, zuhören, zuschauen, kreative Lösungen finden und Netzwerke und Verbindungen herstellen.

Kurz vor ihrem Tod 1988 erhielt sie noch die Gelegenheit, sich ihren Lebenstraum zu erfüllen, nämlich ihre Form der Familientherapie den Menschen in der Sowjetunion vorzustellen und nahezubringen.

Virginia Satirs Familientherapie als Basis der heutigen Aufstellungsarbeit

Der Klient zeigt, was in der Familie schief läuft

Zum Ersten arbeitete Virginia Satir mit einer völlig neuen Sicht auf die Rolle der betroffenen und beteiligten Personen innerhalb des therapeutischen Geschehens. Dadurch, dass sie „störendes Verhalten“ einer Person innerhalb des Familienverbandes als Symptom des Geschehens in der ganzen Familie betrachtete und behandelte, bezog sie automatisch auch alle weiteren Familienmitglieder in die therapeutische Arbeit mit ein.

Sie erweiterte also das damals größtenteils im Therapiebereich übliche Zwei-Personen-Setting zwischen Klient und Therapeut auf mehrere – aus ihrer Sicht – am Geschehen beteiligte Personen. Es war nicht mehr nur allein der „Symptomträger", sprich die durch ihr Verhalten mehr oder minder aus der „Normalität herausfallende Person", die im Mittelpunkt des therapeutischen Geschehens stand. Vielmehr befand sich jetzt die gesamte Familie im Fokus und Satir begann damit, nach den Ursachen und Störungen innerhalb der Kommunikationsmuster der Familie / Gruppe zu suchen, um diese Faktoren dann gemeinsam familiensystemisch aufzulösen.

Der Klient heilt sich selbst

Klient und Therapeut sind ebenbürtig

Mit ihrer Sichtweise forderte Virginia Satir die Therapieszene der 50er-Jahre heraus. Ihre Erfahrungen mit Klienten führten zu der Grundannahme, dass in jedem Menschen – mehr oder weniger bewusst – der Wunsch nach Selbstentwicklung schlummert. Sie betrachtete diesen Drang als den entscheidenden Antrieb im Leben eines Menschen.

Ihre Methoden und Modelle zielten darauf ab, Menschen in diesen Wachstumsprozessen zu unterstützen und zu fördern. Dabei ging es ihr darum, im Individuum *„die inneren Heilkräfte zu wecken, die Teil der universellen Weisheit sind"*. (Satir 2004)

Sie bezog auch den Therapeuten in ihre Überlegungen mit ein. Sowohl Therapeut als auch Klient betrachtete sie als „verwundete Heiler". Beide befinden sich – wie alle Menschen – in einem ständigen „Prozess des Verletztwerdens und Heilens". Dieser kontinuierliche Wachstums- und Veränderungsprozess charakterisierte für Virginia Satir das Leben an sich (Satir 2006). Damit holte sie den Therapeuten vom Podest des Experten und stellte ihn auf eine Ebene mit dem Klienten. Sie sah den Klienten als „Spezialist seiner selbst" hinsichtlich seines Therapieprozesses als mündig und gleichberechtigt an.

Anders ausgedrückt: Der Klient per se hat ein inneres Wissen um seine Heilungsmöglichkeiten. Nicht der Therapeut schreibt ihm also „übergeordnet" die Lösung vor. Vielmehr wird der Klient – dank der gleichberechtigten Sichtweise – vom Therapeuten bei seinem Prozess begleitet und unterstützt und findet somit seine eigenen, individuellen Heilungsmöglichkeiten. Diese in den 80er-Jahren noch sehr umstrittene Sichtweise ist heute Grundlage für die modernen lösungsorientierten Therapieansätze sowie für diverse Aufstellungskonzepte geworden.

Wechselwirkung zwischen Innen und Außen

Körpersprache und Sinneswahrnehmung

Die Befindlichkeit eines Menschen, einer Familie oder von Gruppenmitgliedern drückt sich auch in der äußeren Körperhaltung, der Körpersprache und in der räumlichen Nähe oder Distanz der einzelnen Personen zueinander aus. Sie kann unter anderem daran abgelesen werden, ob Blickkontakt besteht oder nicht (Satir 2011).

Diese Beobachtungen Virginia Satirs haben die Aufstellungsarbeit maßgeblich beeinflusst. Auffallende äußerliche Unterschiede entdeckte sie einerseits bei Menschen in funktionierenden, lebendigen Gruppensituationen, den „fördernden Familien" sowie andererseits in den nicht funktionierenden Gruppen, in denen jedes Mitglied zu leiden schien.

Sie schrieb dazu: *„In gestörten Familien erzählen Körper und Gesichter von ihrer Not. Die Körper sind entweder steif, gespannt oder schlaff. Die Gesichter sehen mürrisch oder traurig aus, oder einfach leer wie Masken. Die Augen blicken nach unten und an den Leuten vorbei. Die Ohren hören offensichtlich nicht. Die Stimmen sind entweder rau und scharf oder kaum hörbar."* (ebenda)

„Wie anders ist es in einer ‚fördernden' Familie? Man kann die Vitalität in solchen Familien tatsächlich sehen und hören. Die Körper sind anmutig, der Ausdruck der Gesichter ist entspannt. Die Menschen sehen sich gegenseitig an, sie sehen nicht durch den anderen hindurch auf den Boden. Sie sprechen mit voller, klarer Stimme. In ihren Beziehungen

zueinander geht es lebendig und auch harmonisch zu. Die Kinder erscheinen – selbst wenn sie noch klein sind – offen und freundlich und der Rest der Familie behandelt sie als vollwertige Personen." (ebenda)

Auf der Basis dieser Wahrnehmungen entwickelte Satir verschiedene Methoden, um das positive Miteinander von Menschen in Familien und Gruppen zu fördern.

Vom Skulpturenstellen bis zur Familienrekonstruktion

Die Anfänge der heutigen Aufstellungsarbeit

Um die aktuelle Familiensituation eines Klienten sichtbar und erfahrbar zu machen, entwickelte Satir Methoden wie das Skulpturenstellen oder die Tüchermethode. Die einzelnen Familienmitglieder stellen dabei familientypische Situationen nach. Begleitet durch den Therapeuten entwickeln sie neue, für sie passendere Verhaltensweisen, um die bestehenden Unstimmigkeiten zu lösen. Dabei werden Rollenerwartungen sowie Beziehungs- und Verhaltensmuster in der Gegenwartsfamilie sichtbar und veränderbar gemacht.

Die Familienskulptur

Im Skulpturenstellen drückt der Klient seine Empfindungen, wie er die aktuelle Situation in der Familie erlebt, in einer Art Theaterszene bewusst übertrieben aus.

Das Bild von einer Familie, die vier Mitglieder umfasst, könnte wie folgt aussehen: „*Der Vater wird als übermäßig rational wahrgenommen und steht auf einem Stuhl (was seine Macht zum Ausdruck bringt). Die Mutter kniet auf dem Boden ... Ein Kind steht näher beim Vater und klagt eine andere Person an. Das andere Kind ... steht am weitesten von allen entfernt.*" (Satir 2011)

Im Anschluss tauschen sich die Familienmitglieder darüber aus, welche Gefühle diese Darstellung bei ihnen auslöst. Danach stellen auch die anderen Familienangehörigen szenisch dar, wie sie die Familiensituation aus ihrer Sicht wahrnehmen. Nachdem auch diese Darstellungen besprochen wurden, werden die Familienmitglieder vom Begleiter aufgefordert, in weiteren Szenen ihre Wunschvorstellungen in Bezug auf die Beziehungen in der Familie auszudrücken. Ähnlich wie in einem Theaterstück veranschaulichen die Darsteller ihre Sicht der Beziehungen und die damit verbundenen Gefühle durch die Darstellung von Distanz / Nähe, Blickrichtung, Körperhaltung und Körpersprache. Auf diese Weise kommen die Themen, über die in der Familie nicht gesprochen wurde, aus den verschiedenen Perspektiven der Personen zur Sprache. Aufgrund des umfassenderen Bildes besteht die Chance, neue und bessere Lösungen zu finden.

Die Tüchermethode

In der Tüchermethode werden zusätzlich die Beziehungen untereinander bzw. das Verbunden- / Nichtverbunden- / Verstrickt-Sein durch Tücher symbolisiert. Die Tücher verstärken den sinnlichen Eindruck. Damit gelingt es vor allem gut, nicht geklärte „Regeln" und ihre Auswirkungen innerhalb der Familie wahrnehmbar werden zu lassen.

Ein Tuch um die Augen des Kindes drückt zum Beispiel die Regel (das Verbot) aus, etwas nicht anzuschauen, oder ein Tuch, das um ein Handgelenk geschlungen ist, macht auf die Familienregel (das Familienverbot) aufmerksam, etwas nicht zu tun oder etwas nicht anzufassen.

Familienrekonstruktion

Dynamiken aus den Herkunftsfamilien der Eltern werden sichtbar

Immer wieder wunderte sich Virginia Satir darüber, wie negativ ihre Klienten über die eigenen Eltern dachten. Als sie diese angeblichen „Monster" kennenlernte, konnte sie nichts Schreckliches an ihnen entdecken. Mit der Zeit wurde ihr klar, dass diese tief sitzenden Überzeugungen ihrer Klienten aus ihrer frühen Kindheit stammen mussten. Ein Ziel der Familienrekonstruktion wurde es, Menschen zu helfen, sich von diesen hinderlichen Überlebensbotschaften aus der Kindheit und dem damit verbundenen emotionalen Schmerz zu befreien.

Die Herkunftsfamilie prägt die Kommunikation der Eltern

In ihrer therapeutischen Praxis stellte Satir fest, dass die Kommunikation in den Familien stark von den Herkunftsfamilien der Eltern geprägt ist. Diese Einflüsse wirken oft unbewusst und können massive Störungen im Familienleben bzw. im Selbstwertgefühl des Klienten hervorrufen. In der Familienrekonstruktion geht es darum, Ereignisse in den Herkunftsfamilien der beiden Eltern, die für die gegenwärtige Familie relevant sind, „nachzuspielen". Dazu gehören das Zusammentreffen der beiden Großeltern, die Geburt ihrer Kinder in chronologischer Reihenfolge, demzufolge also die Geburt des Vaters und der Mutter. Weitere wichtige Stationen sind Flucht, Vertreibung, Umzüge, Krankheiten, Todesfälle etc. Auf diese Weise wird für die aktuelle Familie die Geschichte erlebbar, und viele Verhaltensweisen können in einem anderen Licht gesehen bzw. besser nachvollzogen werden.

Fremde Personen als Rollenspieler

Der Stellvertreter

Für diese Methode werden Personen als sogenannte stellvertretende „Rollenspieler" benötigt, die keine Familienmitglieder sind, da erfahrungsgemäß nicht alle Mitglieder der Herkunftsfamilie noch leben.

Auf diese Idee soll Virginia Satir in einer Arztpraxis gekommen sein, als für ein Familienbild die Großmutter fehlte und sie deswegen die Sprechstundenhilfe bat, für die Großmutter einzuspringen. Erstaunt darüber, wie gut der stellvertretende Ersatz klappte, setzte Virginia Satir zukünftig immer häufiger familienfremde Personen zur Rekonstruktion des Familiengeschehens ein. Der Stellvertreter war geboren.

Der Klient als Star

Die Person, für die die Rekonstruktion durchgeführt wird, bezeichnete sie als den „Star". In den späteren Familienrekonstruktionen wird auch der „Star“ durch eine gewählte fremde Person dargestellt und bekommt die Bezeichnung „Alter Ego“. Der „Star“ wird dann zum Zeitpunkt seiner Geburt direkt in das Geschehen miteinbezogen, indem er gegen das „Alter Ego“ ausgetauscht wird. Ähnlich wie in Aufstellungen sucht der „Star“ auch die Personen für die entsprechenden Rollen zum entsprechenden Zeitpunkt selbst aus. Er führt sie in ihren „Auftritt“ ein, indem er ihnen einen bestimmten Platz im Raum, eine bestimmte Körperhaltung und / oder den Ausdruck einer bestimmten Befindlichkeit, wie im Skulpturenstellen, vorgibt. In der Regel genügt dafür eine kurze Information über die durch die Rolle vertretene Person.

Danach entwickelt sich das Geschehen – ähnlich wie im Psychodrama – von selbst, und der „Star“ hat die Möglichkeit, einmal von außen die Vorgeschichte und den Werdegang seiner Eltern bzw. die Entstehung der eigenen Gegenwartsfamilie zu beobachten. Dabei besteht für ihn die Option, selbst vorübergehend in eine der Rollen einzusteigen und mit den entstehenden Gefühlen und Empfindungen zu arbeiten oder sie zum Ausdruck zu bringen. Der Aufstellungsleiter, der sich vorab mit der Familiengeschichte des „Stars“ gründlich vertraut gemacht hat, unterstützt und begleitet ihn dabei. Je nachdem, wie viel Distanz bzw. Nähe der „Star“ zum Geschehen haben möchte, kann er die Person „Alter Ego“ für sich ins Geschehen stellen oder sich selbst direkt einbringen. Dies geschieht jedoch in Absprache mit der Aufstellungsleitung, die das Geschehen aus einer Meta-Perspektive beobachtet und leitet. Denn nicht immer wäre ein direkter Wechsel stimmig; das heißt, der „Star“ selbst sollte nicht nach Belieben in seine eigene Position wechseln, sondern nur dann, wenn dies für seinen inneren Verarbeitungs- und Klärungsprozess notwendig ist.

Weitere Methoden wie das Rollenspiel und der Rollenwechsel

Auch in den anderen Methoden und Übungen, die Satir für die Familienarbeit entwickelte, experimentierte sie mit Körperhaltung, Mimik, kurzen Dialogen und vielem mehr. Hierbei ging es ihr darum, unbewusste Verhaltensmuster und die damit verbundenen Gefühle bewusst zu machen. Sie wollte ein Bewusstsein dafür schaffen, wie Körperhaltung und Wohlbefinden sich wechselseitig beeinflussen. Sie nutzte u. a. das Rollenspiel, um Gefühle, körperliche Symptome und Reaktionen spürbar werden zu lassen. Im Rollenwechsel innerhalb der Familie erkannte sie die Möglichkeit, sich in die andere Person einfühlen zu können. (Satir 2011).

Wesentliches Anliegen von Satirs Familienarbeit war es, Menschen dabei zu unterstützen, *„die eigenen Wurzeln bedingungslos zu akzeptieren"*. Dazu braucht es jedoch viel Zeit, Geduld und das Durchlaufen eines länger andauernden Prozesses. Sie wollte Menschen nicht nur intellektuell, sondern auch emotional berühren und sie dabei unterstützen, die anderen mit ihren Fehlern leichter anzunehmen und sich selbst mehr zu akzeptieren. Erfolgreich nannte sie die Rekonstruktionsarbeit dann, wenn es dem Betroffenen *„in der Tiefe seiner Seele"* erlebbar wurde, warum zum Beispiel die Mutter oder der Vater so geworden sind, wie er sie erlebt hatte. Es geht dabei für die Betroffenen nicht nur um rein intellektuelle Einsichten, sondern vielmehr auch um die Ebene des Herzens, das heißt einen neuen Blick auf sich und andere aus der Sicht der Herzweisheit. (Satir 2006).

Die Kommunikation in der Familie prägt den Selbstwert des Individuums

Vier Grundfaktoren beeinflussen hauptsächlich, wie gut das Leben in einer Familie bzw. Gruppe funktioniert bzw. wie wohl sich die einzelnen Mitglieder fühlen: der Selbstwert, die Kommunikation, die Regeln und die Verbindung (Satir 2011).

Selbstwert und Familienkommunikation

An den beiden entgegengesetzten Polen des Selbstwertes sah Satir einerseits die Menschen mit hohem Selbstwert und intakter Selbstachtung und andererseits die Personen mit wenig Achtung und mit fehlender Wertschätzung sich selbst gegenüber.

Sie erkannte, wie sehr die Kommunikationsmuster innerhalb der Familie die individuelle Entwicklung des Kindes beeinflussen und an der Entwicklung seines Selbstwertes und seiner Selbstachtung Anteil haben. In diesem Sinne bezeichnete sie die Familie als eine „Fabrik" und die Erwachsenen als „Menschenmacher" (Satir 2011). Je nachdem wie an diesem Ort kommuniziert wird, werden entsprechende Persönlichkeiten mit den dazugehörigen Selbstbildern geformt.

Selbstwert und Kommunikationsmuster

Satir beschrieb vier Grundmuster, mit Spannungen umzugehen, die immer wieder innerhalb von Familien / Gruppen zu beobachten sind. Diese Strategien verhindern eine klare und aufrichtige Kommunikation, die das Individuum fördert:

- Die beschwichtigende Reaktion: versöhnlich stimmen
- Die anklagende Reaktion: beschuldigen
- Die berechnende Reaktion: rationalisieren
- Die ablenkende Reaktion: irrelevant reagieren

Alle vier Reaktionsmuster stellen Versuche der betroffenen Personen dar, ihre Bedürfnisse nicht auszusprechen oder diese zu verbergen. Ohne sich dessen bewusst zu sein, wirken sie mit diesem Verhalten direkt und negativ auf ihren Selbstwert ein. Bewusst denken diese Personen vielleicht, dass das eine Art ist, mit anderen auszukommen, oder sie kennen einfach keine bessere Möglichkeit, sich zu zeigen oder in Kontakt zu treten. Kinder lernen die Reaktionsmuster in der eigenen Familie kennen und müssen damit leben. Nach häufiger Wiederholung dieser unklaren Reaktionen sind sie irgendwann nicht mehr vom eigenen Selbstwert zu unterscheiden, da das Kind die Muster der Erwachsenen übernimmt, um im System zurechtkommen zu können (ebenda).

Doch ein geringer Selbstwert bewirkt innere Gefühle von Einsamkeit, Isoliertheit, Hilflosigkeit, und die Möglichkeiten des Wahrnehmens, Hörens und Denkens werden eingeschränkt (ebenda).

Selbstwert und Familienregeln

Des Weiteren sah Virginia Satir im Umgang mit Regeln in jeder Familie ein prägendes Element der Kommunikation. Diesbezüglich suchte sie nach Antworten auf folgende Fragen: *„Wie offen oder verdeckt werden Regeln in der Familie gehandhabt? Wer macht sie? Aus was bestehen sie? Was bewirken sie? Was passiert, wenn sie nicht eingehalten werden?"* (Ebenda) Die Auseinandersetzung mit diesen Fragen half ihr, die Quelle vieler Missverständnisse in der zwischenmenschlichen Kommunikation aufzudecken.

Andererseits legte sie besonderes Augenmerk auf die ungeschriebenen Regeln, die im Untergrund des Geschehens wirken, zum Beispiel *„die Freiheit des Sich-Äußerns, worüber darf geredet werden, worüber nicht?"*

Es beschäftigte sie auch die Frage, welche Regeln helfen und welche eher hinderlich sind für einen offenen, warmen Umgang miteinander und eine klare Kommunikation. So bezeichnete sie die Regel zu schweigen, die sie so gut aus ihrer eigenen Erfahrung kannte, als: *„Familienbarrieren gegen das Sprechen über was ist oder was war, schaffen Brutstätten für niedriges Selbstwertgefühl"* (ebenda).

Themen, die meist durch Regeln bestimmt werden, sind zum Beispiel der Umgang mit „negativen" Gefühlen wie Wut, Ärger, Neid etc., Sexualität, Adoption, Scheidung, Tabus, Familiengeheimnisse – aus der Vergangenheit genauso wie aus der Gegenwart –, die oft „als Schutz für die Kinder" mit Regeln versehen werden.

Satir erkannte: *„Tatsache ist einfach, dass alles, was gesehen, gehört wird, auf die wahrnehmende Person einwirkt, alles Gesehene oder Gehörte verlangt, dass die es wahrnehmende Person eine Erklärung dafür findet."* Diese Erklärung wird früher oder später zu einer Tatsache, sofern sie nicht geprüft werden kann. *„Die Tatsache mag stimmen oder nicht, sie wird auf jeden Fall zur Grundlage, auf die das Individuum seine Handlungen und Meinungen gründen wird."* Zum Beispiel die Regel: *„Gefühle dürfen nur ausgedrückt werden, wenn sie gerechtfertigt sind und nicht, weil sie einfach da sind"* kann auf Dauer zu Isolation, Unsicherheit und Unklarheit führen (ebenda).

Durch ihr Wirken in der Familienkommunikation zeigte sie, wie Veränderungen im ganzen Familiensystem möglich werden können und wie dies wiederum allen Individuen im System Verbesserungen für ihr eigenes Lebensglück ermöglicht.

Offene und Geschlossene Systeme

Zusätzlich unterschied Satir zwischen „Offenen Systemen" und „Geschlossenen Systemen". Erstere sind auf Veränderung eingestellt und bieten dem Individuum die Möglichkeit der Wahl, sich zu entscheiden. Der Selbstwert steht dabei an erster Stelle und die damit einhergehende Macht und Leistung stehen dazu in Beziehung. Es ist leicht zu erkennen, dass Satirs fördernde Familien diesem System entsprechen.

Ein „Geschlossenes System" hingegen ermöglicht wenig Veränderung. Es ist geprägt von Verordnungen, Gesetzen, Befehlen, Pflichten sowie von Anwendung psychologischer und / oder physischer Macht. Der Selbstwert ist eher unwichtig. Satir sagte schon um 1978 dazu: *„Wir beginnen gerade erst, die Tragweite von Systemen für persönliches, familiäres und gesellschaftliches Verhalten zu erkennen."* … *„Die meisten unserer sozialen Systeme sind geschlossen oder tendieren mindestens dahin. Natürlich wird immer eine kleine Änderung erlaubt. Nach meiner Ansicht ist die wenn auch noch so kleine Möglichkeit einer Änderung der Grund, weshalb wir überhaupt fähig waren, uns so lange durchzuwursteln."* (ebenda).

Entwicklung des Systemischen Ansatzes durch Virginia Satir

Es kann hier nur ein Teil der wichtigsten Erkenntnisse Virginia Satirs zur und über die Familienkommunikation angeführt werden, die sie als eine der Ersten so systematisch und klar erkannt und definiert hat.

Dabei war eine der entscheidenden Einsichten Satirs, dass sie damit begann, die Familie als System (einem ursprünglich aus der

Wirtschaft und Industrie entlehnten Begriff) zu begreifen. Der Einzelne ist in dieses System und seine Wirkungsmuster eingebunden.

So sind es die folgenden wesentlichen Faktoren, die das Funktionieren eines Systems nach Satir bestimmen, und genau diese Kriterien übertrug sie konsequenterweise auch auf ihre Beobachtungen von Familien und auf ihre Arbeit mit Familien. Diese Fragestellungen bilden auch heute noch die Basis jeder systemisch lösungsorientierten Arbeit mit Menschen, Organisationen etc.:

Welchen Zweck oder welches Ziel verfolgt das System?

Den Zweck der Familie sah Virginia Satir darin, Kinder heranwachsen zu lassen und zu Persönlichkeiten zu formen.

Wer gehört zum System dazu? Wer nicht?

Alle verwandten Erwachsenen und Kinder gehören dazu.

Wie funktioniert die Ordnung für das Zusammenarbeiten der Teile im System?

Die Familie funktioniert auf der Basis von Selbstwert, Regeln und Kommunikation.

Wie entsteht ein System?

Indem Mann und Frau sich sexuell verbinden und daraus Kinder entstehen, schaffen sie ein System.

Was stellt das System zur Verfügung?

Den einzelnen Familienmitgliedern bietet das System Nahrung, Unterkunft, Luft, Wasser, Aktivitäten und Vorstellungen über das emotionale, intellektuelle, physische, soziale und geistige Leben der Familienmitglieder und die Art, wie alles zusammenwirken soll.

Wie kann das System mit Veränderungen von außen umgehen?

Einen positiven Umgang sieht sie in der Familie darin, wenn sie in der Lage ist, das Neue, und das Andersartige zu integrieren (ebenda).

Im nächsten Kapitel wird deutlich, wie sehr Virginia Satir mit diesen Fragestellungen auch Bert Hellinger inspiriert hat – auch wenn er zum Teil andere Antworten gefunden hat als sie.

Ihre Beobachtungen der Wechselwirkung zwischen Individuen innerhalb des Familiensystems machten es möglich, dieselben Muster auch in verschiedenen Gruppen bzw. in der Gesellschaft insgesamt zu beobachten. Mittlerweile stellen sie die Basis aller systemisch und lösungsorientiert arbeitenden Therapie-, Trainings- und Coachingformen dar, die in den unterschiedlichsten Bereichen wie in Familien, Organisationen, Unternehmen etc., im Rahmen von Gruppen oder im Einzelsetting angewendet und weiterentwickelt wurden und werden.

Mit ihrem Lebenswerk und ihrem unerschütterlichen Glauben an die Entwicklungsfähigkeit, die jedem Menschen innewohnt, hat Virginia Satir die systemische Arbeit populär gemacht und inhaltlich nachhaltig geprägt.

3.4. Bert Hellinger
Der Vater des Familienstellens

Elternhaus, Kindheit und Vorschulzeit

Bert Hellinger wurde am 16. Dezember 1925 in Leimen als Anton Hellinger geboren und verbrachte seine Kindheit in Köln. Sein Vater war Ingenieur und arbeitete viel und diszipliniert. Hellinger beschreibt seinen Vater als einerseits sehr streng, was er vor allem als Kind sehr belastend empfunden hat, andererseits förderte er ihn in allem, was er sich wünschte. Trotzdem hielt er einige Zeit an dem Eindruck fest, deshalb eine schwere Kindheit und Jugend gehabt zu haben. Ein Therapeut, Stanley Keleman, machte ihn auf neue Aspekte des „strengen Vaters" aufmerksam, indem er ihn auf seine eigene Stärke hinwies. Damals erst wurde sich Hellinger der Kraft bewusst, die vom Vater aus auf ihn, den Sohn, übergegangen war. Nach eigener Aussage fühlt er sich seinem Vater mittlerweile sehr verbunden.

Seine Mutter beschreibt Hellinger als stark, aktiv und getragen von ihrem Glauben. „Sie war immer da", hat alles gemacht und sich ganz selbstverständlich ohne Klage um den Haushalt und die Familie gekümmert. Auch diese beachtliche Leistung wurde ihm im Verlauf einer eigenen Therapie bewusst. Die Mutter unterstützte ihn, Priester zu werden, ein Wunsch, den er schon als Fünfjähriger hatte, indem sie anregte, den Sohn nach der Volksschule in ein von Mariannhiller Mönchen geführtes Internat einzuschreiben, um dort in Lohr am Main das Gymnasium zu besuchen. Sein Vater unterstützte das Vorhaben, indem er für die Kosten aufkam. Hellinger selbst empfand es schon damals als ein großes Geschenk seiner Eltern, dass er in ein christliches Internat gehen durfte. Dass er mit zehn Jahren von zu Hause weg in eine völlig neue Welt kam, bedeutete für ihn „viel mehr Möglichkeiten und Freiheiten". Es genügte ihm, die Ferien zu Hause zu verbringen.

Grundschulzeit und Gymnasium

Bert Hellinger: *„Die Patres, die das Internat geleitet haben, waren einfach gut, sie haben uns alles ermöglicht, Sport, Wanderungen, Musikstunden, Theateraufführungen."* (Hellinger 2005) Hellinger lernte Geige, spielte im Hausorchester und sang im Chor mit. Er fühlte sich im Internat wohl und gefördert und spürte, dass die Patres ihre Zöglinge mochten und unterstützten. Es gab keine Langeweile für die Buben. Das Klima war trotz des aufkommenden Naziregimes weitaus unpolitisch.

Nach fünf Jahren wurde das christliche Internat geschlossen und Hellinger wechselte ins städtische Gymnasium, dann für zwei Jahre ins Gymnasium in Kassel, wohin die Familie inzwischen gezogen war. Während dieser Zeit hatte er Gelegenheit, ein anregendes intellektuelles Leben mit vielen Diskussionen und Kontakten zu aufgeklärten Jesuiten im „Hause Würmeling" (der Sohn des späteren Familienministers war sein Freund) zu führen. Ein angenehmer, anregender Kontrast zu dem damals bereits etablierten Naziregime. Gleichzeitig schloss er sich einer kleinen, bereits verbotenen katholischen Jugendgruppe an, die, wie er später bemerkte, von der Gestapo beobachtet wurde. Er ging ins Theater, in Konzerte und nahm auch an anderen kulturellen Veranstaltungen teil.

Nach zwei Jahren zu Hause wurde er in den Arbeitsdienst einberufen und kam dann, wie alle anderen aus seiner Klasse, als Soldat nach Frankreich an die Westfront. Nach Beendigung des Krieges geriet er in die Gefangenschaft der Amerikaner und musste dort unter den Aufsehern hart arbeiten.

Hellinger erhielt, wie alle seine Schulkollegen, das Abitur als Kriegsheld anerkannt, da er wegen des Krieges keine Möglichkeit gehabt hatte, die letzte Klasse mit dem Abitur abzuschließen. Allerdings erst nach einer energischen Intervention seiner Mutter, da er während des Arbeitsdienstes durch „zu freie Meinungsäußerungen" gegenüber einem Gestapo-Mann zum „potenziellen Volksschädling" erklärt worden war, was zu dieser Zeit auch tödlich hätte ausgehen können.

Studium, Berufsausbildung

Über seine Jugend sagt Hellinger in einem Interview mit Gabriele ten Hövel (Hellinger, Hövel 2007), dass sie durch das Regime des Nationalsozialismus und durch den Zweiten Weltkrieg sehr eingeschränkt wurde. Es gab wenig Platz für jugendliche Selbstverwirklichungsbestrebungen oder idealistische Träume. Im Alter von 20 Jahren kam er aus dem Krieg zurück, viele Freunde waren tot, auch sein Bruder war im Krieg gefallen. Ganze Städte lagen in Trümmern. Er erlebte sich damals als *„in den Dienst genommen, für etwas benutzt, von welchen Kräften auch immer"*, alle waren außer sich, jeder war im Krieg in etwas eingebunden gewesen, dem er nicht entrinnen konnte. Dauernd hatte Lebensgefahr geherrscht und er wundert sich noch heute, wie er aus dieser Situation herausgekommen ist. So ist Hellinger nach dem Krieg in einem Waggon eines Nachschubzuges, in dem er sechs Tage unterwegs war, aus dem amerikanischen Versorgungslager in Charleroi / Belgien nach Deutschland geflohen, wo er in der Nähe von Würzburg vom Zug sprang.

Innerhalb von sechs Wochen nach seiner Rückkehr aus dem Krieg entschloss sich Hellinger, nicht Jesuit zu werden und dafür als Mönch in den Orden der Mariannhiller einzutreten, eine von den Trappisten abstammende Ordensgemeinschaft.

Beruf – Berufung

„Meine Irrtümer haben mit dem Geist zu tun, nicht mit meinem Lebensweg. Ich frage mich eher: Gibt es am Ende überhaupt einen falschen Weg? In Afrika habe ich mich auf dem richtigen Weg gefühlt und habe ihn nie bereut. Ich hatte damals Vorstellungen, dass ich immer in Südafrika bleiben werde … nach Deutschland zurückzukommen wurde mir sozusagen durch die Umstände aufgezwungen … Mir ist Abschied nie schwergefallen. Ich habe mich gleich nach vorne orientiert." (Hellinger 2005)

Zu seinem Berufswunsch, bereits mit fünf Jahren Priester werden zu wollen, meint Hellinger: *„So wie damals ist es mir noch öfters ergangen. Ich folge einer inneren Führung und treffe eine Entscheidung, weil ich weiß, jetzt ist dieser Schritt angebracht. Ich spüre eine totale innere Sicherheit zu wollen und ich weiß, dieser Lebensabschnitt ist vorbei. Dann zögere ich keinen Moment."* (Ebenda)

Gleichzeitig bestätigt er, dass die Entscheidung durchaus *„im Dienste des religiösen Feldes"*, auch als Familienverstrickung, geschehen sein kann. Seine Entscheidung war somit nicht frei, sondern vorgegeben, denn die Wahrnehmung in einem Familiensystem ist begrenzt, wie sich später auch beim Familienstellen für ihn immer wieder bestätigte. Sie ist durch das Feld oder das Gruppengewissen festgelegt. Trotzdem ist er sich immer noch sicher, die für seinen Wesenskern richtige Entscheidung getroffen zu haben, denn sie hat ihn bereichert und durch die daraus entstandenen Erfahrungen ist er zu dem geworden, der er jetzt ist. Alle einschneidenden Entscheidungen waren für Hellinger von dem Gefühl begleitet, sich dabei selbst im innersten Wesen treu zu bleiben und dadurch Kraft dazuzugewinnen.

Das innerste Wesen beschreibt Hellinger als das Wesentliche der Seele, es ist der „Punkt" in uns, wo wir uns als wesentlich erleben. Dort ist vorgegeben, wo es für uns weitergeht und wo nicht. Wenn wir der inneren Bewegung folgen, gewinnen wir Kraft und bleiben mit unserem innersten Kern verbunden. In diesem Mitgehen gehen wir in Integrität unseren eingeschlagenen Weg weiter. Diese persönliche Lebenserfahrung Hellingers kann auch als Ausgangspunkt für sein „neues Familienstellen" gesehen werden.

Hellinger wurde als Novize in das religiöse und christlich spirituelle Leben eingeführt und lernte bereits ab dem ersten Jahr, beim Meditieren den Geist frei und leer zu machen, sich zu sammeln und das Leben vorurteilsfrei anzunehmen. Diese früh erlernten Fertigkeiten dürften ihm, auch später in der Arbeit als Therapeut und Begleiter von Familienaufstellungen, wertvolle Erfahrungen ermöglicht haben. Sie bildeten die Grundlage für sein phänomenologisches Vorgehen beim Familienstellen, das nur aus der Sammlung und Leere möglich ist.

Später studierte er Theologie und Philosophie an der Universität in Würzburg. 1952 erhielt er die Priesterweihe und ging als Missionar nach Südafrika. An der dortigen Universität wurde er für das Lehramt an höheren Schulen ausgebildet und übernahm während seiner 25 Jahre, die er als Ordensbruder lebte, die unterschiedlichsten Aufgabenbereiche und Tätigkeiten: Er leitete eine eigene Missionsstation, lehrte, bildete Lehrer aus und brachte es bis zum Prinzipal einer der führenden Eliteschulen Südafrikas für die einheimische Bevölkerung im Mariannhiller Mutterhaus.

Zu dieser Zeit, 1964, machte er erste prägende Erfahrungen mit der Gruppendynamik, als ein paar anglikanische Geistliche begannen, Kurse in diesem Bereich zu organisieren. Außergewöhnlich war, dass die Gruppen ökumenisch geführt wurden, ohne Rassen- und Konfessionsschranken. Jeder hatte die Möglichkeit, daran teilzunehmen. In einem Land der Apartheid eine unglaubliche Erfahrung, die Hellingers damals eher katholisches Weltbild stark beeinflusste und für viel Neues öffnete. Er wandte seine gruppendynamischen Erfahrungen schon bald auch in der Schule an und betrat damit den „seelischen Erfahrungsraum der Therapie".

Bis 1968 war er Leiter der Mariannhiller Schule in Südafrika, dann wurde er wegen Kontroversen, aufgrund seiner theologischen Ansichten, die er im Religionsunterricht vertrat, in den Orden nach Deutschland zurückgeholt.

In Deutschland erhielt er den Rektorenposten im Mariannhiller Priesterseminar, bildete Männer aus und bereitete sie auf das Priesterleben vor. Gleichzeitig bot er gruppendynamische Kurse an und verschaffte sich damit eine gewisse, auch finanzielle Unabhängigkeit von seinem Orden, der ihn gewähren ließ. Noch mit dem Einverständnis des Ordens ging er nach Wien, begann eine psychoanalytische Ausbildung und beschäftigte sich auch mit verschiedenen anderen Psychotherapien.

In einer Gruppe für Therapeuten, geleitet von der Gestalttherapeutin Ruth Cohn, wurde Hellinger während einer Übung mit „dem heißen Stuhl" bewusst, dass das Ende seines Priestertums bevorstand. Der „heiße Stuhl" ist eine gestalttherapeutische Methode, bei der der betroffene Klient sich in die Rolle einer ihm vertrauten anderen Person versetzt und versucht, aus deren Perspektive Fragen der Gruppe zu beantworten. Nach vier Monaten, in denen Hellinger noch einen gruppendynamischen Kurs für Ordensleute in Rom abhielt, leitete er 1971 seinen Austritt aus dem Orden in die Wege.

Aus seiner Zeit als Missionar in Südafrika, wo er den Ordensnamen „Suitbert" erhalten hatte, nahm er nach seinem Austritt aus dem Kloster den Namen „Bert" als seinen neuen Vornamen mit.

Das Leben nach dem Ordensleben

„Ich habe alle diese Therapien für mich gemacht. Nicht weil ich sie weitergeben wollte. Es war für mich wie ein neues Noviziat und es hat lange gedauert, bis ich mir über mich klar war. Bis 50 habe ich mich nicht fertig gefühlt. Ich war noch auf der Suche. Erst danach war ich klar." (Hellinger 2005)

Bald darauf lernte er seine erste Frau, Jirina Prekop, kennen und heiratete sie. Er schloss seine psychoanalytische Ausbildung mit allen Prüfungen ab. Durch die Psychoanalyse hatte Hellinger für sich den rechten Umgang mit Widerstand und Projektionen gelernt. Er zog mit seiner Frau nach Bayern, nahe der Grenze zu Salzburg, wo er sich dem Arbeitskreis für Tiefenpsychologie unter Professor Igor Caruso anschloss. Die Begegnung mit Arthur Janovs Urschreitherapie beendete Ende der 60er-Jahre die Zusammenarbeit mit den Salzburger

Tiefenpsychologen abrupt. In der Folge verbrachte er intensive Monate täglicher Erfahrung mit der Ausbildung in der Primärtherapie in den USA. Dort traf Hellinger auch Eric Berne, den Begründer der Transaktionsanalyse, an der ihn vor allem die Skriptanalyse begeisterte. Hier gewann Hellinger die Erkenntnis, dass Skripts, die wie eine Art falsche Lebensanweisung wirken, nur zum Teil, wie es Eric Berne sah, Folgen von negativen Anweisungen der Eltern für das Kind sind, sondern auch Muster sein können, die von Personen aus vorigen Generationen übernommen werden. Die Begegnung mit Berne brachte Hellinger die ersten bewussten Begegnungen mit dem, was er später beim Familienstellen als „Verstrickungen" bezeichnete.

Hellinger bot jetzt selbst therapeutische Arbeit in Kombination von Skriptanalyse und Primärtherapie an. Außerdem flossen Erfahrungen der Hypnotherapie nach Milton Erickson und des NLP (Neurolinguistisches Programmieren) ein. Prägend waren dabei das achtungsvolle Mitgehen mit den Bewegungen der Klienten und der Einsatz von Geschichten, Märchen und Gleichnissen. Im Geschichtenerzählen liegt die Möglichkeit, wichtige Fakten und Informationen in einer Form mitzuteilen, dass die Betroffenen sie besser annehmen und gleichzeitig ihre Selbstachtung behalten können. Hellingers Liebe zu Märchen, Geschichten (Gleichnissen) und Ritualen ist sowohl durch Erlebtes in Afrika wie auch durch westliche Therapieerfahrungen geprägt. Bereits als Ordensbruder waren es die christliche Mythologie und die Bibelwissenschaft, die ihn, nach eigener Aussage, zu einem Spezialisten in diesen Gebieten machten.

Das Familienstellen nach Satir lernte er durch Thea Schönfelder, Ruth McClendon und Les Kadis kennen, als er einige Male als Stellvertreter in deren Familienrekonstruktionen in Deutschland und den USA mitwirkte.

Arbeitsstil

„Es gibt nur eine Lösung: Dass ich bei meiner Wahrnehmung bleibe, bei meiner Verantwortung, natürlich auch bei meinem Irrtum manchmal. Einen anderen Weg gibt es für mich nicht." (Hellinger 2005)

„Bert Hellinger kann schroff sein zu seinen Klienten, beharrlich und – gelinde ausgedrückt – bestimmt (manche sagen autoritär), wenn er es für nötig hält. Er scheut sich nicht, knallharte Einsichten offen auszusprechen – andere wagen sie höchstens zu denken! Er ist kein Mann der Rück-sicht, sondern einer der Vor-sicht…“ (Hövel / Hellinger 2007)

Hellinger entwickelte aus der Familienrekonstruktion von Satir seinen eigenen Ansatz, bei dem er den Schwerpunkt auf das Erkennen und Lösen von systemischen Verstrickungen legte. Auch das Setting veränderte er in seiner Art des Familienstellens. Seine Anfang der 90er-Jahre geschaffene Form bildete einige Jahre die Basis für die Praxis des heute auf der ganzen Welt durchgeführten und sich laufend weiterentwickelnden systemischen Familienstellens.

Nach einem nur mehr kurzen einleitenden Gespräch, in dem das Anliegen des Klienten erfragt wird, werden neutrale Stellvertreter, die in das reale Familiengeschehen nicht eingeweiht sind, für Rollen ausgewählt. Sie werden vom Klienten intuitiv im Raum aufgestellt. Dieser betrachtet das Geschehen erst mal von außen. Hellinger verzichtet völlig auf die Elemente des Psychodramas, die in Satirs Methode einen wichtigen Teil ausmachten, sondern richtet die Aufmerksamkeit primär auf die generationsübergreifenden Verstrickungen der Herkunftsfamilie und / oder die Dynamiken der Gegenwartsfamilie, die sich über die Stellvertreter zeigen.

Er befragt die Stellvertreter nach ihrem Befinden, beobachtet Körpersprache und Mimik und bietet im zweiten Teil der Aufstellung Lösungen für verletzte Ordnungen an, zum Beispiel spannungslösende Sätze, die durch Verstrickung übernommene Pflichten bewusst machen und lösen, indem die Verantwortung und der Blick auf den eigenen Lebensweg frei werden. Dann erst wird der Klient in die Aufstellung hineingenommen, das heißt, gegen seinen Stellvertreter ausgetauscht.

Neue Perspektiven sind durch Hellingers Erkenntnisse über wirkende Ordnungen der Liebe und das Gewissen in Familiensystemen entstanden. Mit dem „Geistigen Familienstellen“, erweiterte er seine Erkenntnisse. Er erkannte selbst bisherige Grenzen: *„Sie lagen in den inneren Bildern von Richtig und Falsch, von Unrecht und Recht und von Freiheit und Selbstbewusstsein. Diese inneren Bilder versperrten den*

Blick auf die tiefer liegenden Ordnungen der Liebe und auf die Folgen der Unordnung, sobald wir diese Ordnungen übertreten, ob bewusst oder unbewusst." (Hellinger, Homepage 2012)

Hellinger wollte nun keine Lösungen mehr finden: *„Wenn einer zu mir kommt und ich biete etwas an zur Lebenshilfe, behandle ich nicht. Ich sage an seinem Beispiel etwas über das Leben. Insofern bin ich mehr wie ein Lehrer. Ich weiß etwas und vermittle es ... Sie bekommen eine Orientierung und können damit machen, was sie wollen. Sie werden von mir nicht in einen Prozess geführt, indem ich langwierig mit ihnen arbeite ... Ich möchte Menschen vermitteln, was sie in Familien und Beziehungen glücklich macht. Und ich demonstriere, was Verstrickungen sind und wie sie wirken. Damit erleichtere ich vielen ihre Situation.*" (Hellinger 2005)

Mit seiner zweiten Frau, Maria-Sophie Hellinger-Erdödy, führt er das aus dem ursprünglichen Familienstellen weiterentwickelte „Geistige Familienstellen" durch, in dem er den Leiter in einer neue Bedeutung sieht: *„Der Aufstellungsleiter steht in anderen Diensten. Er vermittelt lediglich, ohne sich im Sinne des üblichen Helfens einzumischen.*" (Hellinger, Homepage 2012)

Der Leiter beobachtet die Bewegungen der Stellvertreter und greift nur noch minimalistisch in die Aufstellungen ein.

Hellinger fasst seine neuen Erkenntnisse der letzten 20 Jahre unter dem Begriff Hellinger Siencia® zusammen. Diese fließen nicht nur in die Aufstellungsarbeit, sondern auch in Bereiche der Schulentwicklung, der Kultur- und Sozialarbeit, der Kunst- und Erziehungswissenschaften ein.

Für die Aufstellungsarbeit relevante Erkenntnisse aus Hellingers Forschung

Die Grundordnungen der Liebe

„Vielen Ordnungen der Liebe folgen wir unwillkürlich. Sie sind uns bewusst. Wir wissen, wenn wir gegen sie verstoßen, leidet unsere Liebe. Vor allem die Grundlage jeder Liebe, die Liebe zwischen Mann und Frau. Zum Beispiel die Ordnung, dass es in der Liebe einen Ausgleich geben muss zwischen Nehmen und Geben. Andere Ordnungen bleiben

uns oft verborgen. Daher verstoßen wir gegen sie. Wir wundern uns, dass uns die Liebe misslingt, obwohl wir alles versuchen, damit sie gelingt.“ (Hellinger, Homepage 2012)

Die Basisordnungen der Liebe, die Hellinger erkannt hat und die sein Familienstellen prägen, heißen:

1. Das gleiche Recht auf Zugehörigkeit
2. Die Rangordnung
3. Geben und Nehmen

Das gleiche Recht auf Zugehörigkeit

Alle, die zu einer Familie gehören, haben das gleiche Recht dazu. Sobald einem Mitglied der Familie diese Zugehörigkeit verweigert wird, entstehen weittragende Folgen. Viele Probleme in einer Familie, auch Krankheiten, haben oft ihre Wurzel im Ausschluss eines Familienmitglieds. Für Ausschlüsse aus der Familie kann es viele Gründe und Formen geben (zum Beispiel Streitigkeiten, Verstoß gegen Tabus, Trennungen etc.).

Im Familienstellen zeigte sich für Hellinger klar erkennbar, welche Personen zu „unseren Familien“ gehören. Ein Ausschluss dieser Personen kann somit Verstrickungen in unserem Leben bewirken:

- Alle Kinder, auch die abgetriebenen, abgegangenen, weggegebenen und vergessenen. Dabei zählen die Halbgeschwister wie die Vollgeschwister.
- Die Eltern und ihre leiblichen Geschwister, einschließlich der abgetriebenen, weggegebenen und vergessenen.
- Frühere „wichtige“ Partner der Eltern, die sonst oft von Kindern aus der nächsten Beziehung vertreten werden, wenn sie nicht als zugehörig gesehen und anerkannt werden.
- Die Großeltern.
- Zur Familie gehören alle, durch deren frühen Tod oder Verlust die Mitglieder der Familie einen Vorteil hatten. Sie trugen damit zum Überleben der jetzigen Familie und ihrer Nachkommen bei.

- Wenn Mitglieder der Familie am Tod von anderen Menschen schuldig wurden, gehören ihre Opfer mit zur Familie und müssen als zugehörig anerkannt werden.
- Dies gilt auch umgekehrt. Wenn es in der Familie Opfer von Mördern außerhalb der Familie gab, wirken auch diese in die Familie hinein.

Personen, die dazugehören, die wir aber ablehnen oder an denen wir schuldig wurden, werden nach Hellingers Beobachtung später von anderen Mitgliedern der Familie vertreten, oft erst in nachfolgenden Generationen. Zumindest im Gefühl, oft aber auch im Verhalten. Diese Verstrickungen wirken also unpersönlich auf andere Personen weiter. Bei Lösungen des Familienstellens geht es darum, das Getrennte wieder zusammenzuführen, die Ordnung wiederherzustellen, das heißt, wenn der Ausgeschlossene wieder gesehen und gewürdigt wird, muss er nicht mehr von anderen vertreten werden.

So hat Hellinger zum Beispiel weltweit in verschiedensten Ländern, in denen blutige Kriege und Bürgerkriege die Menschen in unterschiedliche verfeindete Lager spalteten, ein Ritual entwickelt, in dem sich in der Aufstellung die Stellvertreter von Tätern und Opfern nebeneinanderlegen und sich in die Augen sehen. Durch dieses gegenseitige Wahrnehmen entstehen tief berührend empfundene Versöhnungsszenen mit liebevoller Vergebung. Diese Rituale für Nachkommen der „Täter- wie der Opfergenerationen", zum Beispiel für Nazis und Holocaustopfer, haben sich für Hellinger mehr oder minder von selbst herauskristallisiert. In diesem Ritual liegt die Perspektive, dass mit dem Opfer-Täter-Kreislauf einmal Schluss sein soll, um in Frieden Neues beginnen zu können. (Hellinger 2005).

Die Rangordnung

Die zweite grundlegende Ordnung der Liebe verlangt, dass jeder von uns in seiner Familie den ihm bestimmten Platz einnimmt, der nur ihm zukommt. Diese Rangordnung ist eine hierarchische Ordnung. Das heißt, in ihr gibt es einige, die höher stehen und von daher zuerst kommen, und andere, die weiter unten stehen und danach kommen.

Was bestimmt diese Rangordnung? Die Zeit der Zugehörigkeit. Wer früher ein Mitglied der Familie war, hat Vorrang vor denen, die nach ihm kamen. Zum Beispiel kommen die Eltern vor den Kindern und unter ihnen hat das erstgeborene Kind den höchsten Rang, egal, ob es noch lebt oder bereits bei der Geburt gestorben ist. Die Großeltern kommen vor den Eltern und so fort.

In den Aufstellungen kommt es nach Hellinger darauf an, diese Ordnungen, die in unserer Kultur oft in Berufung auf die persönliche Freiheit oder durch den Glauben, sich nach den eigenen Vorstellungen entfalten zu dürfen, von vielen rücksichtslos übergangen werden, ans Licht zu bringen und wiederherzustellen.

Die Folgen von Rangordnungs-Verletzungen können sich für die Betroffenen in Depressionen, Schuld, Sühne, Trennungswunsch weg von der Familie, von einer geliebten Person (Mutter, Vater etc.), in Krankheit, Todessehnsucht äußern, die in letzter Konsequenz bis in den Tod führen kann, zum Beispiel durch Selbstmord. Diese Dynamiken sind oft völlig unbewusst. Sie entstehen durch Identifikationen, das heißt, der Platz von Personen zum Beispiel aus der Herkunftsfamilie wird eingenommen. Der individuelle eigene Platz in der gegenwärtigen Familie oder aktuellen Gemeinschaft kann von der verstrickten Person nicht gelebt werden. Beispiele solcher Dynamiken:

Lieber werde ich krank als du.
Lieber sterbe ich als du.
Lieber bezahle ich für ein Vergehen als du.
Lieber trage ich deine Schuld als du.
Lieber trage ich deine Sühne für dich.
Lieber verschwinde ich als du.
Ich folge dir in deinem Schicksal, in den Tod, die Krankheit.
Lieber bringe ich mich um als du.

In Aufstellungen erkennt der Klient, wessen Platz und Lebensentscheidung er übernommen hat, und gibt in Achtung, Liebe und mit Respekt vor dessen Willen und Weg die übernommene fremde Lebenshaltung auf, um sich wieder dem Eigenen zuzuwenden, das heißt, in Selbstverantwortung die eigene Position in der Rangordnung einzunehmen.

Geben und Nehmen

Die Ordnung von Geben und Nehmen dient dem Austausch in unseren Beziehungen und wird vom Gewissen vorgegeben. Sobald wir von jemandem etwas nehmen oder bekommen, fühlen wir uns verpflichtet, ihm ebenfalls etwas Gleichwertiges zu geben. Wir fühlen vor dem Ausgleich Schuld, danach empfinden wir uns wieder unschuldig und frei. Gewissensbewegungen werden also über Schuld und Unschuld bewusst. Hellinger beschreibt Unordnungen und Verstrickungen, die sich zum Beispiel durch Lieblosigkeit oder falsch verstandene Liebe, durch Anmaßung, Übergriffigkeit, Diebstahl etc. sowohl im materiellen Bereich wie auch bezüglich der eigenen persönlichen Integrität ergeben und, über Generationen weitergegeben, wirken können. Für dauerhafte Beziehungen ist die Einsicht in Liebe, im Sinne des nicht wertenden Annehmens des real Existierenden, wichtig. Das schließt auch die Annahme der gegebenen systemischen Ordnung mit ein. So betonte Hellinger die Gültigkeit der Ordnung des Gebens und Nehmens in allen Beziehungsbereichen. Sie betrifft die Beziehung zwischen Mann und Frau, die Eltern-Kind-Beziehung und die Beziehungen in ganzen Sippen. In die Wirkung sind auch hier die Verstorbenen oder aus anderen Gründen bereits wieder „ausgeschiedenen" Personen eines Systems miteinbezogen.

Hinsichtlich des religiösen Bereichs stieß Hellinger bezüglich der Gültigkeit der Ordnungen der Liebe an Grenzen. Denn da wird das Geschehen noch komplexer, indem hier mehrere Gruppengewissen vor dem Hintergrund des archaischen Gewissens meist gegeneinander auftreten.

„Wer im Einklang mit der Welt ist und ihr zustimmt, wie sie ist, der weiß, was schadet oder hilft oder was gut ist oder schlimm. Er folgt diesem Wissen, unabhängig davon, was andere sagen, sei es dafür oder dagegen, weil er im Einklang ist. Er ruht in seiner Mitte, im Gleichgewicht, zugleich gesammelt und zugewandt. Diese Mitte fühlt sich leicht an." (Hellinger 2011)

Das Gewissen und Verstrickungen

In den frühen 80er-Jahren begann Hellinger, sich mit dem Gewissen als moralischer Instanz auseinanderzusetzen und es zu hinterfragen. Ihm war beim Familienstellen das Wirken einer zusätzlichen Instanz, über Generationen hinweg, aufgefallen, die oft als Kraft hinter den Verstrickungen der Nachkommen spürbar wurde. Er nannte dieses Gewissen der höheren Ordnung das „archaische Gewissen".

Er erkannte, dass jedes System durch eine Art triebhaften Geschehens bestimmt wird, das primär dem Zweck der Bindung innerhalb der Gruppe dient und gleichzeitig den Umgang der einzelnen, dem System Zugehörigen miteinander regelt. Diesem emotionalen Regelgeschehen, das den Zusammenhalt des Systems gewährleistet, fühlt sich jedes Gruppenmitglied mehr oder minder moralisch verpflichtet, um nicht ausgeschlossen zu werden. Nur in Bezug auf heranwachsende Kinder sah Hellinger noch keinen moralischen Aspekt des Gewissens, denn sie nehmen erst einmal nur wahr, wie sie sich verhalten müssen, um von den Eltern gemocht zu werden, ohne irgendwelche Wertungen.

Mitunter kann diese, sich an der Moral und den Werten der Gruppe orientierende Verbundenheit auch sehr destruktive Auswirkungen annehmen.

Der Widerspruch, dass Taten, die zu großem Unrecht führen, oft mit dem Gefühl von Unschuld verbunden sind und andererseits Schuld empfunden wird von Personen (Nachfahren der „Täter"), die nie „verbrecherisch" gehandelt haben, war für Hellinger besonders auffallend und führte ihn zur Annahme eines „moralischen Gewissens" einerseits und anderseits des „archaischen Gewissens".

Zum Beispiel kann ein Mitglied eines Verbrechersystems (politisches Regime, Sekte, Nazis, Mafia usw.) sich unschuldig fühlen, wenn es sich an den Kodex der Gruppe, entsprechend dem moralischen Gewissen hält, und damit seine Zugehörigkeit sichert, obwohl dadurch andere Personen geschädigt werden oder sogar zu Tode kommen.

Verrät das Mitglied seine Gruppe, indem es gegen deren Moral und Gruppenregeln verstößt, gefährdet es damit die eigene Zugehörigkeit und fühlt sich dem moralischen Gruppengewissen entsprechend schuldig, obwohl ihm von Menschen außerhalb seiner Gruppe bestätigt wird, dass sein jetziges Verhalten korrekt ist. Moral wirkt also wie Kitt zwischen den Gruppenmitgliedern und wie ein Wahrnehmungsorgan in Bezug auf die Zugehörigkeit zu einem System. Jede Gruppe braucht „ihre Moral“ und ihre Werte, um sich abzugrenzen von den anderen und sich in ihrer Einzigartigkeit und Zusammengehörigkeit zu bestätigen.

Des Weiteren geht Hellinger von der Wirkung eines archaischen Gewissens aus, als Instanz höherer Ordnung. Die Kraft dieses archaischen Gewissens wirkt über die Moral der einzelnen Gruppen hinaus. Dieses Gewissen wirkt ähnlich wie eine Art systemischer Wiederholungszwang über die Generationen hinweg. So macht es sich bei den Nachkommen als Verstrickungen einzelner Mitglieder eines Familienclans bemerkbar, die – als später Geborene – direkt gar nichts mehr mit dem ursprünglichen Geschehen zu tun haben.

Das archaische Gewissen ist nur durch seine Wirkung zu erkennen, und es unterscheidet sich oft von dem moralischen Gewissen der Sippe. So kann sich zum Beispiel jemand, der in der Nazizeit an der Verfolgung von Juden aktiv beteiligt war, zu dieser Zeit in seinem Handeln innerhalb seiner Gruppe entsprechend des moralischen Gewissens gerechtfertigt gefühlt haben. Trotzdem wurde er vor der Instanz des archaischen Gewissens durch Mord schuldig. Diese Schuld gegenüber den damaligen Opfern – den Juden – wird über Generationen hinweg an einzelne Nachkommen „weitervererbt“ und übertragen. Erst wenn es vor dieser höheren Instanz, dem archaischen Gewissen, zum Beispiel in einer Aufstellung zu einer Aussöhnung in Liebe kommt, wobei die Opfer durch die Nachkommen des Täters wahrgenommen, geachtet und gewürdigt werden, ist die Übertragung der Schuld über Generationen beendet. Das Vergehen oder das Unrecht des Mordens ist so wieder in die archaische, kollektive Ordnung gebracht worden. Es hat ein Ausgleich stattgefunden.

Der Blick in das „Wissende Feld“ bei Aufstellungen ist eng mit einem Zugang zum archaischen Gewissen, dem Organ zum kollektiven Unbewussten (Anmerkung der Verfasser), verknüpft. Im Gegensatz zum moralischen Gewissen, das oft mit „gutem Gewissen ausschließt“, behält das archaische Gewissen das Ausgeschlossene so lange im Feld, bis endgültig die kollektive Verbundenheit von allem, auch dem Ausgeschlossenen, von allen Betroffenen wahrgenommen wird.

So ist jedem System ein eigenes archaisches Gewissen immanent, dem sich die einzelnen dem System Zugehörigen „verpflichtet" fühlen. Das kann zu sehr destruktivem Geschehen führen.

In Aufstellungen ist erkennbar, dass „die Blindheit des moralischen Gewissens" oft zu Verstrickungen führt. Die Rückbesinnung auf das archaische Gewissen bewirkt Erkenntnis. Verdrängtes wird uns wieder bewusst: *„dass man niemanden ausschließen kann. Das ermöglicht erst den Fortschritt zu mehr Frieden und die Erkenntnis, dass niemand unfrei ist, weil er eingebunden ist."* (Hellinger 2005)

Letztlich dient das Gerangel der Gewissensebenen auch dem Kampf um die Individualisierung; Konflikte sind hierbei vorprogrammiert.

Viele unverständliche, tragische Verstrickungen innerhalb einer Familie wie schwere Krankheiten, Psychosen, Unfälle, Selbstmord und Verbrechen, aber auch Entsagung, unverständliche Furcht oder eigenartiges Sühneverhalten, entstehen auf der Basis ungelöster Spannung zwischen dem moralischen, persönlichen, dem Gruppen- und dem archaischen Gewissen, wie auch aus der Spannung zwischen den engeren und weiteren Ordnungen, denen sie dienen.

Kritik an Hellinger

Für seine Erkenntnisse über die Ordnungen der Liebe ist Hellinger unter Kollegen bekannt, wird dafür aber auch kritisiert. Zum Beispiel gibt es den Vorwurf, dass es sich bei „Hellingers Ordnungen" auch um Behauptungen handelt, die objektiv nicht beweisbar sind und eher Hellingers Weltbild entspringen. Hellinger selbst beruft sich auf die Phänomenologie, auf Weisheiten, die sich im Aufstellungsprozess aus einem „Wissenden Feld" heraus zeigen. Besonders die Konstruktivisten kritisieren, dass Stellvertreter, Klient und auch Aufstellungsleiter etwas zur Wirklichkeitskonstruktion von Aufstellungen beitragen und weisen darauf hin, dass sich Hellinger wie ein Guru selbstinszeniert.

Weitere Kritik gab es immer wieder bezüglich seines Umganges mit Klienten und des Settings (Großgruppenveranstaltungen, Nachbetreuung von Klienten). Egal, wie man Hellinger zu Lebzeiten sieht, er hat die Entwicklung der Familientherapie entscheidend geprägt, die Aufstellungsarbeit weiterentwickelt und berühmt gemacht. – Dadurch wird er unvergesslich bleiben.

„Wenn ein Mensch vergessen kann, was war – es aber nicht verdrängt, stellt er aus der Vergangenheit keine Forderungen an die Zukunft – vor allem nicht an andere." (Hellinger 2005)

3.5. C. G. Jung (1875–1961)

C. G. Jung – Entdecker des Kollektiven Unbewussten

„Mein Leben ist die Geschichte einer Selbstverwirklichung des Unbewussten. Alles was im Unbewussten liegt, will Ereignis werden, und auch die Persönlichkeit will sich aus ihren unbewussten Bedingungen entfalten und sich als Ganzes erleben. Um diesen Werdegang bei mir darzustellen, kann ich mich nicht der wissenschaftlichen Sprache bedienen; denn ich kann mich nicht als wissenschaftliches Problem erfahren." (Jung / Jaffe 1993)

Elternhaus, Kindheit und Vorschulzeit

Carl Gustav Jung wurde 1875 in Basel als Pastorensohn und viertes Kind, das seine Mutter gebar, doch als erstes, das lebend zur Welt kam, geboren. Beide Eltern stammten aus kinderreichen und dem Basler Bildungsbürgertum angehörigen Familien, in denen es bereits viele bekannte und prominente Geistliche und Ärzte unter den Vorfahren und in der lebenden Verwandtschaft gab. Obwohl beide Großväter von Carl Gustav gebildete, angesehene und einflussreiche Basler Bürger waren, so gab es bezüglich der sozialen Stellung der beiden trotzdem feine, doch für C. G.s Eltern von Anfang an in ihrer Beziehung stark spürbare Unterschiede, die durch die meist knapp bemessenen finanziellen Mittel noch verschärft wurden. Während die mütterliche Preiswerk-Familie schon seit Generationen in Basel als dazugehörig galt, hatte sich C. G.s Großvater als junger Mediziner in Basel niedergelassen und sich erst im Laufe seines Lebens, unter anderem durch den Aufbau einer modernen psychiatrischen Klinik, einen Namen gemacht. Nicht zuletzt auch durch insgesamt vier Fehlgeburten herrschte meist eine eher kühle Atmosphäre zwischen den Eheleuten Jung.

Das unbewusste innerpsychische Erleben des Kindes C. G. bereitete ihn auf seine spätere Entdeckung vom Zusammenwirken des Unbewussten mit dem Selbst und dem bewussten Ich vor.

Der Vater, Paul Jung, hatte zu Hause immer wieder Wutausbrüche. Die Mutter, Emilie Preiswerk, versuchte zwar, ihre Pflichten in der Familie wahrzunehmen, doch dürfte sie eher depressiv, manchmal lethargisch gewesen sein, wobei sie zeitweise auch recht herrisch, hochmütig und scharf auftrat. Noch während C. G.s Vorschulzeit „verschwand" sie immer wieder für längere Aufenthalte in einem „Pflegeheim". Zwischen C. G. und seinem Vater begann eine lebenslang andauernde, nahe und freundliche Beziehung. Mit seiner Mutter verbanden ihn eher ambivalente Gefühle, da sie für ihn „verschiedene Gesichter" hatte, deren Erscheinen er nie wirklich vorhersehen konnte. Ganz stark erlebte er die Widersprüchlichkeiten ihrer Gegenwart, wenn er sie untertags bei Licht erlebte und andererseits bei Nacht; C. G. selbst meinte, dass die Erlebnisse mit seiner Mutter bewirkten, dass er Liebe im Zusammenhang mit dem Weiblichen mit Angst vor Trennung und einer „natürlichen Unzuverlässigkeit" verband. Angenehmere, freundlichere Eindrücke von Weiblichkeit hinterließ das ihn während der Kindheit betreuende, relativ junge Kindermädchen, mit für ihn geheimnisvoll anmutenden Gefühlen von einerseits Fremdheit und trotzdem auch Geborgenheit, Nähe und Schutz.

Jung selbst führte seine ihn ein Leben lang begleitenden, eher gemischten Gefühle gegenüber Frauen auf diese ersten prägenden Erfahrungen zurück.

Grundschulzeit und Gymnasium

C. G. war in seiner Kindheit bis zu Schulbeginn viel alleine und beschäftigte sich schon damals häufig mit seinen Fantasien, Tagträumen und mit Ritualen, die er in Spielen erfand. Er erlebte eindrucksvolle und ihn oft stark ängstigende Träume und Visionen, die ihn noch lang danach emotional und später als Erwachsenen auch geistig beschäftigten.

Er beschrieb sich selbst als sehr sensibles Kind, verletzte sich häufig aus Ungeschicklichkeit, litt einige Zeit an starken Ekzemen, später dann an Erstickungsanfällen und hatte das Gefühl, dass viel Unerklärbares und Heimliches in seiner unmittelbaren Umgebung im Gange war, worauf er jedes Mal intensiv und emotional reagierte, ohne darüber mit jemandem reden zu können.

Erst mit dem Schulbeginn 1879 fand C. G. Freunde und Spielkameraden, wobei er bald feststellte, dass er in Gegenwart von Altersgenossen eine ganz andere, neue, fast übermütige, zu Streichen aufgelegte Persönlichkeit Nr.1 entwickelte. Später setzte er sich in seinen bewussten Selbstanalysen intensiv mit diesen als gegensätzlich empfundenen Anteilen in sich auseinander. Er beschrieb Persönlichkeit Nr. 1 als das *„aktiv erfassende Ich"*, Persönlichkeit Nr. 2 ist für ihn *„von eher passiver, ahnungs- und gefühlsvoller Natur"* (Jung / Jaffe 1993).

C. G. beschäftigte sich bereits damals mit Medizin, Philosophie und auch psychiatrischen Themen.

Ein „geheimes Initiationsritual" beendete C. G.s Kindheit

In seinen autobiografischen Schilderungen erzählt C. G. von einer Episode, die zwischen seinem 9. und 13. Lebensjahr stattgefunden haben dürfte: Er schnitzte sich ohne besonderen Grund aus einem Lineal ein kleines, circa sechs Zentimeter großes *„Männchen mit Gehrock, Zylinder und blank gewichsten Schuhen"* und legte es in eine gelbe Federschachtel als Bett. Dazu gab er einen *„glatten länglichen schwarzen Rheinkiesel"*, den er mit bunten Wasserfarben so bemalte, dass er in einen oberen und unteren Teil getrennt war. Er verbarg *„sein vor allen gut geschütztes Geheimnis"* auf dem für ihn verbotenen Speicher auf einem hohen Stützbalken des Dachstuhls. Immer, wenn er sich verletzt, bedrückt oder verunsichert fühlte, schlich er zu diesem Platz und brachte selbst erfundene Geheimschriften mit. Mit feierlichen, beruhigenden Gefühlen ging er gestärkt in den „Alltag" zurück. In seinen Erinnerungen bezeichnet Jung diese Zeit als den absoluten Abschluss seiner Kindheit.

Erst viele Jahre nachher, Jung war bereits Ende 30, erinnerte er sich an diesen Lebensabschnitt, als er im Rahmen der Vorrecherchen zu seinem Buch „Wandlungen und Symbole der Libido“ (erschienen 1912) in einem Buch über die Urvölker in Australien von ihrem rituellen Gebrauch von Seelensteinen las und auch Abbildungen von Totems anderer Volksgruppen sah. Damals kam ihm die Idee, dass es von der Person unabhängige *„archaische seelische Bestandteile gibt, die aus keiner Tradition in die Individualseele eingedrungen sein können“* (Jung / Bair 2003), da er als Bub nie Zugang zu solcher Lektüre gehabt hatte und trotzdem das Ritual des Männchens als Kraft spendend zelebriert hatte. Das war der Beginn, sich intensiv mit der „Erforschung“ des kollektiven Unbewussten im Unterschied zum persönlichen Unbewussten auseinanderzusetzen.

Gymnasialzeit und Pubertätskrise: starke Gegensätze zwischen Persönlichkeit Nr. 1 und Nr. 2

C. G. Jung wechselte von der Grundschule ins Humanistische Gymnasium in Basel, das alle Kinder aus angesehen Familien besuchten. Ein Jahr mit Ohnmachtsanfällen, ausgelöst durch einen unglücklichen Sturz, nachdem er von einem Mitschüler gestoßen worden war, überwand er eigenständig. Später führte Jung die Ohnmachtsanfälle auf seine Schüchternheit und seine damalige Ambivalenz der Schule und seinen Mitschülern gegenüber zurück. Zu guter Letzt schloss er als gut und intelligent eingeschätzter Schüler erfolgreich mit der Matura ab.

Persönlichkeit Nr. 1 war zu dieser Zeit in den Vordergrund getreten und bestimmte Jungs Leben, während Nr. 2 beobachtete, registrierte und im Hintergrund wirkte. Trotzdem beschreibt Jung in seinen Erinnerungen, wie zu dieser Zeit fast jeder seiner Entscheidungen erst ein Streit oder zumindest eine Auseinandersetzung der beiden Persönlichkeiten Nr. 1 und Nr. 2 voranging. Ihre konträren Charaktere und Welten mussten immer wieder koordiniert und auf einen für Jung lebbaren „Nenner“ gebracht werden.

Erst in Jungs Studienzeit geschah eine Wendung, die dem ständigen Schwanken zwischen den zwei Welten von Nr. 1 und Nr. 2 ein Ende bereitete.

C. G. Jung hatte einen schicksalhaften Traum, in dem er mitten in der Nacht ein kleines Licht vorm Verlöschen gegen einen Sturm schützen musste. Jung: *„Es hing aber alles davon ab, dass ich dieses Lichtlein am Leben hielt. Plötzlich hatte ich das Gefühl, dass mir etwas nachfolgte. Ich schaute zurück und sah eine riesengroße schwarze Gestalt, die hinter mir herkam. Ich war mir im selben Moment bewusst, dass ich unbekümmert um alle Gefahren mein kleines Licht durch die Nacht und den Sturm hindurch retten musste. Als ich erwachte, war es mir sofort klar: Es ist … mein eigener Schatten, verursacht durch das Licht, das ich vor mir trug. Ich wusste auch, dass das Lichtlein mein Bewusstsein war … der einzige und größte Schatz, den ich besitze.“* (Jung / Franz 2001)

Jung erkannte, dass er in seinem Leben Nr. 1 *„der Lichtträger“* des Bewusstseins war, dem Nr. 2 als *„Vertreter des Unbewussten“* wie ein Schatten folgte und dass es wichtig war, sich nicht vom Schatten des Unbewussten überwältigen zu lassen und so die Steuerung durch das bewusste Ich Nr. 1 völlig aufzugeben.

Marie-Louise von Franz, eine enge Mitarbeiterin von Jung, sieht in Demagogen wie Hitler extreme Beispiele für Menschen, die sich von ihrem Unbewussten überwältigen ließen.

Jung war sich klar geworden, dass es für sein „gesundes Leben“ wichtig ist, die Trennung zwischen dem Unbewussten und dem Bewusstsein anzuerkennen und daran zu arbeiten, den Austausch der beiden im Gleichgewicht zu halten. Erst so wird es dem bewussten Ich des Menschen möglich, die Inspirationen aus dem Unbewussten zu erkennen und für sein Leben zu nutzen.

Jung: *„… Dieser Traum bedeutete für mich eine große Erleuchtung: Jetzt wusste ich … Meine Aufgabe war, das Licht zu erhalten und nicht zurückzublicken …* (Anmerkung Verfasser: sich ins Unbewusste zu verlieren) *… Ich musste als Nr. 1 vorwärts ins Studium, Geld verdienen, in Abhängigkeiten, Verwirrungen … ich erkannte, dass mein Weg unwiderruflich ins Außen, in das Beschränkte, das Finstere der Dreidimensionalität führte…“* Die Offenbarung war für ihn, *„dass das innere*

Lichtreich (Anmerkung Verfasser: Persönlichkeit Nr. 2) *im Licht des Bewusstseins ein riesengroßer Schatten ist.*" (Jung / Franz 2001)

Medizinstudium, die Zeit in „Burghölzli" und danach

Während des Medizinstudiums (1897–1902 Promotion) begann Jung, sich an der Medizinischen Universität in Basel intensiv mit spirituellen Themen auseinanderzusetzen und nahm eine Zeit lang regelmäßig an spiritistischen Sitzungen teil. Nach bestandenem medizinischem Staatsexamen im Jahr 1900 wurde er in Zürich auf der psychiatrischen Universitätsklinik, dem „Burghölzli", unter der Leitung von Eugen Bleuer Assistenzarzt.

1905 wurde er Oberarzt und begann, seine erste Patientin als Privatdozent am „Burghölzli" zu behandeln. Von 1907 bis 1913 stand er in regem wissenschaftlichen Austausch mit dem Gründer der Psychoanalyse, Sigmund Freud. Ihre Freundschaft zerbrach allerdings nach diversen Meinungsverschiedenheiten, Missverständnissen und Kontroversen bezüglich ihrer wissenschaftlichen Erkenntnisse. 1909 scheidet Jung aus dem „Burghölzli" aus und eröffnet seine Privatpraxis. Ab da behandelt er als Privatdozent laufend Patienten, widmet sich seinen Forschungen, den Literatur-Recherchen für seine wissenschaftlichen Tätigkeiten, gründet verschiedene Vereinigungen und reist sowohl zu Forschungszwecken wie auch als Vortragender und Vertreter seiner Lehren in die verschiedensten Länder der Welt. Er starb 1961, 85-jährig, in seinem Haus in Küsnacht bei Zürich, das er 1909 für seine Familie und Privatpraxis gekauft und zu einem sehr persönlich gestalteten Anwesen umgebaut hatte.

Privatleben und Ehe

1903 heiratete er seine Frau Emma aus der vermögenden Industriellenfamilie Rauschenbach. Es war eine Liebesheirat, und sie hatten fünf Kinder miteinander. Die Ehe war einigen Strapazen ausgesetzt, da Jung als erwachsener Mann dem weiblichen Geschlecht gegenüber sehr offen war, und so musste seine Ehefrau immer wieder enge und auch langjährige wissenschaftliche Mitarbeiterinnen an der Seite ihres Mannes dulden. Gleichzeitig setzte es Jung zu, dass er über längere Zeitspannen auf das ererbte Vermögen seiner Frau angewiesen war, da sein Verdienst nicht ausreichte. Trotzdem waren sie bis zu ihrem Tod 1955 verheiratet und lebten immer zusammen.

Jungs Arbeitsstil

Mit der Zeit änderte sich Jungs anfangs noch eher naturwissenschaftlich-experimenteller Forschungsansatz. Die Themenbereiche der Religion, Philosophie, Sach- und klassischen Literatur beeinflussten ihn. In Verbindung damit entwickelte er seine praktische und theoretische, komplexe Lehre der analytischen Psychologie. Wesentliche Erkenntnisse erlangte er aber immer wieder durch „mächtige Bilder" in Träumen und Visionen.

Für die Aufstellungsarbeit relevante Erkenntnisse aus Jungs Forschung

Viele von C. G. Jungs Erkenntnissen zum Unbewussten, dem kollektiven Unbewussten, dem Bestehen von Komplexen, dem „Treiben" des Schattens, dem Individuationsprozess und der für das Wachstum und die Reifung jedes Menschen wichtigen analytischen Selbsterforschung bieten eine gute theoretische Basis und Erklärungen für das Geschehen im Aufstellungsprozess.

Jung bezeichnete stark emotional besetzte Themenfelder, die großteils unbewusst sind, als Komplexe. Diese drängen immer wieder in den Vordergrund, als Fehlleistungen, Versprecher, Ticks etc. Sigmund Freud hatte hier eine ähnliche Sicht. Werden diese Komplexe lang genug ins Unbewusste verdrängt und vom bewussten Ich nicht beachtet, treten sie als unbewusste Anteile, als Schatten, in Form von meist unangenehmen, unheimlichen, Angst machenden Gefühlen auf. Diese verborgenen Komplexe werden oft in Aufstellungen sichtbar.

In Folge der Entzweiung mit Freud und auf der Suche nach seinen eigenen theoretischen Standpunkten setzte Jung sich systematisch und regelmäßig in der Zeit zwischen 1913 und 1917 mit den Träumen und Bildern seines eigenen Unbewussten auseinander. Er führte darüber Buch und verzeichnete *„seine Gespräche mit verschiedenen mythologischen Gestalten“* in seinem „roten Buch“. Zu dieser Zeit hatte Jung eine Periode von Visionen, in denen er große Fluten und Katastrophen erlebte, die ihn stark emotional mitnahmen und sogar befürchten ließen, von einer Psychose bedroht zu sein. Als 1914 der Erste Weltkrieg ausbrach, war das der Anlass für ihn, die Zusammenhänge zwischen seinem persönlichen Erleben und dem Geschehen in der Kollektivität der Welt zu untersuchen. Zusätzlich bestärkte ihn der Vergleich von Mythen, Sagen und Märchen vieler unterschiedlicher Kulturen mit seinen Erfahrungen und bisherigen Erkenntnissen darin, dass es eine Art Speicher für gemeinsame Inhalte geben muss, der der ganzen Menschheit zugänglich ist: das kollektive Unbewusste, in Unterscheidung zum persönlichen Unbewussten, das sich aus der individuellen Lebensgeschichte entwickelt, aus den persönlichen Lebenserfahrungen, aus „einfach abgelegten“, verdrängten Erlebnissen, Erfahrungen, Wünschen und Gefühlen. Beide Teile befinden sich im steten Wandel und Austausch. Das Unbewusste als Ganzes ist für Jung ein sich „ständig wandelnder Prozess“.

Das kollektive Unbewusste war für Jung ein Sammelbecken aller menschlichen Erfahrungen, eine riesige Schatzkammer des menschlichen Bewusstseins, aus der die kollektive Erfahrung u. a. aus mehreren Generationen gespeist wird. Jung war überzeugt, dass eine *„gewissermaßen oberflächliche Schicht des Unbewussten zweifelsohne persönlich“* ist, diese jedoch ruht auf einer tieferen Schicht, welche nicht mehr der persönlichen Erfahrung entstammt. Das kollektive Unbewusste beinhaltet alle Informationen der (Weiter-) Entwicklung, Erfahrung und Entstehungsgeschichte der Menschheit. *„Es ist ererbt und alle Menschen stehen mit ihm in Verbindung.“* (Jung / Franz 2001)

Das kollektive Unbewusste ist die theoretische Grundlage der aus der Szenischen Aufstellung entstandenen Kollektiven Bewusstseinsaufstellung.

Inhalte des kollektiven Unbewussten sind auch die Archetypen, zum Beispiel Krieger, Herrscher, Weiser, Narr etc. Die Archetypen bestimmen nicht die Inhalte, sie sind die *Form* von Urbildern. Jeder

Archetypus hat eine schier unabsehbare Menge von Aspekten. Hauptarchetypen sind der weibliche Anteil Anima und der männliche Anteil Animus. Männliche Gestalten sind der Held, der Kämpfer, der Herrscher, der Weise, der Bub, der Dummkopf. Weibliche Gestalten sind die Mutter, die Herrscherin, die weise Alte, die Prinzessin, Tochter, Ahnfrau, Geliebte etc. Das heißt, auch ein Mann hat innere weibliche Aspekte und eine Frau männliche. In unseren Träumen können wir durch sie auf unsere verdrängten Persönlichkeitsanteile aufmerksam werden und ihre Energie dann durch Bewusstmachen und Reflexion für das Leben nutzen. Archetypen können in Aufstellungen hineingenommen werden, zum Beispiel als Stellvertreter „das Männliche", „das Weibliche". Sie haben oft eine kraftvolle Wirkung für den Klienten.

Einer der wichtigsten Archetypen in Jungs analytischer Psychologie ist der Schatten. Der Schatten stellt das Gegenstück zum Archetyp der Persona, der bewussten, erwünschten Selbstdarstellung des Ichs, dar. Der Schatten steht für die negativen, persönlich oder sozial unerwünschten und daher unterdrückten Züge der Persönlichkeit, für jenen Teil des „Ich", der in das Unbewusste abgeschoben wird. Seine Entwicklung beginnt bereits in den ersten Lebensjahren des Menschen und wächst parallel zur Persona, gleichsam als deren „Spiegelbild". Zunächst wird der eigene Schatten gewöhnlich negiert oder aber auf Personen und Objekte außerhalb des eigenen Ichs projiziert. Gestalten des Schattens können dementsprechend als Verfolger, Mörder, die böse Hexe, die böse Stiefmutter etc. auftreten. Die Auseinandersetzung mit dem eigenen Schatten, seine Integration in die Gesamtpersönlichkeit zählt nach Jung indes zu den zentralen Aufgaben des menschlichen Reifeprozesses und stellt einen unabdingbaren Schritt auf dem Weg zur Ganzwerdung dar. Auf einer alltäglicheren Ebene entsprechen diesem auch die bekannten Redewendungen „über seinen Schatten springen" oder „einen Schatten haben". In Träumen, Mythen und Erzählungen tritt der Archetyp des Schattens häufig als Fremder, Feind oder Rivale auf. Auch in Werken der Kunst und Literatur wurde der Archetyp des Schattens vielfach verarbeitet. Ein bekanntes Beispiel für die Teilung von Persona und Schatten ist Mr Hyde, die negative, verbrecherische Seite des tugendhaften Arztes Dr. Jekyll in Robert Louis Stevensons gleichnamiger Erzählung. In Oscar Wildes „Das Bildnis des Dorian Gray" bannt ein Maler den Schatten des Protagonisten Dorian Gray in ein Gemälde, das künftig die Spuren seines wilden Lebenswandels widerspiegeln wird, während er selbst unverändert jung und schön bleibt.

Um den eigenen Schatten zu finden, rät Jung, ganz einfach auf die Eigenschaften zu schauen, die einem an anderen Menschen besonders auf die Nerven gehen.

Auch in der Aufstellung bedeutet die „Schattenarbeit" die bewusste Arbeit an sich und an der eigenen Persönlichkeitsentwicklung, indem durch die Wahrnehmung und Auseinandersetzung mit den eigenen Schatten die in ihnen festgesetzte Energie zu guter Letzt freigemacht und gewandelt werden kann. Dieser Prozess fördert die Weiterentwicklung und Reifung der ganzen bewussten Persönlichkeit.

Nach der Auseinandersetzung mit östlichen und christlichen Meditationstechniken und Ritualen, empfand Jung die zuerst an ihm selbst erprobte Methode der aktiven Imagination als äußerst hilfreich, die er dann auch mit seinen Patienten durchführte. Sie besteht aus vier Entwicklungsschritten: Bekenntnis, Aufklärung, Erziehung und Verwandlung, die man auch auf den Aufstellungsprozess übertragen kann:

Bekenntnis

Es geht um die Bereitschaft zur bewussten Hinwendung und die Wahrnehmung der eigenen Schatten und innerlichen Personen. Die betroffene Person muss bereit sein, *„den Abstieg in die Unterwelt"* vorzunehmen, um geheilt zu werden. (Jung/Franz 2001)

Aufklärung

Indem wir uns in der Meditation oder in Träumen auf die dortigen Bilder einlassen und sie mit unseren Empfindungen, den Gefühlen, dem inneren Antrieb, mit unserer eigenen Selbstwahrnehmung in bestimmten Situationen in Beziehung bringen, können wir wertvolle

Hinweise und Erkenntnisse für unsere Persönlichkeitsentwicklung gewinnen. Bei der Deutung der bewusst werdenden Bilder und Gestalten ist auch die Auseinandersetzung mit Märchen und Sagen hilfreich und das Erinnern von frühkindlichen Erlebnissen, Eindrücken und Impulsen.

Erziehung und Verwandlung

Erkenntnisse können bereits eine Verwandlung im innerpsychischen Geschehen auch bei ganzen Persönlichkeitsaspekten bewirken und damit das bewusste Auftreten und Agieren des Ich in der Welt verändern. Jung definiert dabei den „sozialen Menschen" nicht fix, sondern lässt das Individuum frei entscheiden, was es darunter versteht.

In Verbindung mit dem „Tao" und einem umfassenden Studium der Alchemie entwickelte Jung die „Idee des Selbst". Eine wichtige Grundvoraussetzung und -annahme für all seine Forschungen war für Jung die Wechselwirkung zwischen dem Unbewussten und Bewussten, genauso wie sein fester Glaube daran, dass etwas in jedem Menschen zur „Reifung" und zum „Lernen" drängt, wodurch sich die eigene Individualität, angetrieben durch das „Selbst" als innere, teilweise nur im Unbewussten wirkende Instanz, freier und in sich stimmig entwickeln kann. Jung nennt diesen Vorgang den „Individuationsprozess", den er für jeden Menschen als Gegebenheit annimmt. Nur wer sein Selbst entwickelt, kann sich als Mensch akzeptieren und sein eigenes Leben annehmen.

Das Selbst ist sozusagen die potenzielle „große Persönlichkeit", zu der sich der bewusste Mensch durch die Individuation hin entwickelt und als die er nach außen bewusst authentisch und in sich selbst stimmig auftritt.

Jung unterscheidet zwischen dem bewussten Ich und der Persona, die von der gesellschaftlichen Rolle in der Außenwelt geprägt ist.

Synchronizität und Aufstellungen

„... dass Bewusstsein ... etwas ist, das wir uns nicht in der Mehrzahl vorstellen können."
Erwin Schrödinger, Nobelpreisträger

Der Begriff der Synchronizität (griechisch: syn [zusammen], chronos [Zeit]), hängt eng mit dem von C. G. Jung geschaffenen Begriff des Archetypus zusammen. Wenn zwei Ereignisse, die sich allem Anschein nach nicht gegenseitig bedingen oder irgendwie beeinflussen, dennoch einen gewissen Zusammenhang erahnen lassen (keine verknüpfende Kausalbeziehung), so kann man versuchen, eine gemeinsame archetypische Grundlage auf Basis eines synchronistischen Zusammenhanges zu finden. In dem im Jahr 1929 veröffentlichten Briefwechsel zwischen C. G. Jung und dem Quantenphysiker, Nobelpreisträger und Mitbegründer der Quantenphysik, Wolfgang Pauli schreibt dieser: *„... symbolische Ursache der ‚synchronistisch' zusammengehörigen Phänomene, von denen zum Beispiel das eine darin besteht, dass ich einen gewissen Traum habe, das andere darin, dass Herr oder Frau X erkrankt oder stirbt ... Das Vorhandensein dieser Wirkung ... ist aber wesentlich an die Bedingung geknüpft, dass archetypische Inhalte ... in die Nähe des Bewusstseins rücken (Verdopplungsphänomen)"* (Jung, Pauli 1992).

Beide hatten Erlebnisse in ihrer Biografie, die sie nach einem Zusammenhang suchen ließen. Wolfgang Pauli (Wien, 1900–1958) „störte" als junger, noch unbekannter Physiker seine Institutskollegen der Uni Hamburg durch seine psychokinetische Ausstrahlung. Geräte gingen in seiner Gegenwart kaputt oder Experimente misslangen. Die Wissenschaftler spöttelten über den „Pauli-Effekt". Einmal saß Pauli in einem Züricher Café und grübelte über Gefühlsprobleme, Liebe und Aggression. Er sah aus dem Fenster nach draußen; in dem Moment begann ein parkendes rotes Auto lichterloh zu brennen. Pauli hatte in einer intensiven Forschungsphase ungefähr 1000 Träume und Visionen in 8 Monaten.

Jung erzählte in seinen „Erinnerungen", wie er eines Nachts mit einem Schmerz im Hinterkopf erwachte. Später erfuhr er, dass sich zeitgleich eine seiner Patientinnen erschossen hatte. Die Kugel war im Hinterkopf stecken geblieben. Jung arbeitete auch mit einer zunächst sehr verschlossenen Patientin. Während sie in der Sitzung ihren nächtlichen Traum von einem goldenen Skarabäuskäfer schilderte, gab es ein Geräusch am Fenster. Jung fand einen ähnlich aussehenden Blatthornkäfer auf der Fensterbank. Der Zustand der Klientin verbesserte sich in den darauffolgenden Wochen bemerkenswert. Oder: Freud und Jung stritten sich über außersinnliche Wahrnehmung. In diesem Moment der hitzigen Emotion ertönte, ohne erkennbare Ursache, ein Explosionsgeräusch aus Freuds Bücherregal.

Das Forschungsgebiet ist heikel – bis heute. Wenn wir innere Phänomene wie Träume und Visionen in die psycho-physische Forschung mit einbeziehen, werden Theorien über Zusammenhänge von Geist und Materie und auch der Energieerhaltungssatz der Physik kritisch berührt. Heute werden die Zusammenhänge u. a. in Verbindung mit der Quantenverschränkung und der Nichtlokalität neu diskutiert. Häufige Argumente gegen Synchronizität sind: „willkürlich konstruierte Zusammenhänge und Zufälle", „selektive Wahrnehmung", „Symbolkraft", „magisches Denken" und / oder Kategorialfehler, in dem die Gesetzmäßigkeiten eines Bereichs auf einen anderen willkürlich übertragen werden (zum Beispiel von Physik, Mathematik auf Psychologie, Philosophie, Spiritualität oder umgekehrt). Eine neue Perspektive wäre ein tieferer Wirklichkeitszusammenhang zwischen innen und außen, Geist und Materie, Psyche und Physik, mit der Synchronizität als neuem Universalbaustein. Eine große Herausforderung für Geistes- und Naturwissenschaftler.

Das Universum will beobachtet, angesehen und erkannt werden. Vielleicht ist es komplexer, als wir heute schon erahnen können. Albert Einstein bekam zum Ende seiner Forschung als Geburtstagsgeschenk von John Wheeler, dem Entdecker der schwarzen Löcher, eine Skulptur geschenkt: einen Wal, der auf seinen Schwanz blickt und sich dabei selbst anschaut. Die Forschung über Synchronizität könnte in Verbindung mit Ansätzen wie den morphogenetischen Feldern Erklärungen für „das Aufstellungsphänomen" liefern.

Jung wurde mit seinem Arbeits- und Forschungsstil, auf dem basierend er seine Erkenntnisse formulierte, mit so mancher Anfeindung und Infragestellung seiner Ergebnisse von wissenschaftlicher und empirischer Seite konfrontiert. Trotzdem ist nicht zu bestreiten, dass er viele damals neue, doch heute, wie selbstverständlich in den allgemeinen Sprachgebrauch aufgenommene Phänomene und deren Bezeichnungen prägte und erklärte. Wobei zu vermuten ist, dass gerade sein sehr persönlicher Zugang zu seinen Interessensgebieten und Forschungen es erst ermöglichte, so weitgreifende und zur damaligen Zeit größtenteils noch völlig unbegreifbare, oft als esoterisch abgelehnte Ansätze und Zusammenhänge zu finden.

Viele seiner Hypothesen und Erkenntnisse wurden erst viel später durch Erforschung mit den Mitteln der modernen Technik in der Neurologie und Psychiatrie auch wissenschaftlich als neuronales, im Gehirn nachweislich feststellbares Geschehen bestätigt und nachgewiesen. Auch hier kann man eine Parallele zur Aufstellungsarbeit sehen, wenn sie mit dem Fokus der Erlebnispädagogik zum Ziel der Bewusstseinsentwicklung experimentell eingesetzt wird und zum Beispiel Persönlichkeitsanteile, wie das Selbst oder der Schatten einer Person, aufgestellt werden.

4. Integral-Systemische Aufstellungen der Inneren Form

4.1. Das Lehrsystem der Inneren Form

„Indem wir uns verändern, verändern wir die Welt."
Innere Form©

Interessierte auf dem Weg durch individuelle Transformationsprozesse zu begleiten, ist ein zentrales Anliegen von Vertretern der Inneren Form. Viele Menschen reagieren nur noch automatisch auf die Reize von außen. Sie haben den Kontakt zu den Impulsen aus ihrem Inneren verloren. Für ein gelingendes Leben des Einzelnen und ein harmonisches Zusammenleben mit anderen ist es wesentlich, wieder eine innere Haltung zu entwickeln. Indem Sie sich mutig – immer wieder – folgenden Fragen stellen:

> „Wer bin ich?
> Was will ich für mich?
> Was will ich für andere?
> Wozu will ich das?",

machen Sie sich auf einen neuen Weg. Es erfordert Achtsamkeit, Ihre individuellen Antworten wahrzunehmen, und Mut im Herzen, sie im Alltag umzusetzen.

Mit der Aufklärung hat der sogenannte „Westen" ein Weltbild kultiviert, das auf die „äußere Form", auf die Wissenschaft und die Logik, das rationale Denken fokussiert. Eine gigantische wirtschaftliche und gesellschaftliche Entwicklung war die Folge. Zunehmend gerät diese Außenorientierung an ihre selbst gesetzten Grenzen. Den Menschen geht der innere Bezug verloren. Die Sehnsucht nach Beziehung, Lebenssinn und Halt wächst in unserer komplexen und schnelllebigen Zeit.

Über viele Jahrhunderte hat der sogenannte „Osten“ eine Weltsicht entwickelt, die nach innen fokussiert und dort nach einer Orientierung für das Leben sucht. Indem der Mensch die Vergänglichkeit des Lebens erkennt und sich aus seinen Denkkonstrukten und Erwartungen löst, wird er zunehmend frei für die Wahrnehmung des Potenzials des Augenblicks. Vor allem im japanischen Zen wurde mithilfe der Meditation der Zugang zum Hara (Energie, Kraft, Präsenz) kultiviert. Im Westen wächst das Interesse an der östlichen Weisheit enorm. Eine Brücke in den Westen schlägt das Daishin Zen (Großer Herz-Geist) und schließt damit diesen Weg für Europäer.

Vor diesem Hintergrund wurde das Denk- und Lehrsystem der Inneren Form® entwickelt (1998 Bernd Linder-Hofmann, Manfred Zink, ab 2000 Peter Klein, Sigrid Limberg-Strohmaier). Es basiert auf einem integralen Ansatz, der die westliche Wissenschaft, Psychologie und Systemik mit der östlichen Weisheit verbindet und weiterentwickelt. Es zielt darauf ab, Menschen dabei zu unterstützen, sich als ganzheitliches Wesen zu erfahren und ihr Denken (Kopf, Hirn), Fühlen (Herz), Empfinden (Bauch, Hara) in einer neuen Qualität des Handelns (Hand) zu verbinden. Das bedeutet für den Aufstellungsleiter und Coach, dass er in seinem professionellen Handeln eine neue Innere Form© braucht, um den Anforderungen im Außen gerecht zu werden.

Klarer Kopf

Ein klarer Kopf hilft ihm – statt zu urteilen – zu unterscheiden und bewusst zu entscheiden. Dem Aufstellungsleiter (Coach) stehen Möglichkeiten zur Verfügung, Zusammenhänge zu erkennen und einzuordnen. Das versetzt ihn in die Lage, den Klienten immer wieder mental abzuholen und das Geschehen in der Aufstellung mit ihm zu reflektieren. Der Leiter setzt sich bewusst mit den Wirklichkeitskonstrukten, dem Weltbild und den Hypothesen seines Klienten auseinander und ist bestenfalls er in der Lage, alle bisherige Konstrukte loszulassen und sich von einer Antwort finden zu lassen.

Offenes Herz

Indem der Aufstellungsleiter seine Gefühle mit der Weisheit des Herzens verbindet, entsteht ein Gewahrsein der Verbundenheit und des Mitgefühls. Hierzu gehört für ihn auch, sich immer wieder den eigenen unbewussten blinden Flecken und daran gekoppelten Emotionen zu stellen und diese Themen bei sich selbst zu klären. Umso beherzter kann er dadurch Menschen auf ihrem Weg begleiten und dabei seinem Herzen vertrauen und folgen.

Präsenz und Stehvermögen

Von wenigen Menschen im sogenannten „Westen" kann man sagen, dass sie mit beiden Beinen auf der Erde stehen. Ihre Energie ist mehr auf den Kopf bzw. das Denken fokussiert. Je mehr Zugang ein Aufstellungsleiter zu seinem Zentrum der Energie im Bauch (japanisch: Hara) gewinnt, umso mehr Kraft und Präsenz kann er entwickeln. Wenn es energetisch hoch hergeht in einer Aufstellung, verfügt er über das nötige Stehvermögen, um die Energien wahrzunehmen, zu halten oder durch entsprechende Interventionen zu beeinflussen.

Mit Hirn, Herz, Hara handeln

Aus der Verbindung der Kognition, des Gefühls und der Bauchempfindungen ergibt sich für das Handeln selbst eine ganz andere Qualität. Der Aufstellungsleiter kann bewusster entscheiden, ob er im jeweiligen Augenblick agiert oder besser geschehen lässt, ob er eher sanft interveniert (Yin) oder mit einer Irritation in das Geschehen eingreift (Yang). Aus dem Hara (Bauch) gelangen intuitive Impulse in sein Bewusstsein (Kopf), die im Kontakt mit der Weisheit des Herzens tiefere Lösungsebenen erschließen.

Achtsamkeit

Die Grundhaltung, aus der heraus diese Ebenen verbunden werden können, ist die Achtsamkeit. Darunter verstehen wir das nicht urteilende Gewahrsein und Erleben des Augenblicks. Die Achtsamkeit erlaubt dem Leiter einen sogenannten „neutralen Blick" auf die Beratungssituation in der Aufstellung, eine achtsame Beobachterperspektive. Aus dieser Haltung heraus kann er *„die Zumutung der fremden Wirklichkeit"* (Habermas) aushalten und sich innerlich auf Annahme und Respekt gegenüber dem Klienten einlassen. In diesem Zusammenhang sprach der japanische Zen-Meister Shunryū Suzuki von *„offener Weite"*.

„Der Geist des Anfängers hat alle Möglichkeiten, der des Experten dagegen nur wenige." (Suzuki 2001)

Zen-Meister Ikkyū wurde einmal von einem Mann gefragt, was die Grundregeln der höchsten Weisheit sind. Sofort griff er nach Pinsel und Papier und schrieb: „Achtsamkeit"

„Ist das alles?", fragte der Mann. „Wollt Ihr nicht noch etwas hinzufügen?"

Ikkyū schrieb: „Achtsamkeit, Achtsamkeit."

Sichtlich irritiert wollte der Mann wissen, ob das wirklich alles sei.

Als Antwort nahm Meister Ikkyū seinen Pinsel und schrieb: „Achtsamkeit, Achtsamkeit, Achtsamkeit." (Klein, Limberg-Strohmaier, Linder-Hofmann, Zink 2010)

4.2. Der Methodenkreislauf der Inneren Form in einer Aufstellung

Wie läuft eine Integral-Systemische Aufstellung der Inneren Form praktisch ab?

Bevor wir einzelne Aufstellungen konkret beschreiben und kommentieren, möchten wir kurz den methodischen Ablauf einer Integral-Systemischen Aufstellung der Inneren Form erläutern. An diesem Ablauf orientiert sich vor allem die Methodik unserer Ausbildungsseminare.

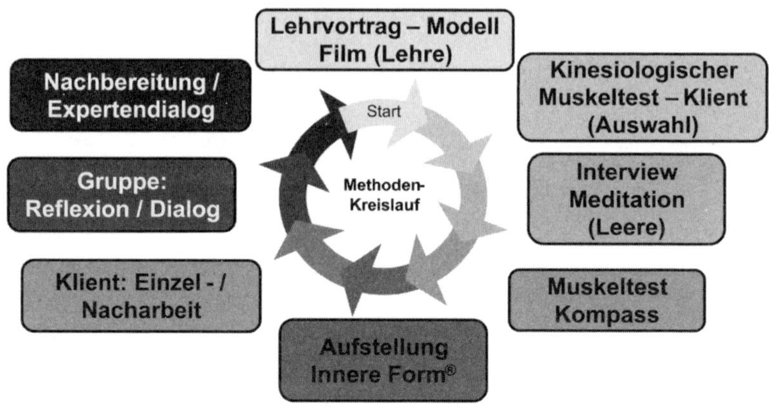

Institut Innere Form©

Abbildung 2: Die einzelnen Schritte im Methodenkreislauf Innere Form©

Zum Einstieg: Impulse für den Ausstieg aus Denkroutinen

Am Anfang des Methodenkreislaufs steht die Vermittlung von wissenschaftlichen Hintergründen, neuesten Forschungsergebnissen und Fragestellungen – die Lehre. Die Lehre mit „h", wie wir immer betonen, im Vergleich zur Leere ohne „h" in der Meditation.

Die Modelle der Inneren Form sind vergleichbar mit Landkarten, die es erleichtern, Zusammenhänge zu erkennen oder Erfahrungen zu verorten. Indem sie den Blick auf bisher nicht wahrgenommene Aspekte eines Themas lenken (zum Beispiel: Was hat Burn-out mit Bewusstsein zu tun?), erweitern sie das Verständnis für Zusammenhänge. Im Kapitel Fallbeispiele haben wir einige Aufstellungen anhand von Modellen reflektiert, um unseren Lesern einen Eindruck zu vermitteln. Dabei ist uns bewusst, dass Modelle immer nur Landkarten sind, die die Orientierung im Gelände des Lebens erleichtern. Das Leben an sich ist in seiner Komplexität symbolisch nicht mit einem Modell oder einer Landkarte zu erfassen.

Die Teilnehmer eines Aufstellungsabends fühlen sich in der Regel von dem Thema angesprochen, das für das Seminar angekündigt wurde. Zu Beginn steht die kurze inhaltliche Einführung in die Thematik, bisweilen kombiniert mit einem Modell der Inneren Form und / oder einem Filmausschnitt. Gerade im Businesskontext erleichtert die Arbeit mit Filmausschnitten den Seminarteilnehmern die schrittweise Annäherung an emotionale Prozesse. Über die Auseinandersetzung mit den Emotionen, die die Darsteller im Film bewegen, gelingt die Übertragung auf die individuelle Situation in diesem Kontext leichter. Das Anliegen dabei ist, den Einzelnen innerlich zu berühren und ihm Denkimpulse zu geben, die dazu veranlassen, die üblichen Denkroutinen bewusst zu hinterfragen.

Den inhaltlichen Ausführungen folgt die Erläuterung, wie wir den Ablauf unserer Aufstellungen gestalten. Die Anwesenden werden darauf hingewiesen, dass die Teilnehmer die Möglichkeit haben, in der Pause eine kurze Sitzung zur inneren Balance zu bekommen; diese Möglichkeit besteht für jeden, egal, ob die Person Klient ist oder nicht. Diese Sicherheit ermutigt die Anwesenden, sich tiefer auf den Prozess einzulassen, weil sie wissen, dass sie bei Bedarf achtsam und effektiv aufgefangen werden.

Kinesiologischer Muskeltest – Klientenauswahl

Die spannende Frage: „Wer möchte der erste Klient sein?", beantworten wir auf unsere Weise. Meist haben die Teilnehmer sehr klare Impulse und melden sich. Die persönliche Entscheidung des Einzelnen hat erste Priorität für uns. Falls sich Klienten nicht sicher sind, ob sie schon dran sind, oder ob es besser ist, noch zu warten, bietet sich der Muskeltest an, um den nächsten Klienten zu ermitteln. Stellvertretend für die Klienten testet der Leiter eine Person mit der Frage: „Wer ist der nächste Klient zum besten Wohl für alle Beteiligten?" Die Testperson steht mit dem Rücken zur Gruppe, während sie getestet wird. Über die Veränderung der Muskelspannung zeigt der Körper der getesteten Person den entsprechenden Klienten an, das heißt, der Arm gibt nach, sobald der Blick des Leiters auf die Person fällt. Besonders in den Ausbildungsseminaren hat sich die Ermittlung der

Klienten über das Körperfeedback als sehr sinnvoll erwiesen. Der Klient passt mit seinem Thema ideal zum Prozess der ganzen Gruppe, und die Aufstellung spricht alle Teilnehmer hinsichtlich ihrer eigenen Themen besonders intensiv an. Mit dieser Art von Test beziehen wir im Prinzip das Bewusstseinsfeld, das Attraktorfeld der Gruppe mit ein. (Mehr dazu im Kapitel „Integrale Kinesiologie".)

Einstimmung der Gruppe durch Meditation

Oft sind die Teilnehmer direkt vor einer Aufstellung nervös und mehr auf das Außen orientiert. In der Meditation geht es darum, anzuhalten, die Aufmerksamkeit nach innen zu richten und sich zu erden. Die Teilnehmer fokussieren in gerader Sitzhaltung auf den Atem oder führen andere kleine Zentrierungs-Übungen durch. Diese kurzen Meditationen im Sitzen mit geschlossenen Augen helfen den Anwesenden, sich tiefer auf den folgenden Prozess einzustimmen. Die Unruhe im Raum legt sich. Die Teilnehmer zentrieren sich in ihrer Wahrnehmung und kommen leichter im „Hier und Jetzt" an. Ziel der Meditation ist, aus dem Gedankenkarussell auszusteigen und sich auf ein tieferes Gewahrsein für die kommende Aufstellung einzulassen. Erfahrungsgemäß entsteht durch die Meditation ein Gefühl der Verbundenheit in der Gruppe. Die Konzentration der Energie unterstützt auch den Klienten dabei, sich klarer auf sein Thema zu fokussieren und innerlich für neue Lösungsimpulse zu öffnen.

Die Innere Form© des Aufstellungsleiters

Die regelmäßige Meditation vertieft und schärft die Wahrnehmung und das Gewahrsein der Aufstellungsleiter. Sie können leichter zwischen verschiedenen Wahrnehmungszuständen und Handlungsebenen wechseln. Die eigene Erfahrung hilft ihnen, bewusster mit den Veränderungsprozessen des Klienten und den eigenen Hypothesen und Interpretationen umzugehen. Sie schult nicht nur die Intuition, sondern unterstützt sie dabei, sich für völlig unerwartete Lösungen zu öffnen. Das heißt, sie können sich in eine innere Haltung begeben, in der sie sich von der Antwort finden lassen. Genauso wichtig ist es, die Konzentration zu schulen, die Fähigkeit, die Kraft und Energie auf das Wesentliche zu konzentrieren – ohne sich ablenken zu lassen. Die Kunst liegt im Wechsel zwischen offener Weite und fokussiertem, konkretem Handeln während der Aufstellung. In dieser Form der Begleitung wechseln sich Passagen des Nichthandelns mit präsentem Handeln ab. Häufig fragen die Teilnehmer: „Wie bist du auf diese Lösung gekommen?“, und oft bleibt nur die Antwort: „Sie war plötzlich da; sie hat mich gefunden.“ Personen in einem Aufstellungsfeld herumschieben kann jeder. Die Kunst des Aufstellens entsteht aus der inneren Haltung – der Inneren Form.

Das Klienteninterview

Im Vorgespräch sitzt der Klient zwischen den Leitern, und sie stimmen sich auf sein Anliegen ein. In der Regel überlassen sie es dem Klienten, welchen Leiter er wählt, ob er von einer Frau oder lieber von einem Mann begleitet werden möchte. Manche Klienten signalisieren das schon, indem sie ihren Stuhl verschieben oder sich einem der Leiter verstärkt zuwenden. Falls der Klient diesbezüglich keinen Wunsch hat, wechseln sie sich in der Leitung der Aufstellungen ab. Der Klient wird gebeten, in wenigen Sätzen zu schildern, was er in der Aufstellung sehen möchte. Eventuell unterstützen ihn die Leiter durch Fragen zur Klärung des Themas. Während des Gesprächs achten sie auf ihre Körperreaktionen, die aus Resonanz mit dem Thema des Klienten auftauchen und die sie dem Klienten mitteilen, sofern dies die Themenklärung unterstützt. Haben sich Leiter und Klient auf einen klaren Auftrag geeinigt, besteht für den Klienten die Möglichkeit, zudem zusätzliche Informationen vom Kompass der Entfaltung zu erhalten. Stimmt der Klient zu, wird ein Kompasswort vor der Aufstellung ausgetestet.

Kinesiologischer Muskeltest und Kompass für Entfaltung

Zunächst werden einige Vortests durchgeführt, um sicherzustellen, dass der Klient in balancierter Verfassung ist, und offensichtliche

Energieblockaden werden direkt gelöst. Bereits diese Blockaden können dem Klienten weitere Hinweise darauf geben, wie sich das Thema energetisch auf ihn auswirkt. Die ausgeglichene Energie erleichtert es dem Klienten, der Aufstellung bewusst zu folgen, zudem verbessert sie sein Wohlbefinden. Über die ausgetesteten Kompassworte bekommt der Klient Klarheit über emotionale Muster, die mit dem Thema zusammenhängen (mehr dazu siehe Kompass für Entfaltung). Oft fühlen sich die Klienten durch die Kompassworte sichtlich berührt. In diesem Sinn fungiert der Kompass wie ein Schlüssel, der den Klienten zusätzlich für den Aufstellungsprozess öffnet. Die Kompassbegriffe ziehen sich oft wie ein roter Faden durch die verschiedenen Phasen der Aufstellung.

Aufstellung Innere Form©

In Absprache mit Klient und Leiter wird die Anzahl der Stellvertreter für das erste Bild sowie deren Rollenverteilung ausgetestet. Über das Körperfeedback der Stellvertreter ist der Klient immer direkt in den Auswahlprozess miteinbezogen. Die Leiter lassen sich sozusagen von seinem System leiten und überprüfen zugleich ihre Hypothesen, mit welchen Stellvertretern sie selbst starten würden. Manchmal ergibt der Test auch, dass ein Kompassbegriff, wie zum Beispiel „Wut“ oder „Sicherheit“, mitaufgestellt wird.

Das erste Bild

Aus dem Kreis der Anwesenden wählt der Klient Personen für das erste Bild aus. Falls ein Teilnehmer nicht für eine Rolle stehen möchte, kann er jederzeit ablehnen. Dann stellt der Klient alle Stellvertreter nach seinem inneren Bild jeweils einzeln im Raum in Position und übergibt ihnen noch einmal bewusst ihre jeweilige Rolle mit den Worten: „Du stehst für mich.“ „Du stehst für X.“ usw. Schon das erste Bild zeigt in der Regel, dass einige Stellvertreter einander zugewandt stehen, wohingegen andere – entsprechend ihrer Rolle – den anderen gegenüber eher abgewandt positioniert sind. Dann sucht sich der Klient einen Platz, von dem aus er eine gute Sicht auf alle aufgestellten Personen hat. Die Stellvertreter stimmen sich kurz auf ihre Rolle ein und folgen schweigend ihren eigenen Bewegungsimpulsen, prüfen, ob sie die Augen öffnen oder nicht, ihre Haltung verändern wollen oder Ähnliches.

Sind die Bewegungen abgeschlossen, fragt der Leiter die einzelnen Stellvertreter nach ihren Wahrnehmungen bezüglich ihrer Rolle und auf welche Art sie den Kontakt mit den anderen Stellvertretern wahrnehmen. Diese Rückmeldungen bespricht der Leiter mit dem Klienten und achtet dabei darauf, wie die Stellvertreter auf die Worte des Klienten reagieren. Aus diesem Gespräch ergeben sich die weiteren Interventionen. Dabei legen wir besonderen Wert darauf, den Klienten immer wieder einzubeziehen und sicherzustellen, dass er dem Geschehen in seiner Aufstellung auch folgen kann.

Wie geht es weiter?

In Absprache mit dem Klienten entscheidet die Leitung, wie weitergearbeitet wird. Geklärt werden Fragen wie: Auf welche Ebene (Firma, Paarbeziehung, Familiensystem, individuelle Anteile etc.) gehen wir? Brauchen wir weitere Stellvertreter? Bringen wir zuerst die vorhandenen Stellvertreter in Kontakt miteinander? Der freie Leiter nimmt außerhalb des Feldes Platz und verfolgt von dort sozusagen aus der Außensicht das Geschehen. Manchmal ergeben sich aus diesem Abstand wertvolle Hinweise oder Impulse, falls die Aufstellung ins Stocken geraten sollte. Gelegentlich ist enger Kontakt zum Klienten geboten. Dies gilt besonders dann, wenn den Klienten das Geschehen innerlich stark bewegt. Während der Aufstellung ist es wichtig, immer wieder den Klienten zu befragen und ihn in Entscheidungen einzubeziehen.

Dabei testen wir normalerweise nicht, es sei denn, wir holen uns über das Körperfeedback die spezielle Erlaubnis für eine Intervention, wenn es beispielsweise darum geht, eine Person für ein Geheimnis aufzustellen. Uns liegt am Herzen, hierbei keine „Tatsachen“ zu schaffen, nach dem Motto: „Ist mein Vater fremdgegangen oder nicht?“ oder „Wollte mich meine Mutter abtreiben?“ oder Entscheidungen abzunehmen wie: „Soll ich mit meinem Partner zusammenbleiben oder nicht?“ Stattdessen zielt unsere Begleitung darauf ab, die Selbstverantwortung des Klienten zu stärken und seine eigenen Antworten für die Gegenwart zu finden.

Die Lösung

Im Lösungsbild zeigt sich meist die Integration des Themas. Die Stellvertreter gehen in den emotionalen Blickkontakt miteinander, berühren einander, sprechen Sätze aus oder nehmen bewusst Abstand von einem Teil der Stellvertreter, die das alte Thema repräsentieren. Dieser Teil der Aufstellung verläuft meist ruhig und mit wenigen Worten. Die Energie kommt in Fluss, und auch die Zuschauer nehmen die Veränderung wahr. Es ist, als würde eine neue Harmonie oder Balance entstehen, die alle berührt.

Der Fokus im Schlussbild liegt mehr auf dem genauen Hinspüren und Einfühlen in das Geschehen. Wenn der Klient bereit ist, kann er sich auf die Position seines eigenen Stellvertreters in der Aufstellung stellen. Der Klient wechselt jetzt aus der Distanz mitten hinein ins Geschehen. Während er von diesem neuen Platz aus – jetzt direkt dabei – die Aufstellung auf sich wirken lässt und eventuell einzelne Schritte und Sätze noch einmal selbst vollzieht, unterstützt ihn sein Stellvertreter dabei, indem er hinter ihm steht oder die Hände auf seine Schultern legt. Jetzt kann der Klient den Prozess direkt erfahren und wichtige Schritte zur Lösung in sein Fühlen und Handeln integrieren.

Manchmal ist der Klient dazu vor der Gruppe noch nicht bereit oder braucht noch Distanz. Dann kann er diesen Schritt in der anschließenden Balance im persönlichen Rahmen für sich nachholen.

Einzel- / Nacharbeit und weiterführendes Coaching

Unser Anliegen ist es, den Klienten nicht nur sanft in die Aufstellung hineinzubegleiten, sondern auch wieder aus dem Prozess hinauszuleiten. Deshalb liegt uns die individuelle Nacharbeit am Herzen. So können die emotionalen Entwicklungsprozesse vertieft und stabilisiert werden. Genauso wichtig ist uns die Reflexion, das heißt, die kognitive Einordnung des Erlebten. Für den Klienten ergeben sich durch die Aufstellung oft völlig neue Sichtweisen und Zusammenhänge. Seine bisherigen Sichtweisen und Erklärungsmuster werden manchmal durch die neuen Erfahrungen erschüttert. Auch in der Nacharbeit ist Erfahrung und Fingerspitzengefühl gefragt, um genau den Punkt wahrzunehmen, an dem es für den Klienten weitergeht.

Die Nacharbeit findet in einem gesonderten Raum allein mit dem Klienten statt. In dieser geschützten Atmosphäre kann der Klient die Aufstellung noch einmal Revue passieren lassen und feststellen, ob er etwas braucht, um die Aufstellung in seinen Alltag zu integrieren. Manchmal holt er hier Prozesse nach, für die er einen intimeren Rahmen braucht, wie zum Beispiel die Arbeit mit angestauter Wut.

Über das Körperfeedback wird geprüft, ob es noch Balancebedarf auf der mentalen, physischen, emotionalen, subtilen oder auf der Attraktor-Ebene gibt und wie dies unterstützt werden kann. Manchmal handelt es sich um eine bestimmte Haltung (zum Beispiel empfangende Haltung), die man immer wieder in den nächsten Tagen einnimmt, manchmal sind es Bilder (zum Beispiel die Umarmung des Lebens), mit denen man arbeitet oder kleine Handlungen (zum Beispiel ein Abschiedsritual), die man durchführt. Auch Stellvertreter oder Zuschauer, die in ihrem eigenen Thema angetriggert wurden, können die Nacharbeit für eine erste Balance nutzen.

Weiterführendes Coaching

Der eigentlichen Aufstellung geht oft ein längeres Coaching voraus bzw. kann sich im Anschluss die Integration in einem längeren Coaching-Prozess als sinnvoll erweisen. Dies trifft auch auf Organisationsaufstellungen zu. Im Businesskontext ist dieser intimere Rahmen für die Begleitung oft erwünscht und sinnvoll. So können persönliche Themen in einem gesonderten Rahmen begleitet werden. Generell ist es in Beratung, Training und Coaching wichtig, die Aufstellung in einen umfassenderen Organisations- oder Personalentwicklungsprozess miteinzubinden. Wir betrachten sie nicht als singuläre

Maßnahme, sondern kombinieren sie mit anderen Methoden. Dies ist eine Konsequenz aus unseren zahlreichen praktischen Erfahrungen im Businesskontext.

Reflexion / Dialog

Im Anschluss an eine Aufstellung besteht die Möglichkeit, in der Gruppe das Geschehen der Aufstellung zu reflektieren und die Erfahrungen inhaltlich für sich einzuordnen. Im Dialog mit den anderen über die gemachte Erfahrung können neue Erkenntnisse, neue Sichtweisen entstehen, die nicht nur auf der mentalen Ebene, sondern auch im Herzen berühren. Dabei achten wir darauf, die Aufstellung nicht zu zerreden und dem Klienten und den Teilnehmern genügend Raum für die innere Integration zu geben. Die einzelnen Sichtweisen der Teilnehmer lassen wir als unterschiedliche Interpretationen der Wirklichkeit gerne nebeneinander stehen und wirken. Das unterscheidet den Dialog von der Diskussion.

Im Ausbildungsseminar nehmen Reflexion und Dialog nach den Aufstellungen einen breiteren Raum ein, gilt es doch, die theoretischen Grundannahmen und Verortungen bewusst wahrzunehmen und zu hinterfragen.

Nachbereitung / Expertendialog

Im Expertendialog bieten wir unsere verschiedenen Perspektiven und Erklärungsmodelle zur Einordnung an. Kenntnisse, die mit neuen Erfahrungen, zum Beispiel durch das Erleben einer Aufstellung, verbunden werden, können zu neuen Erkenntnissen führen. Dabei fließen immer die persönlichen Sichtweisen, Erfahrungen und Prägungen des Einzelnen mit ein.

Wie schon Heisenberg meinte, können wir nicht die Welt beschreiben, ohne von uns selbst zu sprechen. Der Dialog über die Aufstellung der Inneren Form dient also dem Wandel des Bewusstseins im Sinne von William Blake:

„Wenn die Türen der Wahrnehmung erweitert werden würden, so würde dem Menschen alles so erscheinen, wie es ist: Unendlich. Aber der

Mensch hat sich eingeschlossen, dass er alle Dinge nur noch durch die schmalen Spalten seiner Höhlen sieht.“ (Blake 2005)

4.3. Integrale Kinesiologie – Innere Form©

Was ist Integrale Kinesiologie?

Mit ihrer Hilfe werfen wir einen umfassenden Blick auf das komplexe Thema Emotionen und Stress. Dabei beziehen wir wissenschaftliche Erkenntnisse aus der Stressforschung, individuelle, systemische, und kollektive Hintergründe sowie universelle Themen mit ein. Auf der Basis der individuellen Lebenserfahrung entstehen bei jedem Menschen ein Selbstbild und ein Bild der Welt, das auf Anpassung und Einschränkung beruht. Es beinhaltet unbewusste Konstrukte wie Glaubenssätze, emotionale Verhaltensmuster und körperliche Blockaden, die Energie und Lebensfreude binden. So hat beispielsweise die Coronakrise bei vielen Menschen diese verdrängten Themen aktiviert, wie z. B. Angsterlebnisse der Vergangenheit, die dann eine gegenwärtig erlebte Angst zusätzlich verstärken. Sind die Ursachen durch die Methoden der Integralen Kinesiologie wieder ins Bewusstsein gelangt, können sich diese belastenden Vorstellungen auflösen und die Energie kommt wieder in Fluss. Das Anliegen dieser Methode liegt darin, Menschen durch Veränderungsprozesse zu begleiten, persönliche Sichtweisen und Eigenverantwortung zu erweitern und das Selbst als einen dynamischen, beeinflussbaren Prozess zu erkennen.

Geschichtlicher Hintergrund des Muskeltests

Das Wort Kinesiologie leitet sich vom griechischen Begriff kinesis = Bewegung ab und bedeutet die Lehre von den Muskeln und ihren Bewegungen, angewendet für körperliches Wohlbefinden. Schon dem griechischen Arzt Heraklit wird nachgesagt, dass er den Muskeltest zu Diagnosezwecken benutzte. Zum ersten Mal fand die Kinesiologie breite wissenschaftliche Beachtung in Amerika und Europa durch die Pionierarbeit von Dr. Goodheart, dem Begründer der Applied Kinesiology (Angewandte Kinesiologie). Er fand unter anderem heraus, dass Muskeln auf positive Reize (zum Beispiel gesunde Nahrungsergänzungsmittel) stark testeten und auf negative Reize (zum Beispiel chemische Süßstoffe) ein schwaches Testergebnis anzeigten. Aus diesen Erfahrungen zog Goodheart den Schluss, dass der Körper über eine eigene Ebene des „Wissens" verfügt, welche Stoffe ihm zuträglich oder abträglich sind, und dass man über den Muskeltest Zugang zu diesem Wissen bekommen kann. Daraus entwickelte Dr. John Diamond die Verhaltenskinesiologie (Behavioral Kinesiology), indem er entdeckte, dass der Körper nicht nur auf positive und negative körperliche Reize, sondern auch auf emotionale und mentale Reize mit starkem oder schwachem Testmuskel reagiert. Gordon Stokes und Daniel Whiteside, die Begründer der One-Brain-Methode, nutzen den Muskeltest dafür, den emotionalen Stress einer Person zu einem Thema zu identifizieren. Ganz allgemein zeigt ein schwacher Muskel an, dass die getestete Person emotionalen Stress mit einer Vorstellung hat. Bleibt der Muskel stark, dann zeigt das Körperfeedback an: kein Stress. In diesem Sinne dient die Muskelreaktion als individueller Anzeiger dafür, ob emotionaler Stress vorhanden ist oder nicht.

Man kann das individuelle Körperfeedback auch zur Beantwortung von Fragen nutzen, indem eine schwache Muskelreaktion als ein Nein auf eine Frage und eine starke Reaktion als ein Ja vereinbart wird.

Die Beobachtung Diamonds, dass Testpersonen auf unrichtige oder wahre Aussagen mit schwachem oder starkem Testmuskel reagierten, inspirierte wiederum den Psychiater Dr. David Hawkins, den Muskeltest auch im Bereich der Bewusstseinsforschung einzusetzen. Für ihn stellte der Muskeltest ein wissenschaftliches Messinstrument in diesem Bereich dar, das objektiv (unabhängig von der persönlichen Meinung der getesteten Person) den Wahrheitsgehalt von Theorien, Modellen, Aussagen bestimmen lässt bzw. auch darüber Auskunft erteilt, in welchem Grade sie dem Wohl der Menschheit mehr oder weniger zuträglich sind. Mittels umfangreicher Testreihen fragte er mit seinen Mitarbeitern sogenannte „Bewusstseinsfelder"

(„Attraktorfelder") ab und erstellte daraus eine Skala des Bewusstseins, die für Menschen unterschiedlicher Kulturen und sozialer Hintergründe die gleichen Testergebnisse zeigten. Unterhalb des Wertes von 200 sind negative Gefühle wie Angst (100) und Wut (150) angesiedelt. Ab der Übernahme von Verantwortung steigen die Werte, Akzeptanz (350) Liebe (500) bis hin zu verschiedenen Erleuchtungszuständen (600-1000).

Der integrale Muskeltest – Antworten auf mehreren Ebenen

Im Rahmen der Integralen Kinesiologie setzen wir den Muskeltest ein, um individuelle oder kollektive Stressoren bzw. Themen zu testen. So haben wir z. B. für unsere kollektiven Bewusstseinsaufstellungen zur Corona-Krise verdeckt ausgetestet, welche Repräsentantenrollen für das jeweilige Aufstellungsthema relevant waren. Das hat immer wieder zu überraschenden Rollen und vertiefenden Sichtweisen geführt.
Über den integralen Muskeltest befragen wir das Körper-Geist-Seele-Universal-System eines Menschen in Bezug auf ihn selbst oder ein Themenfeld.

Integraler Muskeltest zu individuellen Themen

Der Muskeltest ermöglicht, Informationen abzufragen, die einer Person kognitiv nicht zugänglich sind, wie z. B. Informationen aus ihrem Familiensystem oder Emotionen, die für ihr Aufstellungsanliegen wesentlich sind. Damit kann der Integrale Systemic Coach seine Hypothesen für die Aufstellung überprüfen und den Test als ein zusätzliches Entscheidungskriterium nutzen. Das Ergebnis sind Antworten aus dem unbewussten Erfahrungsspeicher des getesteten Menschen. Über das Körperfeedback kommt man in Kontakt mit der intuitiven Körperweisheit des Klienten.

Integraler Muskeltest in Feldern

Häufig wenden wir in unseren Ausbildungsgruppen den Muskeltest an, um das Feld der Gruppe abzufragen. Die Testperson dient als eine Art Antenne, die in Resonanz mit dem unbewussten Feld der Gruppe ist und das Körperfeedback dient als Anzeiger dafür. So ermitteln wir z. B., welche Aufstellung von welchem Teilnehmer für die momentane Lernerfahrung der Gruppe am dienlichsten ist. Diese Form der Abfrage nutzen wir auch für unsere kollektiven Bewusstseinsaufstellungen (siehe weiter hinten im Buch). In Bezug zur Coronakrise haben wir mit dieser Aufstellungsform gesellschaftspolitische, wirtschaftliche und globale Themen erkundet und dazu allgemeine kollektive Felder per Muskeltest abgefragt. (Welche Botschaft hat das Coronavirus für uns? Wie wirkt sich die Coronakrise auf die Demokratie aus? Stehen Eliten als Drahtzieher hinter der Coronakrise?)

Der Kompass für Entfaltung

Persönliche Selbstentfaltung und der Zugang zu tieferen Bewusstseinszuständen drücken sich in einer neuen inneren Form aus. Sind die Energiezentren des Körpers (Bauch), der Gefühle (Herz) und des Bewusstseins (Verstand und Geist) verbunden, fühlt sich der Mensch im Fluss. Dieser Intention dient der Kompass für Entfaltung. Wenn das Leben ins Stocken gerät, besteht zugleich die Möglichkeit, Neues zu erkunden und an den Herausforderungen zu wachsen – persönlich und individuell. Wenn man Neuland betritt, ist es gut, über eine Landkarte zur Orientierung zu verfügen. Entfaltungsprozesse sind oft mit einem Chaos der Gedanken, Gefühle und Körperempfindungen verbunden. Der Kompass für Entfaltung liefert Worte für das schwer Fassbare bzw. das Thema und die Ebene des Prozesses. So dient er als wertvolle und konkrete Orientierungshilfe für Menschen in Veränderungsprozessen. Der integrale Muskeltest hilft über die Körperweisheit, die stimmigen Worte auf der passenden Kompassebene zu finden.

In diesem Sinne ermöglicht der Kompass, Gefühle, Konstrukte und Erfahrungen, die persönliche Veränderungsprozesse begleiten, wahrzunehmen und zu reflektieren. Zugleich kann er Tore öffnen für spirituelle Erfahrungen, die über das persönliche Selbstkonzept hinausreichen.

Entstanden ist der Kompass im Zuge zahlreicher Muskeltests, Aufstellungen, Impulsen aus der Meditation, der Arbeit mit Modellen der Inneren Form und mithilfe von Tausenden Klienten, sowie meiner Erfahrungen mit dem Verhaltensbarometer (G. Stokes / D. Whiteside).

Eine Aufstellung aktiviert häufig alte, verdrängte emotionale Erfahrungen aus dem persönlichen Erleben oder aus dem System. Die Kompassebenen helfen dem Klienten, das Thema einer Erfahrungsebene zuzuordnen. Auf diese Weise begreift er die gegenwärtige Herausforderung in einem größeren Entwicklungszusammenhang. Es geht beispielsweise nicht nur um die Wut auf den ungerechten Chef, sondern um Vertrauen in die eigene Authentizität, die durch eine Erfahrung auf der Körperebene blockiert ist. Das motiviert erfahrungsgemäß sehr stark, sich auf den Prozess der Aufstellung einzulassen und die Zusammenhänge genauer zu erkunden.

Die Kompassebenen

Der Kompass für Entfaltung ist in verschiedene Ebenen gegliedert

Das goldene Feld

Es symbolisiert den Raum, in den wir eingebunden sind: Das universelle Feld, das Kosmische, die Liebe, die offene Weite, das Einssein und wie immer man es für sich benennen möchte.

Die Entfaltungsprozesse des Menschen sind immer in dieses Feld eingebunden. Doch meist nehmen wir uns nicht als Ganzes in einem Ganzen wahr.

Die schöpferische Ebene (hellgelb)

Hier befinden sich u. a. die Persönlichkeitsdimensionen der Inneren Form© und damit Begriffe für Qualitäten, die Tore sind für den Zugang zu anderen Bewusstseinsdimensionen und spirituellen Erfahrungen. Die Worte machen deutlich, worin der persönliche Zugang gerade besteht, z. B. in der Vertiefung der Herzweisheit.

Die Orientierungsebene
Wie schon der Name sagt, findet der Klient hier Anhaltspunkte dafür, in welchen Bereichen die Schwerpunkte für seine Neuorientierung liegen. Vielleicht lernt er gerade in seinen Beziehungen oder es hat Priorität, ungelebte Potenziale in sich zu entdecken, die zur Entfaltung drängen.

Die nächsten drei Ebenen umfassen den Bereich der Persönlichkeit:

Die Bewusstseinsebene
Sie gibt Anhaltspunkte für gegenwärtige Lernprozesse, die die bewusste Erfahrung der Realität erweitern. So waren viele Klienten während der Coronakrise mit dem Thema *Aggression* konfrontiert. Sie erlebten sie von anderen und auch als innere Zustände verbunden mit plötzlichen Entladungen. Das Bewusstwerden z. B. der verdrängten *Aggression* setzte bei vielen Klienten gebundene Energie frei, die sie für die eigene *Willenskraft* produktiv nutzen können.

Die Unbewusste Ebene
Auf dieser Ebene befinden sich Verhaltensweisen und Gefühlszustände, die schon weiter ins Unbewusste abgesunken sind. Kognitiv kommt man an diese nicht so leicht heran. In Krisen spielen z. B. unbewusste Ängste, sogenannte diffuse Ängste, die man nicht genau zuordnen kann, eine große Rolle. Sie können den ganzen Menschen erfassen und lähmen. (Siehe unser Buch zu Corona S. 23ff.)

Die Körperebene
Für viele Zustände finden wir keine Worte. Wir nehmen sie nur als negative Körper-empfindungen bzw. Unwohlsein wahr. Die Begriffe auf dieser Ebene beschreiben diese Qualitäten, die oft aus frühen Kindheitserfahrungen stammen, einer Zeit, zu der wir noch nicht über Sprache verfügten. Die Worte auf dieser Ebene helfen, tief in der Körpererfahrung verankerte Konstrukte zu lösen.

Die Wahlebene
Sie bezieht sich auf Kernthemen bzw. Entscheidungen, die unser gesamtes Leben betreffen.

Auf diese Weise fokussieren und bestimmen sie unsere Lebensenergie, bis wir sie ins Bewusstsein holen.

Im Zentrum
Hier sitzt ein Diamant, der den Wesenskern eines Menschen symbolisiert. Den Kern des dynamischen Selbst, der unveränderlich bleibt, egal wie hoch die Wogen des Lebens gerade schlagen.

Über den Kompass für Entfaltung erhält der Klient schon vor der Aufstellung wertvolle Impulse zur emotionalen Geschichte seines Themas.

In der Regel verfügen die Menschen über einen wenig differenzierten Wortschatz, wenn es darum geht, emotionale Themen genau zu beschreiben bzw. zu begreifen. Hier kann der Kompass eine wertvolle Hilfe sein, bieten die Begriffe doch die Möglichkeit, auf der Basis der individuellen Lebenserfahrung ein emotionales Thema genauer zu erfassen, es differenzierter zu verstehen und diesbezüglich eine bewusstere Wahl zu treffen.

Spannenderweise zeigen sich oft während der Aufstellung die getesteten Kompasspositionen in den einzelnen Bildern. Wie eine Struktur ziehen sie sich manchmal durch die Aufstellung vom Einstiegs- bis zum Schlussbild. Hier scheinen Kompass und Aufstellung eine gemeinsame Ebene, ein gemeinsames Feld anzusprechen und sich immer wieder konstruktiv zu ergänzen.

Bei der Nachbereitung der Aufstellungen für dieses Buch wurde dieses harmonische Ineinandergreifen immer deutlicher sichtbar, da die Kompassbegriffe in den Lösungssätzen eine tragende Rolle spielten.

Der Muskeltest und der Kompass für Entfaltung machen Informationen aus dem Inneren (Ich / Wir-Quadranten) zugänglich

Indem wir beide Arme (in Kontraktion und Extension) testen, beziehen wir Antworten aus beiden Gehirnhälften bzw. befragen wir das ganze Gehirn in seiner Verbindung mit dem Körper-Geist-Seele-System inklusive der gespeicherten Lebenserfahrungen. Durch das Körperfeedback gelangen wir also an Informationen, die die inneren Erfahrungen einer Person auf mehreren Ebenen betreffen:

Physisch

Innen / Ich

Stress wirkt auf der physischen Ebene besonders einschränkend auf die Innenwahrnehmung des Körpers. Der gestresste Mensch ist nicht mehr 100-prozentig in Kontakt mit seinen körperlichen Bedürfnissen und neigt dazu, die Körpersignale zu übergehen. Indem er häufig sein Bedürfnis zum Beispiel nach einer Pause oder Bewegung ignoriert, überschreitet er jedes Mal seine physischen Grenzen und schränkt zugleich die Sinneswahrnehmung noch mehr ein. Auf der physischen Ebene lassen sich innere körperliche Imbalancen per Muskeltest leicht identifizieren sowie effektiv korrigieren. Die sanfte körperliche Stressbalance eines Klienten vor der Aufstellung bewirkt zum Beispiel eine klarere Wahrnehmung des Aufstellungsgeschehens. Körperliches Wohlbefinden ermöglicht es ihm, mehr zu sehen, zu hören, intensiver zu empfinden, das heißt, mehr in seiner Präsenz zu sein.

Mental

Innen / Ich

Stressoren lösen mentale Gedankenkreisläufe aus bzw. bestimmte Glaubenssätze, die in Verbindung mit anderen Glaubenssätzen stehen und das Denken in sogenannten „Denkschleifen“ gefangen halten. Wenn eine Person zum Beispiel den Glaubenssatz hat: „Ich muss mich anstrengen, um Wertschätzung und Anerkennung zu bekommen“, wird sie sich entsprechend leistungsorientiert verhalten und dazu neigen, die eigenen Grenzen zu überschreiten. Diese inneren Vorstellungen bedingen also auch das äußere Verhalten dieser Person und können ihre Vorsätze, beim nächsten Zusatzauftrag „Nein“ zu sagen, erheblich sabotieren. Solche mentalen inneren Denkmuster können für starke Verwirrung sorgen, sodass es dem Klienten manchmal nicht möglich ist, sein Aufstellungsthema klar zu formulieren. Bei Bedarf können wir über den Muskeltest den Fokus einer Aufstellung klären, die Zielsetzungen auf Stress und Motivation oder die Themenstellung überprüfen. Das ist besonders dann hilfreich, wenn der Klient sich nicht sicher ist, welches Thema Priorität hat. Aber auch nach der Aufstellung erleichtert das Körperfeedback die mentale Integration der Erfahrung, zum Beispiel durch ein Bild, eine Haltung und / oder einen Satz, der „stärkt“.

Emotional

Innen / Ich

Auf der emotionalen Ebene nutzen wir auf Wunsch des Klienten die Informationen des Kompasses für Entfaltung. Er kann sich so – schon vor der Aufstellung – ein Bild von verleugneten emotionalen Mustern machen, die mit seinem Thema zusammenhängen. Zusätzlich bekommt er einen Blick auf mögliche angenehme Gefühlszustände, die sich aus der Bearbeitung des Themas ergeben. Die Wahrnehmung der beteiligten emotionalen Zustände wirkt wie ein Schlüssel, der dem Klienten hilft, sich emotional tiefer für das Geschehen in der Aufstellung zu öffnen. Indem der Klient deutlicher spürt, was ihn bewegt bzw. seine Gefühle bewusster einordnen kann, erhöht sich das Energiepotenzial für die Aufstellung. Zugleich kann sich der Klient auf das im Thema enthaltene Lösungspotenzial fokussieren.

Subtil

Innen / Ich

Die subtile, feinstoffliche Ebene sprechen wir an, indem wir beim Balancieren den subtilen Fluss der Energie zum Beispiel der Meridiane einbeziehen. Sind diese Energieflüsse blockiert, nehmen das Klienten zum Beispiel als Kraftlosigkeit wahr. In der Regel erleben die Klienten den Ausgleich dieser feinstofflichen Energien als sehr belebend. Während in der östlichen Wissenschaft dieser Bereich seit jeher selbstverständlich zum ganzheitlichen Konzept gehört (vgl. 5-Elemente-Lehre, TCM, Qi Gong etc.), stößt er nunmehr auch im Westen auf zunehmendes Interesse.

Attraktorebene

Innen / Ich / Wir

Auf der Attraktor-Ebene befinden wir uns, wenn wir die Informationen von Feldern abfragen. Gemeint ist damit das nach außen gerichtete Resonanzfeld des Klienten. Es wird beeinflusst durch seine Lebenserfahrung und durch sein Eingebundensein in größere Resonanzfelder (wir) wie zum Beispiel Systeme (Organisation, Familie, Archetypen, Bewusstseinsebenen, Zeitqualitäten, Modelle etc.) und darüber hinaus. Über den Muskeltest können wir gezielt abfragen, mit welchem Feld der Klient bezüglich seines Themas resoniert bzw. mit welchen Stellvertreterpositionen wir beginnen und ob wir gegebenenfalls die Ebene wechseln dürfen etc. Durch den Test wird es möglich, sich noch feiner auf die Bedürfnisse des Klienten im Moment, einzustimmen und ihn von Anfang an direkt in das Geschehen mit einzubeziehen. Natürlich haben die physische, mentale, emotionale und subtile Ebene auch Entsprechungen in der inneren Wir-Perspektive. Sie kommen immer dann zum Vorschein, wenn Wahrnehmungen seit mehreren Generationen bei Personen im System beeinträchtigt sind, zum Beispiel durch Blindheit. Genauso kann es mentale, emotionale und subtile Muster geben, die schon seit mehreren Generationen wirken. In den einzelnen Aufstellungen werden wir darauf zu sprechen kommen.

5. Fallbeispiele aus der Praxis[1]

5.1. Mit Geld spielt man nicht – vor allem nicht in Beziehungen!

Thema: Geld

Fragen Sie sich auch manchmal, warum bei Ihnen das Geld knapp ist, während andere im Wohlstand zu leben scheinen? Eine mögliche Antwort auf diese Frage können Sie auf der Systemebene finden. Geld versteht man hier auch als Energie, die fließt oder in ihrem Fluss immer wieder unterbrochen ist. Aus dieser Sicht werden in einer Aufstellung erstaunliche Zusammenhänge sichtbar. Sind diese unbewusst wirkenden Hindernisse aus der Vergangenheit, der Familiengeschichte etc. erkannt und die Blockaden gelöst, ergeben sich im alltäglichen Leben neue Möglichkeiten, mit Geld anders umzugehen.

Wir stellen Ihnen Kai vor, der sich nach langem Zögern für eine Aufstellung zum Thema Geld entschieden hat. Der finanzielle Druck war einfach zu groß geworden. Jetzt lässt er sich auf eine neue Erfahrung ein.

1. Interview

Nach Kais Lebenserfahrung war das Thema Geld immer mit Stress verbunden: „Oft war zu wenig da, und wenn ich einmal Erfolg hatte und gut verdiente, konnte ich nie darauf bauen, dass es kontinuierlich so weitergeht. Allzu rasch ist alles wieder zerfallen und ich musste erneut bei null beginnen!"

Während er darüber redet, rutscht er unruhig auf seinem Sessel hin und her und plötzlich bricht es vehement aus ihm heraus: „Ich habe es satt! Ich möchte diese Wiederholungsmuster und Sabotage-

---

[1] In den folgenden Fallbeispielen beziehen sich Begriffe in Großbuchstaben auf die Stellvertreterpositionen innerhalb der Aufstellung.

programme in meinem Leben endlich unterbrechen! Und ich möchte vor allem nicht finanziell erfolgreich sein *müssen*, um nette Frauen anzuziehen. Für mich hängt das bis jetzt irgendwie zusammen. Mit Geld habe ich das Gefühl, attraktiver für Frauen zu sein als ohne."

Sigrid Limberg-Strohmaier testet mit Kai Kompassbegriffe aus und erläutert sie wie folgt:

Kompass zur Aufstellung von Kai

Bewusst:	von	**Widerstand**
	zu	**Annahme**
*** Unterbewusst:**	von	**Feindseligkeit**
	zu	**Begeisterung**
Körper:	von	**Gleichgültigkeit**
	zu	**Harmonie**

*** Priorität**

Das Thema Geld ist auf der unterbewussten Ebene von Frust und Feindseligkeit geprägt. Diese Ebene auf dem Kompass steht für die männliche Sexualität. Das heißt, in die Geldthematik von Kai spielen auch immer frustrierende Beziehungserlebnisse mit hinein (Feindseligkeit). Seine Anziehungskraft und Lebensfreude (Begeisterung) leiden unter diesem Einfluss. Oft bleibt nur die Flucht in die Gleichgültigkeit und Betäubung der Gefühle (Gleichgültigkeit), wenn Geld und Liebe nicht auf einen Nenner zu bringen sind. Das erzeugt Widerstand und belastet auf Dauer sowohl den bewussten Umgang mit Geld als auch das Thema Beziehung. Beides auf eine neue, annehmbare Weise zu verbinden (Annahme), beides nehmen zu können, setzt die Klärung der unbewussten Hindernisse voraus. Das erlaubt einen neuen schöpferischen Umgang mit den beiden Themenbereichen, je feiner Kai in Harmonie mit seinen Bedürfnissen ist (Eingestimmtsein). Die Lebensfreude kann dann wieder fließen.

Während Sigrid den Kompass erläutert, wird es einigen Zuschauern heiß, es macht sich Unruhe breit. Im Raum steigt die Temperatur merklich an. Einige Anwesende husten, andere nicken zustimmend: Wer kennt das nicht! Was will „Mann" mehr: genügend Geld für ein angenehmes Leben und eine gute Beziehung!

2. Auswahl der Stellvertreter

Im Gespräch mit dem Leiter entscheidet Kai, welche Aspekte er wählen und im ersten Bild miteinander interagieren lassen möchte: GELD, BEZIEHUNG und jemanden für sich selbst. Dann sucht er drei Personen aus den Zuschauerreihen als Stellvertreter für die gewählten Aspekte aus und stellt sie so in den Raum, wie es für ihn gerade stimmig scheint.

3. Anfangsbild der Aufstellung

KAI steht nur eine Armlänge entfernt von der BEZIEHUNG, das GELD in etwas größerer Entfernung vis-à-vis von KAI.

Zunächst haben alle die Augen geschlossen. KAI wird übel, als er die Augen öffnet und das GELD wahrnimmt. Die BEZIEHUNG spürt einen dicken Kloß im Hals. Langsam dreht sich das GELD von den anderen weg und blickt in die Ferne. Auch die BEZIEHUNG entfernt sich allmählich in die andere Richtung und senkt ihren Blick. KAI spricht aus, dass er am liebsten die Kontrolle über Geld und Beziehung behalten möchte.

4. Aufstellungsverlauf

Das macht Sinn für Kai, der als Zuschauer das Geschehen aufmerksam von außen beobachtet: „In meiner Ehe war ich der Versorger und immer allein für das Finanzielle verantwortlich. Gleichzeitig hatte ich nie die Kontrolle darüber, wie und wofür das Geld ausgegeben wurde." Und als er sich an seine früheren Erfahrungen mit Geld erinnert, stellt er fest: „Geld spielte schon in meiner frühen Kindheit eine wichtige Rolle. Als Achtjähriger erlebte ich, dass mein Vater pleite war und aus Verzweiflung mehr Alkohol trank, als ihm und uns guttat. Damals wurde es zum ersten Mal ernst in meinem Leben mit dem Geld! Als guter Junge versuchte ich, meiner Mutter zu helfen, und so begann ich, für sie zu sparen. Schon als Kleinkind beschäftigte ich mich gerne mit echten Geldstücken, baute Geldtürme und dergleichen. Darauf reagierte meine Mutter mit der Ermahnung: ‚Mit Geld spielt man nicht!'"

Während dieser Worte von Kai erstarrt die BEZIEHUNG. Ihre Körperhaltung versteift sich zunehmend. Einige Zuschauer hüsteln und nicken betroffen. Das Geschehen in der Aufstellung zieht sie in den Bann. Eine Frau fühlt sich besonders berührt. Spontan wechselt sie ihren Sitzplatz und rückt dadurch ins Blickfeld des GELDES. Auch das GELD interessiert sich für die Frau. Diesen Impuls greift der Leiter auf und bittet die Frau, in die Aufstellung zu gehen. Jetzt geht von ihr eine machtvolle Anziehungskraft aus. Neugierig nähert sich das GELD an. Zwischen den beiden knistert es sofort. Man spürt richtig, wie die Funken fliegen!

Kommentar: Erfahrene Teilnehmer bzw. Zuschauer bei Aufstellungen erspüren manchmal, dass etwas im dargestellten System fehlt. Die neue Stellvertreterin repräsentiert ein bislang unbekanntes Thema, das, „worum es hier eigentlich geht". Andere Möglichkeiten wären: „der nächste Schritt", „das Thema", „das, was fehlt" etc. Diese Stellvertreter wandeln sich oft in konkrete Personen, Gefühle oder geben Hinweise auf konkrete Entwicklungsschritte.

Kai vermutet, dass die geheimnisvolle Person seine Großmutter mütterlicherseits darstellen könnte. Er selbst verbrachte als kleines Kind einige Zeit in der Obhut seiner Großmutter. „Sie war zu mir immer spendabel und großzügig, obwohl sie im Krieg ausgebombt wurde!", betont Kai.

KAI und die BEZIEHUNG hören erst aufmerksam zu. Dann wird es der BEZIEHUNG zu viel und sie dreht sich weg von den anderen. Auch der GROSSMUTTER fällt es schwer, zur BEZIEHUNG, die weit weg steht, hinzusehen. Sie klagt über heftige Bauchschmerzen. Alle spüren deutlich, es fehlt noch etwas in der Aufstellung, das Bild ist noch nicht vollständig. Kai kann keine weiteren Informationen zu seiner Großmutter liefern. Er kennt keine weiteren Fakten aus der damaligen Zeit.

Kommentar: In solchen Fällen überprüft die Aufstellungsleitung Hypothesen und Impulse. Die Reaktionen der Stellvertreter zeigen, ob der Versuch für das aufgestellte System stimmt oder nicht.

Folglich ermuntert der Leiter Kai, eine Person auszuwählen für „DAS, WAS FEHLT". Als Kai diese neue Stellvertreterin neben die GROSSMUTTER setzt, sieht diese sie sofort liebevoll an. Die Interaktion sieht so aus, als würde sie sich einem kleinen Kind zuwenden. Plötzlich sind auch ihre Bauchschmerzen wie weggeblasen. Falls es bei dem „WAS FEHLT“ wirklich um ein Kind (oder eine Fehlgeburt oder Abtreibung) geht, muss es einen dazugehörigen Mann bzw. Vater gegeben haben. Der Großvater war im Krieg, ihren zweiten Mann – Kais Stiefvater – heiratete die Großmutter erst einige Jahre später nach Kriegsende. Wer war dieser bis dato unbekannte Mann?

Der Leiter bittet daher Kai, jemanden für den UNBEKANNTEN MANN in die Aufstellung zu holen.

Ein Unbekannter bringt die Wende

Sofort wird das Bild der damaligen Verhältnisse klarer. Dieser UNBEKANNTE spielt wahrlich eine wichtige Rolle, auch wenn er vorerst seine Augen geschlossen hält! Das GELD zieht es sofort in seine Richtung. Voll Neugier schaut KAI ebenfalls zu ihm hin. Die GROSSMUTTER atmet laut auf, als der UNBEKANNTE MANN dazukommt, ihre Augen sind auf das GELD gerichtet, zur BEZIEHUNG riskiert sie nun erstmals einen Blick.

Der UNBEKANNTE MANN hat sich zuerst von den anderen Personen abgewendet. Als der Leiter ihn dazu auffordert, sich der GROSSMUTTER zuzuwenden, sehen er und die GROSSMUTTER sich tief in die Augen. Beider Augen leuchten auf, und der UNBEKANNTE MANN lächelt etwas verschämt. Die zwei kennen sich offensichtlich sehr gut! Als der UNBEKANNTE MANN auf das KIND, das auf dem Boden sitzt, aufmerksam gemacht wird, spricht er aus, was für ihn Sache ist: „Das habe ich nicht gewusst!“

Die Hitze und Spannung im Raum steigen erneut spürbar an. Auch die Zuschauer fühlen mit der Situation mit. Haben Beziehungen in Kriegszeiten überhaupt Platz? Dem UNBEKANNTEN MANN entfährt mit Blick auf das Kind: „Für kein Geld der Welt …!“ Das GELD tritt zwischen die GROSSMUTTER und den UNBEKANNTEN MANN und sagt zum Mann: „Wir haben eine Forderung offen! Du schuldest mir was!“ Die GROSSMUTTER stellt sich hinter das KIND: „Das Geld schützt mich. Ohne Geld bin ich verloren!“

Kommentar: Was ist hier passiert? War Kais Großmutter von einem anderen Mann schwanger? Hat sie ihm Geld geliehen? War sie finanziell auf das Geld des Großvaters angewiesen?

Kai kennt keine Fakten aus der damaligen Zeit. Es geht nicht klar hervor, was genau hier gefordert und was vehement verweigert wird. Geld? Der Mut zur Wahrheit? Aber es wird deutlich, dass es während des Krieges eine Liebesbeziehung zwischen diesem Mann und Kai' Großmutter gegeben hat. Da unklar bleibt, was wirklich passiert ist, könnte „DAS, WAS FEHLT" auch als Symbol für das ungelebte Potenzial dieser Beziehung gedeutet werden und für die neu erwachte Lebenslust der Großmutter, die sich bis dahin in den damaligen schweren Zeiten gänzlich ohne ihren Mann, Kais Großvater, durchgeschlagen hat.

Nun wird es Zeit, die Verhältnisse klarzustellen und KAIS leiblichen GROSSVATER PAUL ins Aufstellungsbild zu holen. Die GROSSMUTTER bekommt sofort Bauchweh und weicht von dem KIND bzw. dem „WAS FEHLT" ab. Dem KIND („WAS FEHLT"), das auf dem Boden sitzt, wird ganz kalt. Daraufhin verlässt der UNBEKANNTE MANN beleidigt den Raum. GROSSVATER PAUL wird zornig, zeigt auf das auf dem Boden sitzende KIND und schreit die GROSSMUTTER an: „Und wer kümmert sich jetzt um das hier …?"

Kommentar: Wenn ein Stellvertreter den Raum verlässt, kann das entweder darauf hindeuten, dass er in diesem System keinen Platz zugestanden bekommt oder selbst das System verlassen möchte.

Das GELD wirkt nun wie ein „Theatervorhang" zwischen der GROSSMUTTER und dem GROSSVATER PAUL. Da ist eine Klärung der Beziehungen dringend erforderlich! Offensichtlich wurde einigen „Theater" vorgespielt, etwas unter den sprichwörtlichen Teppich gekehrt, mithilfe des GELDES wurden die wahren Gefühle vertuscht oder „Verschwiegenheit" allzu teuer erkauft!

Als der UNBEKANNTE MANN vom Aufstellungsleiter wieder ins Aufstellungssystem zurückgeholt wird, greift sich die BEZIEHUNG am anderen Ende des Raumes ans Herz.

Kommentar: Niemand kann sich in einem System davonstehlen. Jeder ist für sein Tun verantwortlich! Und wenn einer seine Verantwortung nicht leben kann oder will, übernehmen das andere für ihn. Das nennt man in systemischen Aufstellungen „mit fremden Schicksalen verstrickt sein". So eine „Verstrickung" bzw. Identifizierung mit dem Schicksal dieses fremden Mannes zeigt sich nun auch in Kais Familie.

Die GROSSMUTTER sieht das KIND („DAS, WAS FEHLT") vor sich sitzen und berührt es zärtlich am Kopf. Längst vergessen geglaubte, tief vergrabene Gefühle steigen in ihr hoch. Zwischen der GROSSMUTTER und dem UNBEKANNTEN MANN, der nun ebenfalls das KIND berührt, schließt sich langsam eine Lücke. Noch fehlt das Vertrauen, aber die Luft knistert förmlich und alles ist voll Spannung.

Die BEZIEHUNG sitzt schwer niedergedrückt auf der anderen Seite des Raumes auf dem Boden, sie hat gewartet. Als sie eingeladen wird, nähert sie sich leichten Herzens der neuen Szene. „Endlich!", atmen alle erleichtert auf, die BEZIEHUNG spricht laut aus, was sich in den Gesichtern lesen lässt: „Es war auch schön!" Jetzt entsteht etwas Kokettes zwischen der GROSSMUTTER und ihrem Liebhaber, dem UNBEKANNTEN MANN, da sind sichtlich Gefühle vorhanden!

Kommentar: Wenn unterdrückte Gefühle ausgedrückt werden, kommt etwas in Fluss, die Personen werden wieder lebendig und treten in Beziehung zueinander.

Im GROSSVATER kocht die Wut hoch: „Ich fühle mich allein und hintergangen, wer bin ich denn für dich!?" Hier helfen nur – nach langer Zeit – offene Worte! Die GROSSMUTTER muss sich entscheiden. Wohin zieht es sie, wohin gehen ihre wahren Gefühle? Tief im Herzen spürt sie es: Sie wendet sich dem UNBEKANNTEN MANN zu: „Du bist der Richtige!"; zum GROSSVATER kann sie nur sagen: „Es tut mir leid!"

KAI sonnt sich auch in den neu gewonnenen ehrlichen Gefühlen. Die BEZIEHUNG strahlt für ihn jetzt wie eine helle Sonne. „Endlich werde ich in meiner Wahrheit gewürdigt!", ist die BEZIEHUNG froh.

Kommentar: Familiensysteme brauchen Achtung in jeder Hinsicht und eine Würdigung des Lebens in seiner Ganzheit, moralische oder wertende Ansichten sind hier fehl am Platz. Es geht gerade darum: die wahren Verhältnisse ungeschönt und ohne Wertung zu sehen, anzuerkennen und sich damit vollständig auszusöhnen, um in Frieden mit der

Vergangenheit, frei von alten Geschichten, seinem eigenen Lebensweg folgen zu können.

Kais Ahnen posieren wie auf einem alten Familienfoto. Die Spannung im Raum lässt nach. Ein harmonisches Grundgefühl breitet sich aus. Die aufgeregten Gefühle beruhigen sich – eine neue innere und äußere Ordnung ist spürbar.

Die BEZIEHUNG setzt sich zwischen KAI und seine Vorfahren. An ihrer Seite befindet sich das GELD. KAI würde sich am liebsten umdrehen, sodass er gemeinsam mit der neu gewonnenen BEZIEHUNG in die Zukunft sehen kann; dort wirkt es hell, freundlich und schön.

Doch – ein Hindernis gilt es noch zu überwinden, einer wichtigen Sache muss KAI noch mutig entgegentreten, bevor er sich seiner eigenen Zukunft zuwenden kann. Wissend dreht sich die BEZIEHUNG wieder zurück zu den Ahnen und ergreift die Initiative. Hilfreich bildet sie eine Brücke mit den Händen zwischen KAI und seiner Familie.

Kommentar: Erst wenn die Beziehung zur Vergangenheit gewürdigt wird, kann die Kraft in die Gegenwart und Zukunft fließen und der alte Umgang mit Geld als neue schöpferische Kraft gelebt werden.

5. Lösungsbild

KAI und sein STELLVERTRETER tauschen nun die Plätze, diese heilsame Lösung soll KAI selbst erleben!

KAI spürt großen Respekt vor den Geschehnissen in der Vergangenheit. Er wendet sich mit Würde und Achtsamkeit jedem Einzelnen in der Szene zu. Seiner GROSSMUTTER sagt er deutlich mit klaren Worten: „Ich lasse dein Geheimnis, deine Schuld bei dir und deine Verantwortung. Ich trage sie nicht weiter! Danke für alles, was du mir gegeben hast. Deine Gabe, gut mit Geld umzugehen, nehme ich gerne an."

Sie antwortet voll Stolz und Liebe: „Das darfst du! Lebe in Lust und Freude und voll Leidenschaft wie ich! Aber nicht heimlich, sondern offen!" Dadurch, dass die GROSSMUTTER nun anerkannt hat, was ist, kann auch die wahre Liebe und Leidenschaft für das

Leben in dieser Familie insgesamt erwachen und die Lebensenergie bei den Nachfahren frei fließen. „Ja, nun kann auch ich wieder in Beziehung gehen!“, sagt KAI erfreut.

Zum Abschluss nimmt KAI beherzt das GELD, die BEZIEHUNG und das KIND („DAS, WAS FEHLT“), das ja auch ein Ausdruck der schöpferischen Lebenskraft ist, an der Hand, dreht sich zum hellsten Platz des Raums und geht mit ihnen gemeinsam die ersten freien Schritte seiner neuen, eigenen Zukunft entgegen.

6. Nacharbeit

Kai fühlt sich so kraftvoll, dass er keine gesonderte Nacharbeit benötigt.

7. Expertenkommentar

Durch die Aufstellung zeigt sich, dass das Anliegen von Kai, eine glückliche Beziehung zu führen und genug Geld für ein selbstbestimmtes Leben zur Verfügung zu haben, auf einer unterbewussten Ebene mit der Lebensgeschichte seiner Großmutter zusammenhängt. Diese im Unterbewusstsein von Kai wirksame Dynamik wird in der Aufstellung sichtbar und erlebbar gemacht, indem sich einzelne Personen als Stellvertreter für die Anteile an der Dynamik zur Verfügung stellen, sich in diese einfühlen und die erspürten Gefühle in klaren Worten, Gesten und Bewegungen ausdrücken.

Im Anfangsbild, das der Ist-Situation des Klienten Kai entspricht, fühlt sich die Situation für die drei Beteiligten offensichtlich nicht gut an: Ein Kloß im Hals kann als Symptom für Unausgesprochenes gedeutet werden („mir bleiben die Worte im Hals stecken“), Übelkeit darauf hindeuten, dass jemandem übel mitgespielt wurde oder eine Situation „übel“ und unangenehm erscheint; oft deuten Bauchschmerzen in Aufstellungen auch auf Themen wie Schwangerschaft oder Sexualität hin.

Die Situation entwickelt sich erstmals in Richtung einer Lösung, als es eine der Zuschauerinnen als Großmutter in die Szene zieht.

Im Allgemeinen ist es Aufgabe des Aufstellungsleiters, zu spüren, ob jemand für die betrachtete Situation fehlt und dazugenommen werden muss. Es kann aber auch, wie hier, in einzelnen Aufstellungen passieren, dass erfahrene Personen aus dem Zuschauerkreis mit bestimmten Themen so stark mitfühlen (in Resonanz gehen), dass sie sich bereits von selbst als Teil der Aufstellung begreifen und aktiv mitwirken wollen.

Geld und Großmutter waren sich auf Anhieb sympathisch! Es fehlten noch die eigentliche Ursache für die Verwirrung und Verwicklung auf der Beziehungsebene und der Zusammenhang mit dem Geld, der für Kai bis dato nicht klar war. Es scheint sich um ein Familiengeheimnis zu handeln.

In diesem Fall zeigen die Dynamiken in der Aufstellung, dass es aufseiten der Großmutter einen bis dato unbekannten Mann, einen Liebhaber gab, mit dem sie starke Gefühle verbunden hatten. Wahrscheinlich stammte aus dieser Liebschaft auch ein Kind oder eine möglicherweise unterbrochene Schwangerschaft, die als das Kind, was fehlt, in der Aufstellung sichtbar wird. Der Großvater Paul wird als Familienerhalter in einer reinen Versorgerrolle klar erkennbar, dieses Verhalten hat Kai selbst in seiner ersten Ehe übernommen. Geld spielte demnach sowohl in der Beziehung zwischen Großmutter und Großvater als auch in Kais Ehe eine entscheidende Rolle.

Die positive Lösung der Konstellation zeigt sich darin, dass alle nunmehr Beteiligten in ihren wahren Beziehungsdynamiken gesehen werden und das, was vorher vor allem auch durch die Verwendung von Geld verdeckt war und bereinigt werden sollte, nun erstmals klar ausgesprochen wird. Jetzt kann auch Kai als Nachfahre die damalige Situation würdigen und als Teil seiner Familiengeschichte im besten Sinn des Wortes anerkennen. Mit diesem neuen Bild vor Augen kann er nun bewusst seine innere Wahrnehmung korrigieren; damit eröffnen sich für ihn ganz andere neue Zukunftsperspektiven.

Erst jetzt ist der innere und äußere Weg für Kai frei, neue, offene, ehrliche Beziehungen entstehen zu lassen und die Liebe zur Schöpferkraft des eigenen Lebens in Fülle und Reichtum anzunehmen. Wenn die verdrängten und unterdrückten Gefühle, die positiven ebenso wie die negativen, endlich im System lebendig gespürt werden dürfen, kommen die Beziehungen zwischen den einzelnen Mitgliedern eines Systems ins Reine und ihre wahre Kraft blüht auf.

Auch wenn die Wirklichkeit im ersten Moment schmerzhaft ist. Kai kann sich mit der neuen Kraft im System verbinden, indem er seine Familie als seine Ahnen und Wurzeln entsprechend würdigt und anerkennt.

Sobald die Vergangenheit in der Aufstellung mithilfe der Stellvertreter „abgebildet“ ist, klar gesehen wird und dadurch angenommen werden kann, können sich Vorurteile und alte Glaubenssätze auflösen. Ein neues Erleben kann jetzt Realität werden.

8. Reflexion
Das PSKH-Modell – der kulturelle Hintergrund

Kai als Person erlebt im Kontext „Beziehungen“ immer wieder die gleichen Muster. (Andere Beispiele für Kontexte: Berufsleben, Privatleben etc.) Er macht seinen persönlichen Selbstwert abhängig von seinem finanziellen Status – mit Geld fühlt er sich attraktiver. Das Rollenbild des Mannes, wie das der Frau, ist geprägt vom kulturellen Hintergrund. Der kulturelle Hintergrund ist die Grundlage unseres Zusammenlebens, wie wir miteinander umgehen, uns begegnen und kommunizieren – auf der Basis von Einstellungen, ethischen und moralischen Vorstellungen. Hier findet auch bewusste oder unbewusste Grenzziehung statt – so regeln wir über eine Definition wie zum Beispiel: „Eine typisch deutsche Familie“, wer zu einer Gruppe dazugehört und wer nicht. Das Rollenbild von Mann und Frau hat sich in den letzten zwei Generationen stark verändert. Trotzdem zeigt die Aufstellung, dass Kais Identitätsgefühl als Mann noch immer von der Lebensgeschichte seiner Großmutter abhängig war. Verdeutlichen wir uns das Rollenbild der Frauen vor zwei Generationen: Untreue in der Ehe, Gefühle, Liebe zu einem anderem Mann waren nach Ansicht der Kirche und der Gesellschaft damals eine Sünde. Die Folge war, dass in dieser Generation, stärker als heute, Gefühle unterdrückt oder bestenfalls heimlich ausgelebt wurden. Dies ging oft mit massiven Schuldgefühlen einher. Vor gut 100 Jahren entwickelte Sigmund Freud eine Theorie über das Unbewusste und die Psychoanalyse. Diese beschreibt einen Kernpunkt für die unterdrückte Sexualität.

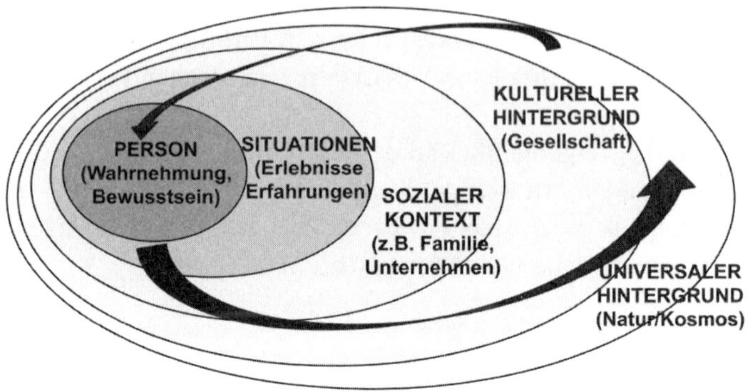

Institut Innere Form©

Abbildung 3: PSKH-Model: Eine Person ist immer in einer Situation, einem Kontext, in einem kulturellen Hintergrund

Unterdrückte Gefühle in einem Familiensystem werden oftmals von nachfolgenden Generationen wahrgenommen und weitergelebt (Nachfolge). Dies kann zu Glaubenssätzen führen wie: „Ich bin es nicht wert, geliebt zu werden." oder: „Wenn jemand behauptet mich zu lieben, ist es wahrscheinlich nicht ehrlich." Daraus kann dann, wie im Falle von Kai, ein innerer Treiber entstehen: „Ich muss besonders attraktiv sein, um geliebt zu werden." Der Status wird zur Kompensation des Selbstwertes benötigt. Wahrscheinlich ist trotzdem, dass ein innerer Selbstzweifel bleibt. Ein Schutzverhalten kann sein, dass zur Schmerzvermeidung ein tieferes Einlassen vermieden wird. Das Muster ist dann, seinen Partner auf sicherer emotionaler Distanz zu halten. Typisch ist, dass solche Dynamiken völlig unbewusst sind, in Aufstellungen entsteht dann oft eine Atmosphäre des „Nebels", das heißt, die Konzentration und das Denken fallen schwer. Dies hängt auch damit zusammen, dass im Falle von Kai die Problematik der Großmutter ein Familiengeheimnis war. Aufgrund kirchlicher Moralvorstellungen kommt das in dieser Generation sehr häufig vor. Falls Menschen in Liebesbeziehungen an ihrem Selbstwert zweifeln, unerklärliche Schuldgefühle haben, sich immer wieder dieselben (Trennungs-)Muster wiederholen, sie Nähe-/Distanz-Probleme haben, lohnt sich mit den Aufstellungen der Blick hinter die Kulissen in die Familiengeschichte. Unser kultureller Hintergrund mit allen seinen Prägungen ist meist unbewusst, aber er wirkt wie eine zweite Haut, bis wir ihn uns bewusst machen und transformieren. Dann können wir unser wahres Selbst verwirklichen und in Verbundenheit glücklichere Beziehungen leben, die nicht denen unserer Ahnen entsprechen, sondern unseren wahren Gefühlen und Vorstellungen.

5.2. „Sich wegbeamen" oder im ‚Hier und Jetzt' neu durchstarten

Wann ist ein Mann ein Mann?
Männer kriegen keine Kinder
Männer kriegen dünnes Haar
Männer sind auch Menschen
Männer sind etwas sonderbar
Oh Männer sind so verletzlich
Männer sind auf dieser Welt einfach unersetzlich

Herbert Grönemeyer, „Männer", aus dem Album „Bochum", 1984

Thema: „Ich weiß nicht, was ich will" – mit Engagement zum Neubeginn

Manchmal wissen wir nicht, was wir wirklich wollen. Wir sind so weit davon entfernt, uns selbst zu spüren, dass wir unsere eigenen Entscheidungen immer wieder in Zweifel ziehen. Oder wir übernehmen Muster und Verhalten aus unserer Familie, obwohl sie für unsere Situation nicht passend sind, unsere eigene Kreativität hemmen und uns nicht glücklich machen. Dabei unterdrücken wir oft unseren Zorn und unser Unbehagen und sabotieren uns so selbst, in die Bewegung und ins Handeln im Leben zu kommen.

1. Interview

Herbert ist sehr beschäftigt, auch wenn er keine Arbeit hat. Er möchte neu beginnen, sich in eine ganz neue Richtung entwickeln, aber es klappt nicht. Bewerbungsgespräche, die sich gut anhören, scheitern in letzter Minute, zum Beispiel an fehlenden Budgetzusagen, scheinbar an dummen Zufällen.

Klient: „Ich habe alle Möglichkeiten, aber was will ich überhaupt!? Ich bin wie hin- und hergerissen." Er spürt Hitze im Kopf und eine innere Wut.

Herbert hat auch schon anderen Rat gesucht und berichtet von negativen Gedanken und Beschuldigungen, die er derzeit mehr gegen sich selbst richtet als nach außen. Es fällt ihm schwer, laut auszusprechen, wenn etwas „nicht in Ordnung ist". Eher beschäftigt er sich damit, sich innerlich zu „zerfressen", wenn etwas nicht gelingt.

2. Der Kompass und die Auswahl der Stellvertreter

Kompass zur Aufstellung von Herbert

*** Bewusst:**	von	**Zweifel**
	zu	**Interesse**
Unterbewusst:	von	**Schuld**
	zu	**Gleichwertigkeit**
Körper:	von	**Gleichgültigkeit**
	zu	**Harmonie**
*** Priorität**		

Ständige Zweifel an den eigenen Entscheidungen blockieren Herberts Handlungsenergie – seine Interessen bleiben auf der Strecke. Unbewusste Schuldgefühle (Schuld) und Gleichgültigkeit erschweren seine freie Wahl. Bewusst lehnt Herbert seine Zweifel ab bzw. erlebt er im Außen immer wieder Situationen, in denen er nach ersten Zusagen schließlich Ablehnung erfährt, was seine Zweifel noch mehr verstärkt. Über diese Gefühle zu reden, fällt ihm sichtlich schwer. Was bleibt, ist der Groll. Durch alte Muster und Sabotageprogramme hindert er sich selbst daran, sich wertzuschätzen und seine Potenziale als „Schätze“ zu heben bzw. sich selbstbewusst damit zu präsentieren. Das Engagement für seine Interessen bringt ihn wieder in die Ebenbürtigkeit und macht den Kopf frei für klare Entscheidungen. Das baut die Kraft auf, um Neues in Bewegung zu bringen.

Da wundert es nicht, dass – kinesiologisch ausgetestet – nur EIN Stellvertreter am Beginn „auf's Parkett“ soll: Herbert selbst!

3. Anfangsbild der Aufstellung

Herbert wählt einen Stellvertreter für sich aus und stellt ihn in die Mitte des Raumes. HERBERT fühlt sich mit geschlossenen Augen in die Rolle ein. Er dreht sich um 180 Grad vom Lichtkegel der Lampen im Raum weg und schüttelt dabei leicht den Kopf. Er fühlt sich sehr nach innen gekehrt, „eingerollt“, hält die Augen weiter geschlossen und hat schweißnasse Hände. Außerdem fühlt er sich „zu groß“ und wäre gerne kleiner; er kniet sich hin.

Herbert erkennt sich sofort wieder: „Ich habe auch immer Zweifel, wenn jemand sagt: ‚Du schaffst das, du machst das großartig!' Und fühle mich dann selber kleiner, als andere mich sehen.“

4. Aufstellungsverlauf

„Scotty, beam me up!“
Raumschiff Enterprise

Herbert (Klient) wählt dann zwei Frauen für den NEUBEGINN und das THEMA aus. Er stellt sie in einer Linie vor HERBERT auf. Das THEMA steht genau zwischen HERBERT und dem NEUBEGINN. Der NEUBEGINN sieht zu HERBERT hin, weicht aber gleichzeitig vor ihm zurück.

HERBERT zieht sich noch mehr in sich zusammen und bekommt wenig mit, was um ihn herum passiert. Der NEUBEGINN steht instabil; er spürt eine Last auf seinen Schultern. Ihn fasziniert der rechte Ohrring des THEMAs.

Das THEMA ist noch immer entzückt von den tiefblauen und intensiven grünen Farbtönen, die es auf der Erde im Glassturz unter sich wahrnimmt. HERBERT fühlt sich dabei wie ein kleiner Junge, der abends im Bett ein Märchen erzählt bekommt: „Da schmelze ich richtig weg!" Das THEMA schwärmt: „Ich bin wie im Weltall, schwerelos, es ist dunkelblau und die Sterne funkeln ..." HERBERT: „Ja, ich wollt' immer Raumfahrer werden!" THEMA: „Und ich brauche dabei nicht mal einen Raumanzug!"

Herbert (Klient) bestätigt: „Ich kann mir die wildesten Sachen vorstellen … 25.000 innere Möglichkeiten, über das blaue oder das grüne Meer … und dann hänge ich in meinen Fantasiewelten herum … In meinem Berufsleben habe ich oft entweder selbst tolle Möglichkeiten erkannt oder andere haben sie mir angeboten. Und dann habe ich zu hören bekommen: ‚Wie kommst du auf die Idee, das ist doch gar nicht realistisch!' Genauso zweifle ich jetzt, wenn ich an meine Zukunft denke. Sind meine Träume, Wünsche und Ziele überhaupt realistisch?"

Auf die Frage der Aufstellungsleitung, ob er ähnliche Interaktionen aus der Familie kenne, dass die innere Fantasie, die Vorstellungen nur schwer in die Umsetzung gelängen, antwortet Herbert: „Meine Eltern waren sehr statusorientiert, insbesondere mein Vater. Der wollte kein weiteres Kind, weil er gut verdient hat und sich lieber ‚etwas leisten' wollte – ein Auto, Urlaub, Klamotten ... für mich hatten die (damit meint Herbert seine Eltern) damals kaum Zeit, das weiß ich."

Peter: „Gibt es einen Konflikt, den du in dir spürst, wenn du daran denkst, deine Kreativität in deinem Leben umzusetzen? Und gibt es eine Angst, dass dann nicht mehr genug Zeit für dich und deine Familie bleibt?"

Herbert: „Ja, die Bewerbungen, die ich grade verschicke, sind an Firmen, die Hunderte von Kilometern weit entfernt liegen!"

HERBERT spürt einen Konflikt mit seinem Vater, der ihm als „Ressource", als Quelle innerer Kraft fehlt. In ihm taucht die Frage auf: „Darf ich mich über die anderen stellen?" Dem THEMA geht allmählich die Energie aus, die Bilder verblassen und lassen sich jetzt nicht mehr aufrechterhalten. Der NEUBEGINN bekommt einen dicken Hals, ihm wird heiß. HERBERT spürt Trotz, Jähzorn und Wut bei der Frage: „Was soll ich tun? Wie kann ich realistisch sein?"

Herbert erzählt weiter von seinem Zuhause: „Da gab's einen ganz streng geregelten Tagesablauf, für jede Minute Verspätung gab es einen Tag Hausarrest. Sonst habe ich wenig Erinnerungen an meine Kindheit."

In die Umsetzung gehen

Um wieder Bewegung in die Aufstellung und Repräsentanten zu bekommen, schlägt Peter vor, die „UMSETZUNG" hineinzuholen. Herbert stellt die UMSETZUNG hinter HERBERT, der noch immer am Boden kniet. Das THEMA ist mittlerweile auch in die Knie gesunken und hat resigniert: „Meine Bilder im Glashaus sind eingetrocknet, alles ist dürr, welk und braun geworden."

In Herberts Familie wurden Probleme eher verdrängt, kaum besprochen, und wenn überhaupt, dann ohne die Kinder. Auch die Mutter hat sich die Welt ein bisschen „zurechtgeträumt" und zu Herbert als Kind oft Sätze gesagt wie: „Das siehst du völlig falsch", oder: „Das verstehst du nicht, es ist doch alles o. k. in unserer Familie."

HERBERT spürt ein Kribbeln in den Füßen. Er spürt die UMSETZUNG hinter sich und richtet sich ein wenig auf. Die UMSETZUNG bringt tatsächlich frischen Wind: Sie dreht den Deckenventilator auf volle Power und kniet sich neben HERBERT. Nur das THEMA ist sauer: „Herbert, du musst zuerst mich anschauen!"

HERBERT blinzelt vorsichtig: „Das ist alles irgendwie schräg, ich komm mir vor wie im falschen Film!" Er steht auf, geht nach hinten und bringt Distanz zwischen sich und das THEMA, das jetzt auch Anteile seiner Mutter verkörpert, die sich ihre heile Welt zurechtgelegt hat und immer wieder in diese Scheinwelt geflüchtet ist.

HERBERT steht jetzt mit etwas Abstand, aber auf Augenhöhe zum NEUBEGINN. Dieser schaut den jetzt erwachsener wirkenden HERBERT freundlich an: „Ich bin nicht die Bedrohung, ich bin die Lösung!" Die UMSETZUNG setzt sich zum THEMA, dem es ganz heiß wird im Gesicht: „Ich fühle mich bewusstlos, wie ein unbeweglicher Klotz und habe mich abgeschnitten von allem."

Zwischen HERBERT und dem NEUBEGINN sitzt das THEMA seiner Mutter, ein „erträumtes anderes Leben" wie „ein in Stein gemeißeltes Monument". Nun ist Herberts (Klient) Entscheidung gefordert.

Eine Initiation

Wie im Märchen vom Eisenhans …
Wo will Herbert nun hin? Das kann nicht der HERBERT (Stellvertreter) für den Klienten entscheiden. Deshalb fordert der Leiter Herbert auf, zu entscheiden, ob er nun seinen Platz in der Aufstellung selbst einnehmen will.

Als Herbert seinen Stellvertreter HERBERT ablöst und in die Szene tritt, hat er nur noch Augen für das THEMA. „Mich stört, dass sie so traurig schaut – wie meine Mutter!" Langsam nähert er sich an. Soll er in derselben Selbsthypnose leben wie seine Mutter, die sich selbst getäuscht, sich eine heile Welt vorgegaukelt hat? Oder kann er sich von diesem alten Muster befreien und bewusst aufmachen?

Herbert spricht laut die Worte: „Liebe Mama, ich erlaube es mir, aus diesem Muster auszusteigen." Der NEUBEGINN provoziert: „Du kannst auf mich verzichten und so weitermachen wie bisher!" Herbert spürt die Lockrufe des Neuen, aber auch noch die starke Anziehungskraft seiner MUTTER/THEMA, die ihm im Rücken sitzt. Der NEUBEGINN stichelt: „Es gibt keinen Verrat, das ist eine Illusion!"

Kommentar: Wenn jemand sich etwas erlaubt, was sich ein anderes Familienmitglied nicht getraut hat oder was ihm nicht möglich war, wird meist ein Loyalitätskonflikt empfunden. Zitat Bert Hellinger: „Gemeinsames Leiden ist einfacher als Lösen. Die gute Lösung macht oft erst mal einsam." Im System Loyalität empfindet Herbert eine Zugehörigkeit; wenn er seinen Weg gehen will, tauchen Gefahren von schlechtem Gewissen, Schuld und Einsamkeit auf.

Gemeinsam drehen sich Herbert und der NEUBEGINN um. Herbert wendet sich nochmals der MUTTER/THEMA zu: „Ich respektiere deine Wahl, und erlaube mir einen Neuanfang. Ich entschließe mich, zu meiner Größe zu stehen und meinen Weg zu gehen."

Die MUTTER/THEMA war mit ihrer Entscheidung, unter der „Glasglocke“ zu leben, zufrieden. Herbert muss selbst initiativ werden und sich als erwachsener Mann seinem eigenen Lebensweg zuwenden. Wie im Initiationsmärchen „Eisenhans“ muss er symbolisch *„den Schlüssel unter dem Kopfkissen der Mutter stehlen“*, um seinen wilden Mann aus dem (inneren) Käfig zu befreien. Das ist der entscheidende Entwicklungsschritt vom abhängigen Kind zum erwachsenen Mann. Das geträumte Paradies der Kindheit zu verlassen und die Realität der Erde mit eigenen Füßen zu betreten, sie in Besitz zu nehmen und die realen Optionen und Angebote wahrzunehmen, die sich dann in Folge bieten.

Herbert setzt sich langsam in Bewegung. Zuerst zögernd, dann mit steigender Entschlossenheit, räumt er die im Weg stehenden Hindernisse (symbolisch die Stühle im Seminarraum) zur Seite, bis er direkt vor der UMSETZUNG steht. Er nimmt sie bei der Hand, führt sie weg von seiner MUTTER/THEMA, dorthin, wo der NEUBEGINN wartet. Zu dritt haben Herbert, der NEUBEGINN und die UMSETZUNG genug Kraft für den erlösenden Schritt in die Zukunft.

5. Lösungsbild: Zuwendung zur Mutter

Hand in Hand mit der UMSETZUNG und dem NEUBEGINN als Begleiter kann Herbert nun erstmals wirklich seine MUTTER/THEMA ansehen. Bis jetzt hatte er noch immer das Gefühl, er sei im falschen Film. Was in gewisser Weise stimmt: Er lebte im „Film“ seiner MUTTER!

Seine MUTTER ist zwar „erstarrt“, kann aber alles hören. Herbert wendet sich ihr ganz bewusst zu. Er setzt sich zu ihr und zeigt ihr seine Zuwendung. Dann dankt er ihr für seine Existenz, die sie gegen den Willen des Vaters durchgesetzt hat, mit den Worten: „Danke, dass es mich gibt!“

Das kommt bei der MUTTER an. Sie spürt endlich etwas, auch wenn es erst mal ein Gefühl der Scham ist, weil sie für ihren Sohn nicht so lebendig und präsent war, wie sie es gerne gewollt hätte. Herbert kann sich aussöhnen: „Für die Scham gibt es keinen Grund, das

Leben ist Geschenk genug!“ Das berührt seine MUTTER sehr, zum ersten Mal blickt sie auf und sieht ihrem Sohn in die Augen: „Es gefällt mir so gut, was ich sehe!“ Herbert beugt sich hinunter, seine MUTTER streicht ihm übers Haar. Das wirkt wie ein Segen.

Kommentar: Segen bedeutet in diesem Zusammenhang, dem anderen alles Gute für sich und seine Zukunft zu wünschen.

Denn erst wenn Mutter und Sohn sich in Liebe und Demut einander, dem Leben und allem, was damit verbunden ist, voll und ganz zuwenden können, findet die Versöhnung mit der Vergangenheit statt. Alte Glaubens- und Verhaltensmuster lösen sich auf, und Herbert kann sich nun wahrhaftig frei und leicht voll Freude und Spaß dem Neubeginn zuwenden.

Nun weht auch für Herbert ein neuer Wind.

6. Nacharbeit

Herbert ist es in der Aufstellung gut ergangen, ihm ist dabei zum ersten Mal bewusst geworden, wie sehr seine Mutter in ihrer „eigenen Welt“ gelebt hat.

Im realen Leben hat sich für Herbert einige Monate nach der Aufstellung etwas verändert. Sein Ausgangspunkt für die Aufstellung war ursprünglich der Wunsch gewesen, nach längerer Arbeitslosigkeit bei seiner Jobsuche klar entscheiden zu können, wohin der Weg gehen soll. Heute fällt es ihm wesentlich leichter, Entscheidungen zu treffen und den für ihn passenden Weg zu wählen.

7. Expertenkommentar

„Frauen sagen JA zu Männern, die NEIN sagen können.“
Robert Bly

Der Weg ins eigene Leben führt über die Annahme der Mutter.

Es braucht zuerst die An-Erkennung, wie die Situation in der Kindheit tatsächlich war, und dass die heile Fantasiewelt ein Märchen ist. Dann das An-Nehmen des Lebens als reines Geschenk von der Mutter, um sich aus alten, reduzierenden Loyalitätskonflikten zu lösen und als gereifter erwachsener Mann seinen eigenen Weg gehen zu können. Es ist ein Weg der Neu-Geburt.

Die männliche Initiation möchten wir anhand der Analyse des Märchens „Eisenhans", in Nacherzählung von Robert Bly, reflektieren. Robert Blys Ansatz bietet eine Möglichkeit, sich mit den modernen Problemen der Männlichkeit auseinanderzusetzen, zu erkennen, dass es keine Automatik gibt, die aus Jungen Männer macht, sondern dass dies ein Entwicklungsprozess ist, der nicht immer glückt. Die Männer der heutigen Zeit haben sich sehr weit vom traditionellen Männerrollenbild entfernt. So beschreibt Bly zum Beispiel den typischen Mann der 50er-Jahre in Amerika folgendermaßen:

„Er ging früh zur Arbeit, rackerte sich pflichtbewusst ab, versorgte Frau und Kinder, und Disziplin ging ihm über alles. Reagan ist eine Art mumifizierte Ausgabe dieses zähen Typs. Diese Sorte Mann nahm die Seele der Frau nicht so genau zur Kenntnis, aber er schätzte ihren Körper; sein Verständnis von Kultur und von Amerikas Beitrag dazu war jugendhaft-optimistisch. Er besaß viele starke und positive Eigenschaften, doch hinter dem Charme und dem Schein verbargen sich, und verbergen sich noch immer, eine große Isolation, Deprivation und Passivität. Wenn er keinen Gegner hat, fühlt er sich nicht wirklich lebendig." (Bly 2005)

Jede Epoche hat ihren besonderen Anspruch an die Initiation eines Mannes. Bly versucht, den „roten Faden" zu finden, der den Mann in seiner Entwicklung in die Männlichkeit führt. Dabei greift er auf die archetypische Geschichte des Märchens vom Eisenhans zurück.

„In einem dunklen Wald hinter dem Königsschloss lauert das ‚Un--heil'. Kein Jäger sei bis jetzt von dort zurückgekehrt. Eines Tages fasst sich ein junger Mann ein Herz (‚Das ist genau das Richtige für mich!') und streift allein mit seinem Hund durch den Wald. Als er an einem tiefen Tümpel vorbeikommt, taucht eine Hand aus dem Wasser auf und zieht den Hund hinab. ‚Hier muss es sein!', sagt sich der junge Mann, holt drei weitere Männer dazu, und sie beginnen, das tiefe Wasser des Teiches mühsam Eimer für Eimer auszuschöpfen. Am Grund entdecken sie schließlich einen von oben bis unten rot behaarten Mann. Sie nehmen den Mann gefangen und führen ihn zum Schloss. Der König lässt diesen wilden Mann in einen eisernen Käfig für alle sichtbar im Hof sperren und vertraut den Schlüssel der Königin an." (Ebenda)

Der „wilde Mann" drückt einen inneren Anteil aus, der wichtig ist, um in die eigene männliche Kraft zu gelangen. Nach Blys Analyse scheitert in der heutigen Entwicklung der Männer oftmals die Integration des „wilden Mannes".

Der Mann der 60er-Jahre, in der Entwicklung der Postmoderne, der 68er-Generation (siehe auch Kapitel 7), in den USA ausgelöst durch die Sinnlosigkeit und Brutalität des Vietnamkrieges sowie die feministische Bewegung, die auffordert, die Frau in ihrem Wesen wahrzunehmen und zu sehen, beginnt verstärkt, seine eigene innere weibliche Seite zu entwickeln. Dieser Prozess dauert bis heute an.

Der Mann der 70er-Jahre ist immer mehr ein „weicher Mann", oft auch als Softie bezeichnet. Er ist nett, freundlich und will es nicht nur seiner Mutter, sondern auch allen anderen Frauen in seinem Leben recht machen. Aber diesen Männern scheint es an Energie zu fehlen. Sie haben Probleme, Grenzen zu ziehen. Dieser naiv anmutende Mann übernimmt die Schmerzen der Frauen, lässt sich verletzen und ist noch stolz auf seine Wunden. In der weiteren Entwicklung wird er zum New-Age-Mann, zu einem „weißen Ritter", einem „Flieger", der nach einem höheren Bewusstsein strebt. In Reinheit kämpft er für das Gute, ist Schwiegermutters Liebling, aber irgendetwas läuft schief. Analog zum Märchen muss er oft den Weg der Asche gehen, des Absturzes. Durch Themen wie Armut, Drogen oder die Erfahrung, den falschen Kampf gekämpft zu haben, kommt er mit seinem „roten Ritter" und mit dem „wilden Mann" wieder in inneren Kontakt.

Herbert fühlt sich am Anfang der Aufstellung klein, auch wenn er weiß, dass etwas nicht in Ordnung ist, fällt es ihm schwer, es laut auszusprechen. Als der Neubeginn in die Aufstellung geholt wird, hat Herbert Angst, er möchte am liebsten gar nicht hinsehen. Er verhält sich wie die ersten Jäger im Märchen, die das lauernde Unheil im Wald bekämpfen wollen, aber nicht wiederkehren, weil sie aufgrund ihrer Zweifel an der eigenen Macht und Stärke ihre Mission nicht glückvoll zu Ende bringen und in der Gefahr verloren gehen.

Wie der Jüngling im Märchen, der „beherzt" und zielstrebig handelt, als sein Hund unter Wasser gezogen wird, ohne Angst vor dem, was sichtbar wird, lernt Herbert im Laufe der Aufstellung, die Realität anzuerkennen und seine eigene Stärke zu spüren. Er geht den

Dingen im „trüben Wasser des eigenen Tümpels" Schritt für Schritt („Eimer für Eimer") auf den Grund, bis er seinen eigenen inneren „wilden Mann" gefunden hat.

Wichtig ist auch, dass der „wilde Mann" erstmals sichtbar wird. So kann man einer Begegnung nicht mehr ausweichen, aus dem Versenken in den „unzugänglichen Tiefen des Tümpels im Wald" ist ein Sichtbarmachen im Außen geworden. Wenn auch vorerst nicht „frei", sondern gefangen im „Käfig", der symbolisch die Konventionen der Eltern verkörpert, in den Grenzen ihrer eigenen Entwicklung. Auch Herbert zweifelt an seinen Träumen und fragt: „Wie kann ich realistisch sein?" Wenn wir die Energie des „wilden Mannes" in uns nicht wecken, verwelken unsere Träume und unsere Visionen vertrocknen; wir bleiben in Zorn, Trotz und Resignation stecken. Der „Schlüssel" liegt bei der Aufstellung – wie im Märchen – bei der Mutter –, unter dem Kopfkissen.

Fortsetzung des Märchens: *„Eines Tages spielt der Sohn des Königs im Hof mit seinem goldenen Ball. Der Ball rollt in den Käfig und der Prinz will ihn wiederhaben. ‚Nur wenn du mir die Tür aufsperrst!', sagt der wilde Mann, und er weiß auch, wo der Schlüssel zum Käfig versteckt ist: unter dem Kopfkissen der Mutter des Jungen. Der Junge findet den Schlüssel im Schlafgemach der Königin und befreit den wilden Mann aus seinem eisernen Gefängnis, wobei er sich an der Hand verletzt. Der wilde Mann entführt den Jungen in den Wald. Die Eltern bleiben trauernd zurück.*

Im Wald angelangt, sorgt der wilde Mann gut für den Jungen. Es solle ihm nie an etwas mangeln, alle Schätze der Welt stünden ihm offen, dafür verlangt er vom Jungen, dass er gehorcht und aufmerksam den Goldbrunnen bewacht, damit nichts hineinfällt und die Klarheit des Wassers verunreinigt. Doch der Junge steckt zuerst seinen schmerzenden Finger ins Wasser, um ihn zu kühlen, und ein andermal kommt er dem Wasser zu nahe und taucht seine Haare ein. Das Wasser färbt Finger und Haare golden, sodass sich seine Tat nicht mehr verleugnen lässt. Da schickt ihn der wilde Mann fort in die weite Welt hinaus, um Erfahrungen zu sammeln und selbst für sich zu sorgen. So landet der Junge unerkannt an einem Königshof, wo er zuerst in der Küche und später im Garten Arbeit findet. Eines Tages blitzen seine goldenen Haare in der Sonne auf und die Königstochter wird erstmals auf ihn aufmerksam. Noch bleibt er unerkannt. Mi-

thilfe des wilden Mannes gewinnt er als fremder Ritter Schlachten für den König und erobert die Hand der Königstochter im Turnier. Als diese in ihm den jungen Mann mit den goldenen Haaren erkennt, den sie bereits im Garten gesehen hat, bricht sie gemeinsam mit ihm in sein neues Königreich auf, in dem er mit Unterstützung des wilden Mannes, des ‚Eisenhans', sein ganz persönliches Glück finden und gestalten wird.“ (Ebenda)

Der Jüngling hat den Initiationsprozess abgeschlossen. Er ist jetzt ein kraftvoller Mann, reif, sein Königreich zu regieren und die von ihm auserwählte Königstochter zur Frau zu nehmen.

Robert Bly beschreibt diese Entwicklung: Der Mann der 90er ist oft in einer Partnerschaft, in der die männliche und weibliche Energie verdreht ist: Eine starke männliche Frau hat einen soften weiblichen Mann.

Im Märchen geht der Jüngling den Weg des Abstiegs, der Asche (niedrige Küchenarbeit), der ihn erdet (männliche Kraft wird integriert), geht den Initiationsweg, indem er Mutproben in der Fremde besteht. Durch den neuerlichen Kontakt mit dem „wilden Mann“ integriert er den „roten Ritter“, den er als junger Mann in Trotzphase und Pubertät nicht leben konnte, nachträglich.

„Der ‚rote Ritter' symbolisiert Blut, die Gefühle nicht integrierter Wut, des rasenden Stieres, auch der aufflammenden Leidenschaft. Rot ist auch die Farbe des Mars, der Wildheit, des Kampfes. Eine Frau schläft mit dem ‚roten Ritter', aber sie würde ihn nicht heiraten, weil ihm nicht zu trauen ist.“ (Ebenda)

Der spirituell bewusste, integrierte Mann ist der „schwarze Ritter“. Er ist nicht mehr unschuldig wie der „weiße Ritter“ und kein unbewusster Heißsporn mehr wie der „rote Ritter“. Er hat die dunklen Seiten seines Ichs, die Schatten, integriert. Er ist wie ein friedvoller Krieger mit Herz, ein Samurai, der das Schwert zieht, um zu kämpfen, falls es für höhere Ziele unabwendbar ist, aber er stellt sich mehr in einen spirituellen Dienst. In der individuellen Entwicklung kann sich der Mann vom „roten“, zum „weißen“, zum „schwarzen Ritter“ entwickeln. In unserer Gesellschaft, in der oft die Väter und die starken kraftvollen männlichen Vorbilder als Mentoren fehlen, bleiben viele Männer im Stadium des „weißen Ritters“ stecken.

In Aufstellungen, zum Beispiel in Verbindung mit Männergruppen, können solche Initiationsprozesse von Mentoren begleitet werden.

Auch Herbert muss sich erst mit der Realität auseinandersetzen lernen. Die Strategie, sich in die Fantasiewelt zu flüchten, die seiner Mutter geholfen hat, eine erstarrte Situation zu ertragen, ist für ihn keine Lösung mehr. Er muss und darf sich jetzt – zuerst stellvertretend in der Aufstellung – selbst die Erlaubnis geben, unterstützt durch seinen inneren „wilden Mann“ als Antreiber, aus diesem alten Familienmuster auszusteigen, den „Käfig“ eigenhändig aufzusperren, auch wenn er sich dabei die eine oder andere Blessur zuzieht. Angestachelt durch den Stellvertreter des Neubeginns (wie der Junge im Märchen, gestärkt durch die Kraft der Erlebnisse in Wald) kehrt er nun wieder in die reale Welt zurück.

Auf dem Weg zur Umsetzung seines wahren Lebensziels (der goldene Ball) sind noch einige Hindernisse zu beachten. Eines der bedeutendsten ist die Anerkennung der Mutter als Ursprung seines Daseins. Im „Schlafgemach der Mutter“ liegt der Schlüssel zum Ursprung seines Lebens. Herberts Mutter hat auch mütterliche Qualitäten und Stärke gezeigt, als sie gegen den Willen des Vaters durchgesetzt hat, das Kind, das sie gemeinsam gezeugt haben, zu bekommen. Das und seine eigene Natur anzuerkennen, ist nun Herberts ureigenste Aufgabe. Nur so kann er in die Welt hinausziehen und als Mann mit allen ritterlichen Qualitäten um das Wohl der Gemeinschaft und sein persönliches Glück kämpfen, sodass er am Ende die „Königstochter heimholen“ kann und sein ganz persönliches „Königreich“ errichten wird.

8. Reflexion
Das Samurai-Dreieck der Professionalität

Herberts Entwicklung lässt sich nach den Modellen der Inneren Form am „Samurai-Dreieck der Professionalität“ illustrieren. Abgeleitet von den Samurai, die im japanischen Mittelalter (17. und 18. Jahrhundert) ihre Hochblüte als elitäre Kriegerkaste des alten Japan erlebten. Gleichzeitig gilt dieses Modell für jede Form der Professionalität.

Die erste Säule der Professionalität sind das Bewusstsein, die Haltung und die Einstellung. In kriegerischen Zeiten war der Weg des Samurai eine Entscheidung auf Leben und Tod. Herbert trifft die Entscheidung, sich aus seinen alten Loyalitätsdynamiken zu lösen, Verantwortung zu übernehmen und erwachsen seinen eigenen Weg zu gehen.

Die zweite Säule der Samurai sind die Fähigkeiten, Fertigkeiten und Techniken. Mit eisernem Training und Disziplin wird Perfektion in der Kampfkunst angestrebt.

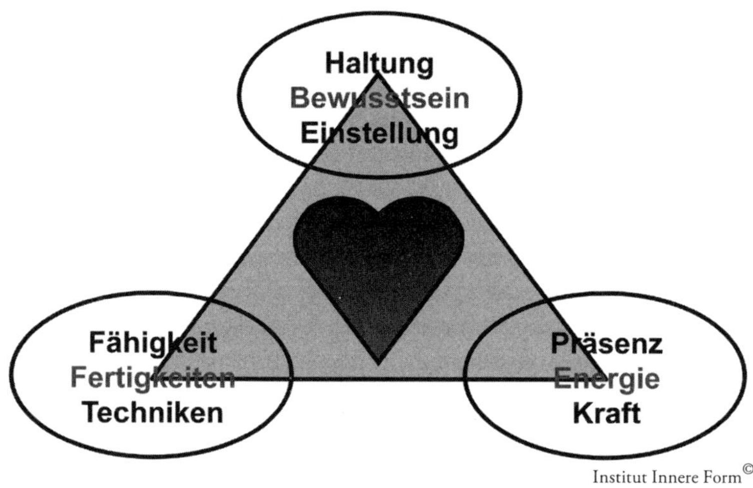

Abbildung 4: Samurai-Dreieck der Professionalität – Diese Dimensionen gelten für jede Form der Professionalität – Die 3 Säulen sind Bewusstsein, Fähigkeiten/Fertigkeiten und Präsenz

Herbert ist in seiner Disziplin eher fremdgesteuert. Im Elternhaus hat er gelernt, sich an die dortigen Regeln zu halten. Bevor er sein eigenes Potenzial entwickeln kann, muss er sich noch andere Dimensionen erschließen.

Die dritte Säule sind die Präsenz, die Energie und die Kraft, vollkommen im Hier und Jetzt zu sein. Im Falle der Samurai: Kein Gedanke an den Tod, kein Gedanke über Sieg oder Niederlage, keine Bedenken! Nur im vollkommenen Sein, in der Präsenz im Hier und

Jetzt, kann der Erfolg liegen. Alles vergessen, vollkommene Leere, nichts erwarten, nichts befürchten: „Keine Angst vor Versagen und keine Furcht vor Erfolg!" – an nichts mehr anhaften, im Potenzial des Augenblicks sein. Dazu ist es für Herbert wichtig, sich aus der verträumten Scheinwelt zu verabschieden und sich der Realität zu stellen. In der Mitte steht als Symbol das Herz dafür, authentisch hinter allem zu stehen, was man tut, aus ganzem Herzen. Erst wenn Herbert seine Berufung gefunden hat, die ihn erfüllt, wird er die Dinge nicht mehr „halbherzig" tun und dabei hinter seinen Möglichkeiten bleiben. Egal ob es sich um die Bewerbung oder die Durchführung seiner Aufgaben handelt. Gerade in der heutigen Zeit gilt es, Veränderungen durchzusetzen und mit Realitätssinn alte Strukturen zu verändern. Die Menschheit ist gefordert, „erwachsen" zu werden, dabei liegt globale Verantwortung auch beim Einzelnen. Jeder hat seinen Beitrag zu leisten, sich von der Märchenwelt der Illusionen, die uns auch von den Massenmedien vorgegaukelt werden, abzulösen und mit eigener Kraft und Stärke „den Schlüssel unter dem Kopfkissen der Mutter zu stehlen", um mit Entschlossenheit und Achtsamkeit unseren Planeten in eine bewusstere Zukunft zu führen.

5.3. Geld weist den Weg in das neue Bewusstsein

Thema: Das Kleingeld und das Große Geld

Das Thema Geld ist in aller Munde. Es vergeht kein Tag, an dem in den Medien nicht über Wirtschaftskrise, Geldfluss, Schulden und dergleichen diskutiert wird. Die Lebenssituation jedes Einzelnen ist von diesen Fragen betroffen. Auch unsere Klientin Karla möchte sich dem Thema Geld widmen.

1. Interview

Karla: „Wie das Geld reinkommt, so fließt es wieder raus." Sie meint: „Da laufen bei mir Sabotageprogramme ab. Ich habe immer gut verdient. Jedoch zerrinnt mir das Geld regelrecht zwischen den Fingern. Jedes Mal, wenn ich ans Sparen dachte, um mir einen Herzenswunsch zu erfüllen, wie eine große Reise, ging etwas im Haushalt kaputt. Dann war das Geld wieder weg." Im Prinzip genießt sie es, ihr Geld auszugeben. Bedingt durch ihre Selbstständigkeit – seit zwei Jahren – ist in ihr der Wunsch nach finanzieller Sicherheit gewachsen.

Ihre Stimme klingt etwas gepresst. Sigrid fragt: „Gibt es etwas, worüber du nicht gerne sprichst?" Nachdenklich berichtet Karla, dass sie vor 15 Jahren durch die Investition in Immobilienfonds viel Geld verloren hat und dafür immer noch Schulden abbezahlt. Dieses Geld war ursprünglich für ihre Rentenabsicherung gedacht und geblieben sind ihr stattdessen Schulden.

Sigrid bemerkt dazu: „Aus systemischer Sicht kann ein Ruin innerhalb der Familie dahinterstehen oder eine Pleite, eine Schuld, ein Betrug oder sogar ein unbewusstes Armutsgelübde. Karla meint: „Mit diesen Themen habe ich mich bereits befasst und schon einiges bearbeitet. Es muss da noch etwas anderes geben, etwas, das schwer fassbar und zugleich gut verdeckt ist."

Körperlich spürt sie in Bezug auf das Thema Verspannungen in den Kiefergelenken. Sie knirscht nachts mit den Zähnen. Es drängt sich die Frage auf: „Beißt sie nachts unbewusst die Zähne zusammen?"

Als Ziel formuliert sie jetzt klar und entschieden: „Ich will das Sabotageprogramm, das dahintersteht, verstehen und erkennen, was ich praktisch verändern kann."

2. Kompass und Auswahl der Stellvertreter

Der Kompass zur Aufstellung von Karla

Bewusste Ebene:	von	Annahme	zu	Widerstand
*Unterbewusste Ebene:	von	Begeisterung	zu	Feindseligkeit
Körperebene:	von	Eingestimmtsein	zu	Gleichgültigkeit

* Priorität

Sigrid, die Leiterin, spürt beim Testen einen subtilen Widerstand im Körperkreislauf der Muskeln. Die Priorität auf dem Kompass für Entfaltung liegt in Bezug auf das Thema Geld auf der unterbewussten Ebene bei „Feind-seligkeit" statt „Be-geisterung". Es wirkt etwas Unbewusstes in ihr und sabotiert die Verwirklichung der „Herzenswünsche" im Außen. Aus körperlicher Sicht (Körperebene) ist mit der Gleichgültigkeit die Einstimmung (Harmonie) auf die eigenen Bedürfnisse verloren gegangen. Auf der bewussten Ebene zeigt sich „Annahme versus Widerstand" als Thema. Leiterin Sigrid ergänzt: „Das kann Schutz bedeuten." Karla sagt spontan: „Vor zu viel Geld?" und lacht. „Was ist für dich ‚viel' Geld?", hakt Sigrid nach. Karla: „500.000 Euro und mehr. So eine große Summe anzunehmen, wäre richtig schwer und würde für mich Stress bedeuten! Aber durch die Finger rutscht mir ja das sogenannte ‚Kleingeld'!" „Was verstehst du unter Kleingeld?" „Die Geldsumme, die ich zur Deckung meiner monatlichen Kosten brauche. In etwa wären das 2000 Euro." Die beiden Summen repräsentieren für sie zwei verschiedene Energieformen: das „GROSSE GELD" und das „KLEINGELD".

Sie testen für das erste Bild die drei Stellvertreter aus: KARLA, das KLEINGELD und das GROSSE GELD

3. Anfangsbild der Aufstellung

KARLA ist mitten im Raum positioniert. Rechts vor ihr steht das KLEINGELD, vertreten durch eine männliche Person. Hinter sich hat sie – nach einigem Zögern – für das GROSSE GELD eine Frau platziert.

Kommentar: Beide Stellvertreter für das Geld fallen durch schwarze Kleidung auf. Mitunter geben Kleidungsfarben einen inhaltlichen Hinweis. In unserem Kulturkreis symbolisiert die Farbe Schwarz Trauer bzw. Tod.

KARLA bewegt sich rückwärts zum GROSSEN GELD. Sie würde es sich gerne richtiggehend einverleiben, aber so geht das nicht. Etwas schmerzt sie an ihrer rechten Seite. Das GROSSE GELD lächelt und sagt zu KARLA: „Was stellst du dich so an? Ich bin da, du brauchst mich nur zu nehmen! In Wahrheit werde ich nicht gewürdigt."

Das KLEINGELD bleibt auf seinem Platz stehen und blickt sehnsuchtsvoll auf die beiden: „So wie das GROSSE GELD will ich auch mal werden! Mich stört, dass die beiden jetzt so nahe beieinanderstehen! – Ich lenke mich mit Details ab. Lauter Kleinigkeiten fallen mir auf."

Der Klientin Karla, die von außen alles aufmerksam beobachtet, fehlt noch etwas „Fassbares". Ihr kommt das Bild, das die Stellvertreter in der Raummitte ausdrücken, zwar bekannt vor, in Bezug auf ihr Thema kann sie aber noch keinen klaren Zusammenhang erkennen. Das KLEINGELD hat einen Impuls: „Mich hat das Wort Feindseligkeit an den Filmtitel erinnert: ‚Der Feind in meinem Bett'." „Den Film kenne ich!", ruft Karla überrascht, „Da geht es um einen reichen Mann, der eine Frau besitzen will! Die Frau bricht schließlich den Kontakt ab und fängt ein neues Leben an. Der Mann will die Trennung nicht akzeptieren und verfolgt sie hartnäckig. Wie es weitergeht, weiß ich nicht mehr!"

Sigrid ergänzt: „In dem Film stellt sich die Frau dem Mann und seiner Aggression, vor dem sie zuvor geflohen ist!"

Der Film gibt einen Hinweis darauf, wie wichtig es für Karla ist, sich mit den eigentlichen Hintergründen zu konfrontieren. Die Hauptdarstellerin kann sich nur dadurch von der ständigen Angst, die unbewusst immer präsent ist, befreien.

KARLA wendet sich bei diesen Worten von dem GROSSEN GELD ab mit den Worten: „Das wird ungemütlich und bedrohlich hier. Ich fühle mich zunehmend ohn-mächtig." Sie wechselt die Seite und lehnt sich am KLEINGELD an. Das KLEINGELD fühlt sich nun stark: „Ich will sie besitzen!" Das GROSSE GELD bleibt alleine zurück.

Es drängt sich die Frage auf: Gibt es eine Bedrohung bzw. eine Konfrontation, der die Klientin aus dem Weg geht, und in welchem Zusammenhang steht diese Vermeidung mit dem Thema Geld?

4. Aufstellungsverlauf
Der Preis des Gehorsams

Im Gespräch mit der Leiterin entscheidet sich die Klientin dafür, sich mit der bedrohlichen Konfrontation auseinanderzusetzen. Um mehr darüber zu erfahren, wählt sie einen männlichen Stellvertreter für die KONFRONTATION aus und platziert ihn direkt vor das KLEINGELD. KARLA weicht sofort aus und versteckt sich – den Blick abgewandt – hinter dem KLEINGELD mit den Worten: „Das geht mich alles nichts an!" Da trumpft das KLEINGELD auf und befiehlt gebieterisch: „Ich verbiete dir, zur KONFRONTATION zu schauen!"

KARLA gehorcht und bleibt weiter Rücken an Rücken an das KLEINGELD gelehnt. Damit überlässt sie ihm die Entscheidung über die weitere Handlung. Es kann sie halten oder fallen lassen. Das erinnert an ihre Worte im Einführungsinterview, als sie beschrieb, dass ihr das Geld zwischen den Fingern zerrann, ohne dass sie etwas dagegen tun konnte.

Währenddessen baut sich im Aufstellungsfeld Energie auf. Die Temperatur im Raum erhöht sich spürbar. Es braut sich etwas zusammen. Es wird heiß. Die KONFRONTATION hat sich mittlerweile dem GROSSEN GELD zugewandt.

Kommentar: In dieser Aufstellung war von Anfang an Widerstand seitens der Klientin im Spiel. In diesen Fällen erweist es sich oft als sinnvoll, die Klientin selbst Handlungsanweisungen an ihre Stellvertreterin richten zu lassen und sie in ihrer Eigenverantwortung zu stärken.

Wegen des deutlichen Widerstands der Stellvertreterin KARLA bezieht die Leiterin die Klientin jetzt direkter in die nächste Entscheidung mit ein und bittet sie, ihrer Stellvertreterin selbst die weiteren Handlungsanweisungen zu geben. Nach kurzer Pause fordert sie KARLA auf, das KLEINGELD von vorne anzusehen. Automatisch stehen die Fragen im Raum: „Für wen steht das KLEINGELD?", und: „Wem gehorcht KARLA so widerstandlos?"

Widerwillig folgt KARLA den Anweisungen der Klientin und stellt sich vor das KLEINGELD. Dort hält sie sich die Ohren zu und summt vor sich hin, um nur ja nichts zu hören. Das KLEINGELD sieht sie ebenfalls nicht richtig an, obwohl es direkt vor ihr steht. Stattdessen schäkert es kokett in Richtung KARLA: „Ätsch! Ich verstecke mich vor dir!" „Du drehst dich im Kreis", sagt das KLEINGELD selbstsicher und fügt drohend hinzu: „und ich behalte dich im Blick."

Sigrid fragt nach Parallelen in Karlas Familie: „Wie ging zum Beispiel dein Vater mit Geld um?" Karla: „Das überließ er der Mutter.

Und sein Vater, mein Großvater, war Bauer, mit dem für einen Bauernhof üblichen normalen Landbesitz." Auf das Wort „Vater" reagiert KARLA neugierig.

Das GROSSE GELD sucht nun seinerseits die KONFRONTATION und kommt näher. KARLA dreht sich, es summt in ihren Ohren. Karla erzählt inzwischen weiter aus ihrer Familiengeschichte: „Ja, da gab's Besitz, sowohl beim Vater als auch bei der Mutter. Das führte zu Erbstreitigkeiten und Feindseligkeiten (siehe Kompasspriorität!) unter den Geschwistern.

Schließlich bekam eine Tante alles. Mittlerweile ist jedoch alles weg, verscheuert und verschachert. Mein Vater – und auch meine Mutter – gingen bei dem Erbe leer aus. Ich habe keine Ahnung, warum das so gelaufen ist", schließt sie nachdenklich. „Vielleicht ist da eine Rangordnung nicht eingehalten worden?", mutmaßt sie und fügt hinzu: „Ich weiß nicht genau, worum es ging. Das geht mich doch nichts mehr an, oder?" Während sie diese Sätze ausspricht, sinkt KARLA in die Knie und setzt sich kraftlos vor dem KLEINGELD auf den Boden.

Die KONFRONTATION schaut nun auch zu Boden, und das anfangs so kraftvolle GROSSE GELD schwächelt ebenfalls. Nun nähern wir uns dem Kern der Sache. Die Fassade ist nicht mehr aufrechtzuerhalten, die vormals starken Fronten bröckeln.

Konfrontation im Krieg

Die KONFRONTATION fixiert den Blick auf einen Platz am Boden, als ob sie etwas suchen würde. Genau auf diesen Platz positioniert die Klientin einen weiteren Stellvertreter, der noch nicht genauer benannt ist. Es handelt sich um eine männliche Person. Zunächst setzt er sich seitlich abgewandt auf den Boden, schließlich legt er sich hin. Das GROSSE GELD reagiert darauf mit dem Hinweis: „Der rechte Fuß schläft mir ein."

Kommentar: Der suchende Blick des Stellvertreters auf dem Boden kann ein Hinweis darauf sein, dass eine Person in der Aufstellung fehlt. Aus diesem Grund bittet die Leiterin die Klientin eine noch nicht weiter benannte Person in der Aufstellung zu positionieren. Oft ergibt sich dann aus dem weiteren Verlauf ein eindeutiger Impuls, um welche Person es sich handelt.

Der neue Stellvertreter auf dem Boden fühlt sich „in jeder Beziehung regungslos". Dazu fällt Karla ein: „Mein Onkel, der älteste Bruder meines Vaters, ist im Krieg in Russland gefallen. Er wäre nach dem Brauch – als Ältester – Erbe des Hofes gewesen."

Kommentar: Nun findet ein Ebenenwechsel statt. Die Aufstellung fokussiert sich auf eine Erfahrung aus dem Familiensystem im Rahmen des Zweiten Weltkrieges. Aus diesem Grund wechselt das KLEINGELD in die Rolle des Vaters und der noch nicht benannte Stellvertreter wird zum toten Onkel. Diesen Ebenenwechsel kann man mit Stellvertretern, die über eine sichere Wahrnehmung bzw. Erfahrung verfügen, ohne Probleme durchführen. Ansonsten könnte man an dieser Stelle noch eine andere Person für den Vater in die Aufstellung holen.

Der Stellvertreter des KLEINGELDS wechselt bewusst in die Rolle des VATERS und stimmt sich nun auf die neuen Befindlichkeiten in dieser Rolle ein. Er wendet sich starr und vorwurfsvoll dem toten ONKEL zu: „Wenn dir das nicht passiert wäre, ging's mir gut!" Dabei blickt KARLA dem VATER/KLEINGELD vorsichtig über die Schulter.

Manchmal wird ein Stellvertreter für eine Sache wie das KLEINGELD zu einer Person, die mit dem Thema KLEINGELD in Verbindung steht. In diesem Fall ist es der VATER, der beim Erbe leer ausging.

Die Leiterin bittet die KONFRONTATION, sich neben den Toten zu legen mit den Worten: „Ja, damals im Krieg war der Preis der Gier sehr hoch. Das kostete viele Menschenleben!" Spontan wirft Peter (Co-Leiter) einen Propagandaspruch von damals ein: „Heute gehört uns Deutschland, und morgen die ganze Welt!"

Kommentar: Damit spielt eine kollektive Ebene in die Aufstellung hinein. In diesem Sinne geht es weniger um die persönliche Gier des Onkels, sondern darum, dass er – wie viele andere – stellvertretend für die Gier eines ganzen Landes in den Krieg gezogen und gestorben ist.

Der VATER/KLEINGELD würde sich am liebsten auch dazulegen und auch KARLA, die Nichte des Toten. Sie gibt zu verstehen: „Ich bin völlig apathisch!" Die KONFRONTATION und der gefallene ONKEL liegen Hand in Hand am Boden. Der ONKEL hat seine Schuhe ausgezogen. Die KONFRONTATION und der gefallene ONKEL wirken völlig ausgesöhnt.

„Wir tragen beide ein braunes Gewand, wie die Erde", sagt die KONFRONTATION und ergänzt: „Mit mir wurden gleich alle Teile der Konfrontation begraben!"

Schuld ist eine Illusion – die Kraft liegt in gesunder Konfrontation

Der VATER / KLEINGELD fühlt sich schuldig als Überlebender. Dazu gibt ihm die KONFRONTATION zu verstehen: „Schuld ist eine Illusion! Es gibt keine Schuld!"

Das GROSSE GELD meint dazu „Ich bin nicht der Feind, sondern eine Herausforderung!"

Die KONFRONTATION weist darauf hin, dass sie in der Gegenwart wieder zur Verfügung steht, wenn die Anteile, die im Krieg passiert sind, gesehen, gewürdigt und angenommen (vgl. Kompass) werden. Die KONFRONTATION lässt symbolisch für den Anteil der Gier „im Krieg" ihre Schuhe zurück und stellt sich ohne Schuhe in ihrer präsenten Kraft aufrecht hin.

Der VATER / KLEINGELD wendet sich ruhig dem toten ONKEL zu mit den Worten: „So war es."

Kommentar: Geschehnisse sind Tatsachen, an denen kein Weg vorbeiführt. Durch Annahme und Würdigung können wir sie für uns in der Gegenwart begreifbar und „fassbar" machen und uns von den alten Mustern befreien. Dann sind wir frei für das Neue und den eigenen Weg.

5. Lösungsbild
Der Segen des Vaters

Die Klientin wechselt mit KARLA den Platz und kniet neben ihrem VATER vor dem toten ONKEL nieder. Sie spürt die ganze Geschichte dahinter, die sie mit der Familie ihres Vaters verbindet. Es fällt ihr sichtlich schwer, sich aus dieser Familiendynamik zu lösen, die sie so lange beeinflusst hat. Langsam kann sie loslassen und den Zusammenhang mit ihrem Geldthema erkennen: „Über das Kleingeld und über den Verzicht war ich mit eurem Schicksal unbewusst verbunden. Ich achte euer Schicksal und ich lasse es bei euch."

Als Tochter kann sie jetzt die Kraft vom VATER/KLEINGELD nehmen. Dies gelingt symbolisch, indem der VATER/KLEINGELD aufsteht und in seine eigene Kraft geht. Aus dieser aufrechten Haltung legt er seine Hände auf den Kopf der knieenden Karla und gibt ihr seinen Segen.

Kommentar: Mit diesem Ritual gibt der Vater symbolisch Kraft und Energie an seine Tochter weiter. Indem der Vater steht und die Tochter kniet, ergibt sich symbolisch ein Gefälle bzw. ein Höhenunterschied, der diesen Vorgang unterstützt.

Die KONFRONTATION unterstützt mit der Feststellung: „Die grenzenlose Gier hat kein Glück gebracht! Groß ist nicht gleich grenzenlos. Und Begeisterung hat nichts mit Fanatismus zu tun." Bezugnehmend auf die Kriegserfahrung weist sie darauf hin, dass Begeisterung, die auf Feindseligkeit und Missachtung der Grenzen von anderen beruht, schlimme Folgen haben kann.

Karla fühlt sich nun gestärkt und steht ebenfalls auf. Nachdem sie ihre unbewussten familiären Verstrickungen und Schuldgefühle in Bezug auf das Geld erkannt hat, trifft sie eine neue Entscheidung: „Ich hinterlasse jetzt meine eigenen Spuren und dich, KONFRONTATION, nehme ich mit, um mich immer wieder mit den Konsequenzen zu konfrontieren. Es geht jetzt um meine eigene innere Größe und das schließt die äußere nicht aus. Geld ist einfach eine Form der Energie."

Zum GROSSEN GELD gewandt sagt sie: „Ich nehme dich auf neue Art und Weise. Ich nehme die Herausforderung bewusst an und erkenne mein eigenes Maß."

6. Nacharbeit

In der Nacharbeit wird deutlich, dass Karla Zeit braucht, um das Thema richtig zu integrieren. Die Lösung aus der Familiendynamik fällt ihr nicht leicht. Der Verzicht auf das Geld in Verbindung mit dem Verzicht auf ihre Herzenswünsche hat sie so viele Jahre geprägt. Durch den Schritt in die eigene Selbstständigkeit wird sie mit dem Thema Geld auf neue und zwingendere Weise konfrontiert, denn jetzt fallen ihre bisherigen Sicherheiten weg. Karla möchte ihr Geld auf eine Weise verdienen, die ihr mehr Freude bereitet und zugleich andere Menschen auf ihrem Weg unterstützt. Die Konfrontation mit den Konsequenzen von Verzicht auf der einen Seite und der Gier auf der anderen lässt sie Schritt für Schritt ihr eigenes Maß für das Thema Geld finden. Durch die Aufstellung sind ihr Vertrauen und die Zuversicht gewachsen genügend Geld zu verdienen. Sie hat neue Klienten gewonnen.

7. Expertenkommentar Achtsamkeit – Herz – Mut – Kraft – Konzentration – über das Thema Geld ins neue Bewusstsein

Wie das Lösungsbild dieser Aufstellung zeigt, hat die Auseinandersetzung mit dem Thema Geld den „Persönlichkeitsdimensionen" der Klientin neue Impulse gegeben.

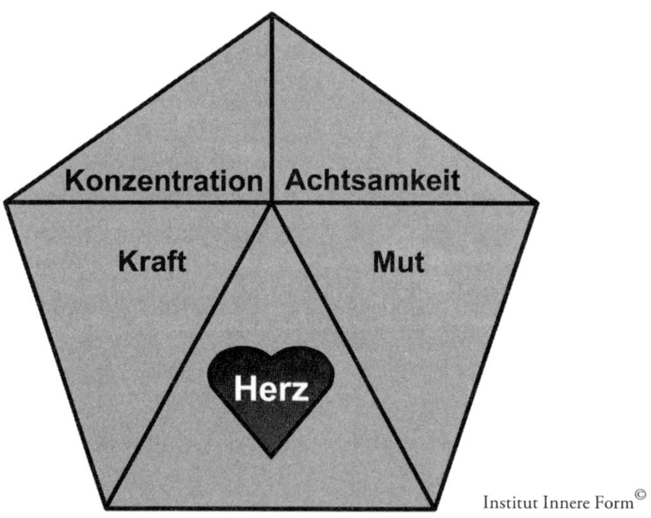

Abbildung 5: Persönlichkeitsdimensionen. In diesem Modell werden mit den Dimensionen Achtsamkeit, Mut, Herz, Kraft und Konzentration wesentliche Aspekte für den Wandel der Persönlichkeit beschrieben.

Dieses Modell der Inneren Form beschreibt die Dimensionen der Persönlichkeit, die wesentlich sind, um den eigenen Weg in das neue Bewusstsein zu entdecken. Im Folgenden werden sie am Beispiel des persönlichen Entwicklungsprozesses der Klientin beschrieben.

Achtsamkeit

Im Einführungsinterview spricht die Klientin von Sabotageprogrammen, die bewirken, dass ihr das Geld regelrecht zwischen den Fingern zerrinnt. Eine weitere Wirkung von Sabotageprogrammen ist, dass sie die Wahrnehmung der Wirklichkeit in der Gegenwart massiv einschränken. Sie stellen eine Art Brille dar, durch die man die Welt sieht. Auf diese Weise halten sie die Aufmerksamkeit an vergangene Themen gebunden. Bei dieser Aufstellung zeigt sich sehr gut, wie auch zu Beginn unbekannte und nicht fassbare Ereignisse und Zusammenhänge im Laufe eines Aufstellungsprozesses erkannt und geklärt werden können.

Karla war sich bis dato überhaupt nicht dessen bewusst, dass ihr schwankender Umgang mit Geld einerseits mit dem nicht ganz freiwilligen Verzicht ihres Vaters auf das Erbe und andererseits mit der Gier der Sieger im Krieg, die auch Menschenleben gefordert hat, zu tun hat.

Indem sie diese Zusammenhänge beobachtet, kann sie sich neu dazu positionieren. Sie ist nicht mehr an die alten Verstrickungen und Muster aus dem System gebunden.

Ihr Gewahrsein in Bezug auf das Thema Geld erweitert sich. Wenn sie sozusagen die Geldbrille abnimmt, verändert sich ihre Sicht auf die Welt bzw. auf das Thema Geld. Gegen Ende der Aufstellung nimmt sie Geld als Energie wahr. Ihre Perspektive auf das Geld hat sich um eine andere Sicht erweitert. Ganz neue Möglichkeiten tun sich auf, die vorher vielleicht noch nicht im Bereich ihres Gewahrseins lagen.

Mithilfe der Aufstellung kann sie sich einen neuen Zugang zur Achtsamkeit sowie ein präsentes Gewahrsein des Augenblicks zum Thema Geld und Herzenswünsche erschließen.

Herz

Indem sie den Schmerz, den sie so lange mit dem Vater geteilt hat, im Herzen fühlt und würdigt, kann sie sich von ihm lösen. Dadurch entsteht im Herzen wieder Platz für ihre eigenen Antworten in Bezug auf das Thema Geld. Ihre eigenen Herzenswünsche bekommen wieder Raum. Anstelle des Verzichts kann sie aus der Tiefe ihres Herzens eine neue Verbindung von Erfolg und Erfüllung für sich entdecken. Geld aus der Sicht der Herzebene unterstützt das Streben nach Harmonie mit sich selbst, den anderen und der Welt. An die Stelle des Kampfes, der Feindseligkeit, des Erfolges auf Kosten von anderen, kann die Seligkeit im Sinne von Frieden, Freude und Fülle des Selbst treten. Auf der Ebene der Herzweisheit können sich die Widersprüche zwischen dem großen Geld und dem Kleingeld auflösen, indem die damit verbundenen Konflikte gefühlt und integriert werden.

Mut

Hier im Herzen entsteht auch der Mut, in die konkrete Handlung zu gehen. Den ersten Schritt hat Karla bereits getan, indem sie sich dem Thema gestellt hat. Anstatt nachts weiterhin die Zähne zusammenzubeißen, hat sie sich in einer Aufstellung mutig mit dem Thema konfrontiert – ohne zu wissen, was dabei herauskommt. Das Wort Feindseligkeit erinnert die Klientin an den Film „Der Feind in meinem Bett“. Auch in diesem geht es für die Hauptdarstellerin darum, nicht mehr zu flüchten, sondern sich mutig mit dem zu konfrontieren, vor dem sie am meisten Angst hat – ihrem psychopathischen Ehemann.

Erst der Mut, sich einer Herausforderung zu stellen, macht den Weg frei für eine Lösung. Das große Geld fühlt sich unge-müt-lich, bedroht und ohnmächtig, solange es nicht zur Konfrontation mit dem Thema kommt. In einer Konfrontation geht es um einen Konflikt, eine Gegenüberstellung von gegensätzlichen Positionen. Solange die Konfrontation vermieden wird, wirkt der Konflikt im Unbewussten weiter und schränkt das Handeln ein. Der Konflikt zwischen Kleingeld und großem Geld bleibt bestehen. Vielleicht ermöglicht ihr der Mut zur Konfrontation eine Auflösung des Widerspruches auf der Herzebene. Es ist genügend da – das richtige Maß –, um ihre Herzenswünsche umzusetzen.

Kraft und Konzentration

Kraft und Konzentration brauchen Menschen, um Schwierigkeiten auf einem Entwicklungsweg zu bewältigen. Diese Dimensionen helfen dabei, nicht aufzugeben, wenn Durststrecken zu überwinden sind. Die Kraft liefert die Energie, um weiterzugehen, während die Konzentration hilft, die Energie zu bündeln, auf etwas Bestimmtes zu fokussieren. Karla kann sich in der Aufstellung eine neue Kraftquelle erschließen. Über den Verzicht war ihre Kraft an die ungelöste Familiendynamik gebunden. Indem sie diese Bindung, die sie so lange unbewusst beeinflusst hat, anerkennt und sich aus ihr löst, steht ihr neue Kraft zur Verfügung. Als Tochter kann sie vom Vater Kraft empfangen. Dies gelingt erst, als der Vater aufsteht und in seine eigene Kraft geht, denn auch seine Kraft war durch die Systemgeschichte gebunden. Symbolisch wird diese Kraftübertragung in der Aufstellung ausgedrückt, indem der Vater seine Hände auf den Kopf der Tochter legt. Mit der Entscheidung: „Ich hinterlasse jetzt meine eigenen Spuren" am Schluss der Aufstellung konzentriert Karla ihre Energie wieder auf ihren Weg, auf ihre Selbstentwicklung. Sie erkennt das Geld als eine Form der Energie, die sie dabei unterstützt und mit der sie maßvoll umgehen kann.

8. Reflexion

Der Verzicht auf das Erbe war in dieser Form nicht gewollt, sondern durch die Kriegsumstände mitbedingt. Der nicht betrauerte Tod des Onkels (der ältere Bruder des Vaters) durch den „Feind" hat auf der unterbewussten Ebene mit dazu beigetragen, dass sich die verbliebenen Geschwister und Verwandten ebenfalls wie „Feinde" verhalten und sich untereinander um das Erbe gestritten haben, bis alles an die Tante vererbt wurde. Der Krieg wurde über das ungeklärte Erbe in der Familie sozusagen auf einer anderen Ebene weitergeführt. Im Endeffekt hat dieser Umgang wieder zum gleichen Ergebnis geführt:

Nichts ist geblieben, alles ist zerronnen. Dies wirkt bis in das Leben von Karla hinein. Auch sie berichtet im Einführungsinterview von ihren Immobilienfonds, von denen „nichts zurückkommt“. Selbst die Zahlungen für Reparaturen im Haushalt, die immer dann notwendig werden, wenn Karla sich etwas gönnen will, sind vor diesem Hintergrund besser verständlich. Hier wiederholen sich offensichtlich systemische Muster, Umstände und Verhaltensweisen, die ihren Ursprung in der Vergangenheit, in der Zeit des Krieges haben.

In der Aufstellung hat sich Karla – nach anfänglichen Widerständen – für die Konfrontation mit der historischen Erfahrung entschieden. Nachdem sie gesehen hatte, was in ihrem Unterbewussten immer noch wirksam war, konnte sie in die Lösung bzw. die Aussöhnung gehen. Damit steht ihr auch die Kraft aus dem System zur Verfügung, für sich selbst einen neuen Weg zu gehen und für die Themen Geld, Erfolg und Erfüllung ihr eigenes Maß zu finden.

Dieser neue Weg drückt sich in der Aufstellung sehr schön durch die zurückgelassenen Schuhe der Konfrontation aus. Diese zerstörerische Form der Konfrontation kann Karla nun hinter sich lassen und an ihre Stelle die bewusste Reflexion setzen, die Konfrontation mit den Konsequenzen ihres Handelns.

Die „German Angst“

Im angelsächsischen Ausland spricht man von der „German Angst“, manchmal sogar von der „German Disease“, der deutschen Krankheit. Gemeint ist damit die Angst der Deutschen vor der Zukunft, ihre pessimistische Stimmung und ihre Tendenz zur Verunsicherung trotz einer verhältnismäßig stabilen Lebenssituation. Das Schüren von Ängsten in den Medien sichert noch immer hohe Einschaltquoten und Auflagenziffern. Es stellt sich die Frage, ob das Geschäft mit der Angst ein kollektives Grundbedürfnis der Deutschen bedient. Regelmäßig werden in Umfragen extreme Ängste der Deutschen bestätigt (Bode 2008). An erster Stelle stehen dabei die Angst vor Arbeitslosigkeit sowie die Angst vor Terrorismus und Krieg.

Selbst der Bundestagspräsident sprach sie auf dem Katholikentag 2004 mit den Worten an: *„Von German Angst spricht man im Ausland* *mit Blick auf unsere kollektive Gefühlslage. Angst wovor? Ist das eine kollektive, eine nationale Lebensangst?"* (Baring 2011)

Worin liegt die Ursache dieser German Angst? Unsere Aufstellungserfahrung zeigt, dass verdrängte, nicht aufgearbeitete Themen aus der Zeit des Nationalsozialismus und des Zweiten Weltkrieges einen großen Anteil daran haben.

Belasten Nationalsozialismus und Krieg noch immer?

„Ich war 1945 doch noch gar nicht geboren, wie sollte mich die Zeit des Krieges oder des Nationalsozialismus da beeinflussen?" Diese Frage stellen sich Menschen, die nach 1945 geboren wurden, automatisch. Umso erstaunter sind sie, wenn sie in einer Aufstellung zu ihrem Thema ganz persönlich erfahren, wie eng ihr emotionales Leid und körperliche Symptome mit Erfahrungen im Familiensystem zusammenhängen, über die oft geschwiegen wurde bzw. über die sie kaum etwas wussten. Folgende Themen kristallisierten sich als besonders häufig bei der Nachkriegsgeneration bzw. deren Kindern und Enkeln heraus:

- Traurigkeit als Lebensgrundgefühl, Zeiten depressiven Verhaltens, Todessehnsucht, bis hin zu Suizidverhalten
- Gefühl von Schuld des Überlebens
- emotionale Taubheit (Lebenskälte, Gleichgültigkeit in Beziehungen etc.)
- Alkoholismus, Drogenkonsum als Verdrängung
- Albträume – „geerbte Träume" der Vorfahren
- starkes Absicherungsbedürfnis (Sammelbedürfnis, Messie-Verhalten)
- Workaholic (Stress, Verdrängung, hoher Leistungsanspruch etc.)
- Helfersyndrom bei Täterfamilien
- Panikattacken, Angstzustände (Verfolgungsideen, Fluchttendenzen etc.)
- Gefühl der restlosen Überforderung (Zukunftsängste, Hoffnungslosigkeit etc.)
- Nachlässigkeit in der Sorge für sich selbst

- Minderwertigkeitsgefühle, Scham, sozialer Rückzug
- „Aufopferung" für die Familie, Verzicht auf persönliches Glück
- psychosomatische Symptome: Herzbeschwerden, Rückenprobleme, Muskelverspannungen

Der Zweite Weltkrieg endete mit 62 Millionen toter Zivilisten und Soldaten weltweit, unter ihnen fünf Millionen deutsche Opfer. Besonders schwer wiegen die Kriegsverbrechen und der Holocaust, das heißt die systematische Vernichtung von sechs Millionen Menschen jüdischer Kultur und Abstammung. Wen betreffen diese Verbrechen und Ereignisse – abgesehen von den Überlebenden aus Familien, die der Holocaust zerstörte? 2010 lebten in Deutschland 13,7 Millionen Menschen, die zwischen 1930 und 1945 geboren wurden. In Österreich sind es 1,1 Millionen Frauen und Männer. Sie erlebten als Kinder in ihren Familien die Erschütterungen des Krieges wie auch der Verbrechen. Rund zwei Millionen Kinder und Jugendliche verloren durch Kriegseinwirkung, Flucht und Vertreibung ihren familiären Schutzraum, Erlebnisse, die sie mehr oder weniger stark prägten und die sie unbewusst auf ihre Kinder übertrugen.

Unmittelbar nach dem Krieg wurden die Überlebenden natürlich auch mit Fragen nach dem individuellen Mitwirken, nach Mitverantwortung und Schuld konfrontiert. Es schien am einfachsten, kollektiv zu schweigen und auch in den Familien über das Geschehene möglichst wenig zu sprechen. Das Motto der Nachkriegszeit lautete: Sei froh, dass du lebst. Das Erlebte war emotional zu nahe, um aufgearbeitet zu werden, außerdem lenkte die Sorge um das tägliche Überleben die Menschen von dieser Aufgabe ab. Für Leid und Trauer blieb im Nachkriegsalltag wenig Zeit und Raum. Dann kam das Wirtschaftswunder. Erst die Nachwachsenden, die der 68er-Bewegung, die nächste Generation, wollte hinschauen und begann zu hinterfragen. Doch der Dialog zwischen den Generationen war schwierig. Scham und Schuldzuweisungen erschwerten es, über Opfer, Täter und persönliches Leiden zu sprechen.

Noch heute tun sich viele Deutsche schwer, selbstbewusst mit dem Thema Nationalstolz umzugehen, auch wenn sie das Naziregime selbst gar nicht erlebt haben.

Alte Menschen werden oft im Alter noch einmal von den nicht verarbeiteten Traumen heimgesucht. Kriegserlebnisse, über die sie nie geredet haben, über die sie aus Scham geschwiegen haben, holen sie über Panikattacken, Depressionen, Albträume in dieser Phase des Lebens wieder ein. Die Betreuer in Altersheimen sind von dieser Situation oft völlig überfordert.

Auch wenn es darum geht, Lösungen für den Euro in der westlichen Welt zu finden, werden wir wieder damit konfrontiert, die Wunden des Ersten und Zweiten Weltkrieges und eine Finanzkrise mit langer Vorgeschichte zu heilen. In Griechenland wurde beispielsweise die Bundeskanzlerin anlässlich der politischen Forderungen, die an die Kreditvergabe gekoppelt waren, im braunen Kostüm mit Nazibinde am Arm dargestellt.

In manchen Ländern spricht man von Kriegstraumatisierung der ganzen Bevölkerung, bei der auch noch die Generationen danach unter den Folgen leiden. Und selbst wenn die materielle Not gelindert ist, so wirken Feindbilder und gezielte Propaganda im Unbewussten noch lange nach. Aus diesen schwelenden Konflikten kommen wir nur heraus, wenn wir uns bewusst damit konfrontieren, die Tatsachen als vergangen anerkennen und lernen, bewusst neue und andere Wege zu gehen. In der Aufstellungsarbeit wird eine psychologische Kollektivschuld sichtbar, aber auch das Leid auf beiden Seiten sowie die Verstrickungen von Nachkommen mit Tätern und Opfern.

Psychologische Kollektivschuld

Durch die Verdrängung der erlebten Kriegszeit entstand eine psychologische Kollektivschuld, die nach C. G. Jung *„nicht mit einer juristisch-moralischen Schuld verwechselt werden darf“* (Jung 1995). Der psychologische Schuldbegriff beschreibt das irrationale Vorhandensein eines subjektiven Schuldgefühls. Wenn zum Beispiel zu einer Familie ein Mensch gehört, der einen anderen ermordet hat, kann eine atmosphärische Schuld existieren, die sich solchermaßen ausdrückt, dass einem der eigene Familienname, obgleich einen selbst keine Schuld trifft, wie geschändet vorkommt, dass es einen etwa peinlich berührt, ihn von anderen ausgesprochen zu hören.

Eine Seminarteilnehmerin aus Mauthausen in Österreich berichtete uns, dass die Spieler der Fußballmannschaft Mauthausen noch heute auf das Konzentrationslager angesprochen werden, das es dort gab, obwohl das mittlerweile 65 Jahre her ist. *„Die psychologische Kollektivschuld ist ein tragisches Verhängnis; sie trifft alle, Gerechte und Ungerechte, alle, die irgendwie in der Nähe jenes Ortes waren, wo das Furchtbare geschah.“* (Ebenda)

Die Kollektivschuld ist irrational, aber als psychisches Phänomen rational wirksam, wie wir in der therapeutischen Arbeit immer wieder feststellen.

Kollektive Bewusstseinsaufstellung

Die kollektive Bewusstseinsaufstellung ist ein Verfahren, um in größeren Gruppen leidvolle Erfahrungen aufzuarbeiten und Lösungsansätze für die Zukunft zu finden. Bei kollektiven Bewusstseinsaufstellungen gibt es keinen einzelnen Klienten. Die Gruppenteilnehmer werden sich des Anteils der Vergangenheit an ihrer individuellen Schattenseite bewusst. Wenn viele Mitglieder eines Kollektivs (einer Familie, eines Unternehmens, einer Nation oder Gesellschaft) sich innerlich entwickeln, kann dies ein Kollektiv im Außen verändern. (Siehe auch Kapitel 6.2. „Kollektive Bewusstseinsaufstellung“).

Familienverstrickungen mit Opfern und Tätern

Etwa jede zehnte Familienaufstellung zeigt in der Großelterngeneration ein Thema, das mit dem Zweiten Weltkrieg bzw. mit dem Nationalsozialismus zusammenhängt. Nachkommen können sowohl mit „Tätern“ als auch mit „Opfern“ verstrickt sein.

Der Psychoanalytiker Kurt Grünberg beschreibt zum Beispiel bei Überlebenden des Holocaust und ihren Nachkommen: *„Für die meisten kaum sichtbar, tragen die Überlebenden ihre eingekapselten Erinnerungen ihrer Verfolgungserfahrungen in sich.“* (Marks, Mönnich-Marcks 2007) Die Weitergabe erfolge u. a. durch die Art und Weise, wie die Überlebenden die Beziehung zu ihren Kindern gestalten. Es ist auch die Atmosphäre, die in den Familien herrscht. *„Ich fühle mich* *so, als ob ich selbst im KZ gesessen wäre"*, zitiert Grünberg eine Tochter von Holocaust-Überlebenden.

Wie die Autoren Harvey A. Barocas und Carol B. Barocas beobachteten, zeigen die Kinder von Überlebenden häufig Symptome, die normalerweise bei jemandem zu erwarten wären, der den Holocaust persönlich erlebt hat: *„Diese Kinder wachen nachts aus schreckenerregenden Albträumen über die Naziverfolgung auf, träumen von Stacheldraht, Gaskammern, Erschießungskommandos, Folter, Verstümmelung, von der Flucht vor feindlichen Truppen und Angst vor Vernichtung. Die Kinder fühlen, dass der Holocaust, obwohl er sich vor ihrer Geburt ereignet hat, das Ereignis ist, von dem ihr Leben am stärksten geprägt wurde."* (Barocas 1979)

Auch schuldhafte Erfahrungen werden psychologisch an die eigenen Nachkommen weitergereicht, wie schon im Alten Testament beschrieben wurde. Die Missetaten der Väter wirken demgemäß *„bis ins dritte und vierte Geschlecht"* (2. Buch Mose 20,5) weiter. Auch bei Kindern und Enkeln von Nazi-Tätern und -Mitläufern wurde eine Weitergabe dieser Erfahrungen beobachtet.

Heilende Dynamiken

Bei Täter- und Opferdynamiken entsteht Heilung, wenn jeder Vorwurf aufhört, den wir unbewusst oder bewusst an uns selbst oder andere richten, und nur noch die Trauer wirkt um das, was war. Nach einem Krieg schauen die Überlebenden die Toten – die Täter und die Opfer – mit der gleichen Trauer an, und es entsteht Frieden in der Seele. Im Wissen um die Wirkung dieses Rituals schlug Bert Hellinger, ein Pionier der Familienaufstellung, einmal vor, nach einem Krieg einen Friedhof anzulegen, der die Toten beider Seiten – ob Opfer oder Täter – aufnimmt und nebeneinander begräbt. Dann könnten die Angehörigen beider Seiten ebenbürtig gemeinsam um ihre Toten trauern. Wenn sich der Hinterbliebene eines Opfers hingegen als überlegen, als „der Bessere" fühlt, wird er auf Rache sinnen. So werden die Opfer zu neuen Tätern und die nächste Runde der Eskalation beginnt.

5.4. Aus Wut entsteht Mut, dem eigenen Herzen zu folgen

Thema: Krebs

„Die Hoffnung hat zwei schöne Töchter.
Sie heißen Wut und Mut.
Wut darüber, dass die Dinge so sind, wie wir sie sehen.
Mut, um sie so umzugestalten, wie sie sein sollten."
Augustinus

Selten drücken Menschen Gefühle, wie etwa Wut, direkt aus. Vielmehr neigen insbesondere Frauen dazu, ihren Zorn zu schlucken und gute Miene zum bösen Spiel zu machen. Anstatt ihrem Ärger Luft zu machen und ihre Position zu behaupten, nehmen sie sich zurück und versuchen, mehr die andere Seite zu verstehen als sich selbst. Schon als kleine Mädchen haben sie erfahren, dass Wut und Zorn auf wenig Verständnis seitens der Erwachsenen stießen. Auch am Modell der Eltern lernten sie vielfältige Strategien kennen, ihre authentischen Gefühle zu vermeiden. Kein Wunder, dass wenige Menschen ihre Gefühle wahrnehmen und sich trauen, direkt zu ihren Gefühlen zu stehen. Wie viel Potenzial in der Annahme der Wut steckt, zeigt die folgende Aufstellung der Klientin Renate.

1. Interview

Renate lebt in einer langjährigen Partnerschaft und hat zwei Töchter. Die Jüngere ist 16, die Ältere 22 Jahre alt und lebt in München. Renate erzählt: „Immer wenn ich mit meiner älteren Tochter telefoniere und sie von ihren Problemen reden höre, zieht es mich runter. Ich habe das Gefühl, ich leg mich gleich dazu! Meine Tochter hat ein Wahnsinns-Potenzial, doch etwas blockiert sie und sie ist nicht so erfolgreich, wie sie sein könnte." Renate schluckt schwer, da fällt ihr plötzlich ein: „Meine Mutter hatte auch Schluckbeschwerden!"

„Vielleicht liegen die Ursachen für die blockierte Lebensenergie in der Familiengeschichte weit zurück?", bemerkt die Leiterin Sigrid. „Das möchte ich prüfen!", reagiert Renate entschlossen, „denn auch bei meiner zweiten Tochter sehe ich dieselben Probleme auf mich zukommen." Auch wenn ihre eigene Mutter bereits verstorben ist, so spürt Renate nach wie vor eine starke Verbindung zu ihr. Das Interview endet mit der Feststellung: „Meine Oma verstarb früh, da war meine Mutter erst sieben Jahre alt!"

2. Kompass und Auswahl der Stellvertreter

Der Kompass für die Aufstellung von Renate

Bewusste Ebene:	von	Willenskraft	zu	Zorn
Unterbewusste Ebene:	von	Sicherheit	zu	Angst
*Körperebene:	von	Verbindung	zu	Trennung
*Priorität				

Auf dem Kompass wird die Körperebene als Prioritätsebene ausgetestet. Das lässt vermuten, dass sich das Verhaltensmuster auch körperlich bei den Personen im System manifestiert. Ein Gefühl der Traurigkeit (Schwermut) wird oder wurde nicht ausgedrückt, stattdessen hat man es verdrängt bzw. sich davon getrennt (Trennung). Dies zu integrieren, würde die Körperebene mehr in einen Zustand der vollständigen Verbundenheit bringen (Verbundenheit – Trennung).

Die unterbewusste Ebene lässt vermuten, dass ein Verlust, der mit Angst verbunden war, übersehen, das heißt, emotional nicht wahrgenommen wurde. Das Hinsehen kann dazu führen, dass neue Sicherheit entsteht, achtsamer und bedachter mit den eigenen Gefühlen umzugehen und klarere Grenzen ziehen zu können. (Sicherheit –Angst).

Unterdrückter wutentbrannter Zorn schaltet sich auf der bewussten Ebene hinzu. Sein Ausdruck könnte auf erfrischende Weise Kraft und Energie aufbauen für das, was die Klientin für sich selbst erreichen möchte (Willenskraft – Wut).

Sigrid, die Leiterin, verspürt einen leichten Druck in der Herzgegend, Peter, der Co-Leiter, nimmt einen Druck auf den Augen wahr. Es stellt sich ebenfalls die Frage: Wurde in dieser Familie ein Ereignis, das das Herz bedrückt, „über-sehen" oder darüber „hinwegge-sehen"? Seit ihrer Jugend kennt Renate Augenprobleme. An ihrem linken Auge wurde Kurzsichtigkeit diagnostiziert. Schon als Kind empfindet sie ihre linke Körperseite als etwas schwächer als die rechte.

Kommentar: Die linke Körperseite beinhaltet das Erbe der mütterlichen Seite und wird energetisch dem „weiblichen Pol" zugeordnet. Das heißt hier befinden sich Körpererinnerungen aus der weiblichen Ahnenlinie. Eine Schwäche in diesem Bereich kann darauf hindeuten, dass es im Bereich der Ahninnen eine Imbalance gibt.

Für das erste Bild der Aufstellung erweisen sich drei Frauen als wesentlich: Renate selbst, ihre ältere Tochter und ihre eigene Mutter. Sie sucht drei Stellvertreterinnen aus den Zuschauern aus. Ihre eigene Stellvertreterin (RENATE) stellt sie mitten in den Raum, ihre MUTTER hinter sich und links schräg vor sich ihre ältere TOCHTER.

3. Anfangsbild der Aufstellung

Anfangs halten alle drei Frauen ihre Augen längere Zeit geschlossen. RENATE öffnet sie schließlich als Erste wieder. Sie spürt zwei unterschiedliche Impulse. Einerseits will sie sich zu ihrer MUTTER umdrehen und sie ansehen. Ihr zweiter Impuls ist rückwärts zu gehen und sich dann mit dem Rücken vor ihre MUTTER zu stellen. Dann würde sie auch ihre TOCHTER besser sehen können. RENATE setzt beide Impulse in Handlungen um. Auch die TOCHTER bemerkt den Unterschied, „wenn meine MUTTER (RENATES) näher bei mir steht und meine Oma (MUTTER) anschaut, wird mir warm. Wenn meine MUTTER (RENATE) bei der Oma (MUTTER) steht, ist sie weiter weg und kühler. Ich schlucke schwer und ich schiele auf die Oma (MUTTER), ich habe sie immer im Blick!"

Renate bestätigt: „Die Oma, meine Mutter, ist immer noch sehr präsent, ihr Tod ist für uns noch nicht abgeschlossen! Sie hatte lange Jahre Krebs, der erst gegen Ende ihres Lebens festgestellt wurde. Ihr Tod kam sehr plötzlich, kurz nachdem man sie ins Krankenhaus eingewiesen hatte. Ich weiß noch, es war ein heißer Sommer. Ich war täglich bei ihr im Krankenhaus. Als ich einmal eine Stunde später kam, hat sie mir Vorwürfe gemacht. Bei ihrem Tod war ich auch erst später da."

RENATE reagiert darauf: „Da tun mir die Augen weh, ich will sie wieder zumachen, und mir läuft ein Schauer über den Rücken." Ihre MUTTER hustet, sie empfindet ähnlich: „Meine Augen sind schwer, das Licht blendet mich! Und der Satz – ‚Ich bin zu spät gekommen' – berührt mich auch körperlich." RENATE sucht Kontakt über die Augen zu ihrer MUTTER, das gelingt nicht richtig, sie fühlt sich dabei ganz zerrissen. Ihre MUTTER lässt das unberührt.

Renate berichtet über die Lebensgeschichte ihrer Mutter. Die nahm eine plötzliche Wendung, als sie noch klein war. Sie war erst sieben Jahre alt, als ihre Mutter (Renates Großmutter) auch an Krebs erkrankte und starb. Renates Mutter kam als siebenjähriges Mädchen zu Fremden „in den Dienst", zu einem amerikanischen Soldaten und seiner Frau. Renate erinnert sich aber auch an das Gute, das ihrer Mutter dort widerfuhr. So wurde sie zum Beispiel mit Schokolade verwöhnt. Zwei Jahre später holte sie ihre Großmutter (Renates Urgroßmutter) zu sich nach Hause. Als der Vater einige Zeit später aus dem Krieg zurückkehrte, nahm er seine Tochter zu sich. Erneut musste sich Renates Mutter in eine neue Umgebung einleben. Immer wieder bestimmten andere Menschen über das Leben von Renates Mutter – ohne sie zu fragen. Ihr blieb nichts anderes übrig, als sich den Entscheidungen der Erwachsenen zu fügen. Ähnliche Erfahrungen machte sie auch später als junge Frau.

4. Aufstellungsverlauf

Die Leiterin vermutet eine nicht gesehene Verbindung (Kompassbegriff Verbundenheit) zwischen der MUTTER und der Großmutter – beide hatten Krebs. Renate stellt also die vierte Frau aus der Familienreihe, Renates GROSSMUTTER, ins Bild und bittet jemanden für die gemeinsame Krankheit „KREBS" dazu.

Der KREBS steht zwischen der GROSSMUTTER und der MUTTER. Er spürt viel Kraft in beiden Händen, als ob er eine Verbindung herstellen will. Als die GROSSMUTTER sich ganz der Gruppe der jüngeren Frauen zuwendet, geht die MUTTER in die Knie. Renate jucken die Hände, ihre TOCHTER dagegen fühlt sich wie mit „gefesselten Händen". RENATE steht der KREBS im Weg. Er verdeckt ihr den Blick auf die GROSSMUTTER. Also geht sie einen Schritt zur Seite: „Jetzt ist es besser!"

Die MUTTER kniet weiter auf dem Boden und beschreibt ihren Zustand: „Ich bin ruhig, bekomme aber fast nichts mit, bin wie betäubt." Die Aufstellungsleiterin bittet sie daher, sich zur GROSSMUTTER umzudrehen und laut auszusprechen, was gerade sichtbar geworden ist: „Über den KREBS sind wir miteinander verbunden." Die GROSSMUTTER spürt Energie, aber auch etwas, dass sie links „hinunterzieht". Wenn sie gesehen wird, wird es für sie leichter.

In der MUTTER kommt die Wut auf den KREBS hoch: „Der ist wie eine Statue! Und diese großen Hände …!" Sie wird immer wütender. Der KREBS selbst sieht sich als reine Verbindung zwischen den beiden Frauen: „Meine Arme sind wie ein Verbindungsrohr, mehr ist es nicht!"

In diesem Falle zeigt sich eine negative Ausprägung der Verbundenheit, die Verstrickung. Der Krebs stellt sozusagen die fehlende Verbindung ersatzweise her und steht für ein Gefühl, das nicht ausgedrückt wurde.

Die Leiterin bittet die GROSSMUTTER, mit dem KREBS in Kontakt zu gehen, denn sie kennt diese Krankheit. Die GROSSMUTTER fasst den Krebs symbolisch an der Hand. Gleichzeitig fühlt sie sich verkrampft, ihre linke Seite schmerzt. Sie könnte erbrechen vor Übelkeit und schreien vor Wut. Im wirklichen Leben hat sie ihre Wut nie rausgelassen.

Nun kommt auch die MUTTER näher und nimmt die andere Hand des KREBSES. Beide Frauen knien, der KREBS steht zwischen ihnen. Die MUTTER kann gar nicht richtig hinschauen und will die Augen wieder schließen „Ich spür' nichts mehr, bin ganz weit weg …" Die Leiterin macht ein Angebot: Die MUTTER soll zur GROSSMUTTER sagen: „Mama, ich hab's gemacht wie du!" Diese Situation kennt Renate gut: „Ja, genau das ist auch mein Problem. Meine Mutter hat ihre Gefühle auch unterdrückt und ließ sich von allem und jedem unterdrücken!"

5. Lösungsbild
Die entscheidende Wende

RENATE und ihre TOCHTER halten sich den Bauch. Auch der KREBS spürt eine „Wut im Bauch“. Die MUTTER ist immer noch gefühllos. Sie fühlt sich abgetrennt von der Wut und drückt das in den Worten aus: „Die Wut ist außerhalb von mir.“ Sie möchte ihre Augen schließen.

RENATE erkennt plötzlich: „Ich muss mich schützen und meine Tochter auch! Ich mache es jetzt anders!“ Sie dreht sich um. Das erleichtert die GROSSMUTTER. Sie steht auf. Die MUTTER reagiert ebenfalls und erhebt sich mit den Worten: „Ja, jetzt ist Schluss!“ So viel plötzliches Engagement ist fast zu viel für RENATE. Am liebsten wäre sie geflüchtet und hätte alles hinter sich gelassen. Und dennoch kann sie verstehen, dass es gerade jetzt wichtig ist, zu bleiben.

Jetzt ist der richtige Moment, um Renate, die Klientin, selbst in die Aufstellung zu holen. Sie wird gebeten, klar und laut gegenüber ihrer MUTTER und GROSSMUTTER ihren eigenen Willen zu unterstreichen mit den Worten: „Jetzt ist Schluss!“ Beide Frauen freuen sich darüber.

„Meinen Segen hast du!“, bekräftigt jede der beiden ihr gegenüber. Renate wirkt entschlossen und zu ihrer TOCHTER sagt sie: „Liebe TOCHTER, ich dreh mich jetzt endgültig um und schaue in die Zukunft!“ Sie nimmt ihre TOCHTER an der Hand und betont: „Ich steh jetzt zu meiner Wut, damit bin ich dir ein gutes Beispiel!“ Das erleichtert die TOCHTER: „Mama, jetzt brauch’ ich dich nicht mehr zu beschäftigen!“

Die TOCHTER erkennt auch: „Es war schwer, mutig zu sein, wenn du nach hinten in die Vergangenheit schaust, Mama!“ Renate wird ganz sanft: „Das glaube ich dir, aber du hast so viel Mut!“

Die TOCHTER kann sich nun ganz entspannt vor die Mutter stellen, die ihr den Rücken stärkt. „Mama, jetzt fühle ich mich frei, ganz im Gleichgewicht, voll Leichtigkeit, am liebsten möchte ich gleich loshüpfen …“ Auch Renate geht es endlich gut. Sie fühlt sich ebenfalls leicht und beschwingt.

6. Nacharbeit

Auf Renate hatte die Aufstellung langfristig eine entscheidende Wirkung. Ihr wurden buchstäblich „die Augen geöffnet", wie sie hinterher feststellte. Ihre körperlichen Symptome, wie der Druck auf der Brust und die Schluckbeschwerden, sind gänzlich verschwunden.

Seit dem Tod ihrer Mutter spürte sie die zunehmende Tendenz, sich die Probleme ihrer Kinder zu sehr zu Herzen zu nehmen und sie zu sehr zu ihren eigenen zu machen. Das war der Grund, warum sie sich damals zur Aufstellung entschloss. Danach fiel ihr das Loslassen viel leichter.

Ihrer älteren Tochter geht es gut. Sie sucht gerade ihren Weg in die Zukunft. Sie studiert in Rom, hat wieder zu malen begonnen und ihre privaten Beziehungen geklärt. Das heißt, sie beginnt ihr Potenzial, das so lange gebunden war, zu entdecken. Und Renate nimmt auch bei ihrer jüngeren Tochter wahr, dass sie jetzt ihre beruflichen und privaten Interessen aktiver verfolgt.

Aus ihrer Familiengeschichte hat sie nachträglich folgende Informationen erhalten: Ihre Urgroßmutter hat die Hälfte ihrer Kinder durch Krankheit oder Krieg verloren. Sie biss die Zähne zusammen. Um die Familie zusammenhalten, musste sie hart arbeiten, während ihr Mann das Geld ins Wirtshaus trug. Schon hier scheint die Wut ihren Anfang genommen zu haben.

Kommentar: Das wurde in der Aufstellung sichtbar als der Zug nach unten, den Renates Großmutter auf ihrer linken Seite gespürt hat. Das könnte bedeuten, ihre weibliche, kreative Seite kam durch einen Einfluss mütterlicherseits nicht zum Zug. Ein weiterer Hinweis: Der Krebs wurde durch einen Mann repräsentiert.

7. Expertenkommentar

Der direkte Ausdruck von Gefühlen wie Wut wird in unserem Kulturkreis gesellschaftlich abgelehnt. Er entspricht nicht dem anerkannten Verhalten – insbesondere, wenn es um das Sozialverhalten von Frauen geht. In der Regel gehen Frauen mit Wut um, indem sie sie runterschlucken bzw. verdrängen. Oft haben sie schon als Kind die Erfahrung gemacht, dass die Erwachsenen auf den spontanen Ausdruck von Wut mit Sanktionen reagieren. Kinder interpretieren das als den Entzug von Liebe und Zuwendung und versuchen, zukünftige Sanktionen zu vermeiden, indem sie ihre Gefühle zurücknehmen. Je häufiger das geschieht, umso mehr geht der Kontakt mit der Wut als eigenem Gefühl im Moment verloren. An die Stelle des direkten Gefühlsausdruckes tritt ein Ersatzgefühl, verbunden mit einer Ersatzhandlung, die man für akzeptabler hält.

In Partnerschaften ist das ein beliebtes Spiel. Obwohl man innerlich kocht, wird die Wut geschluckt. Anstatt den Partner direkt mit den eigenen Gefühlen zu konfrontieren, werden sie mit künstlichem Gleichmut überspielt, oft verbunden mit vorwurfsvollem Rückzug. Darauf reagiert der Partner ebenfalls mit vorgeschobenen Gefühlen wie Gleichgültigkeit und Desinteresse. Jeder wartet, dass der andere den ersten Schritt macht – ein zähes und nervenaufreibendes Spiel.

Das ist schade, weist die Emotion der Wut den Menschen doch darauf hin, dass gerade etwas gegen seinen Willen läuft. Indem die Person herausfindet, was es ist, wird sie wieder entscheidungs- und handlungsfähig. In diesem Sinne kann Wut Klarheit verschaffen über das, was man will, bzw. nicht mehr will und wertvolle Veränderungsimpulse geben.

Wut als emotionale Energie mit physischen Konsequenzen

Wenn man sich Wut als emotionale Energie vorstellt, die nach innen gerichtet wird, kann man nachvollziehen, dass das gesundheitliche Konsequenzen hat. Allein die Körperchemie braucht circa eine Woche, um unterdrückte Wut auszugleichen. Mittlerweile gilt häufig unterdrückte Wut als wissenschaftlich anerkannter emotionaler Stressor, der Krankheiten hervorrufen kann. Die Folgen sind Erkrankungen des Herz- und Kreislaufsystems, Depressionen, Alkoholismus und Krebs.

Im Eingangsinterview berichtet die Klientin von Schluckbeschwerden. Das wirft die Frage auf, ob diese physischen Beschwerden in einem Zusammenhang mit dem Umgang mit dem Thema Wut stehen. Im Volksmund bekommt man einem „dicken Hals“, wenn man den Zorn nicht ausdrückt. Über den Hals bzw. den Kehlkopf drückt man die eigenen Ideen und Wünsche sprachlich aus. Im System der Klientin stand die unterdrückte Wut bei ihrer Mutter und ihrer Großmutter im Zusammenhang mit Krebs und der Unterdrückung des eigenen Potenzials, was sich besonders über die Verhaltensweisen der Töchter bemerkbar machte.

Krebs als Autoaggressionskrankheit

Der Mediziner und Psychotherapeut Rüdiger Dahlke ordnet Krebs den Autoaggressionskrankheiten zu. Körpereigene Strukturen werden als fremde Feinde betrachtet und bekämpft. Der Körper führt eine Art Bürgerkrieg gegen eigene Anteile im Inneren. Die Heilung kann – laut Dahlke (Dethlefsen / Dahlke 1983) – geschehen, indem die Entfremdung aufgehoben und zum Beispiel die Wut ins Leben zurückgeholt wird. Aus systemischer Sicht würden wir sagen, dass die verdrängte Wut symbolisch in der Aufstellung ausgedrückt wird. Zugleich ist es wichtig, die Ordnung im Körpersystem – ähnlich wie im Familiensystem – wiederherzustellen, indem die betroffenen Regionen versöhnt werden und die hierarchische Rangfolge wieder aufgebaut wird.

Wut als Fremdgefühl mit tödlichen Konsequenzen

Im Prinzip spiegelt sich in diesem Körperbild das wider, was in der Aufstellung geschehen ist. Die Wut wirkt wie ein Fremdgefühl im System. Darunter versteht man von Vorfahren unbewusst übernommene Gefühle. Über viele Generationen hinweg werden nicht zugelassene Gefühle an die Nachfolgenden weitergegeben und erzeugen so eine Art Grundstimmung bzw. ein Grundmuster (zum Beispiel das Schlucken von Wut) im Familiensystem. In dem Fall unserer Klientin Renate haben wir ein Wutmuster beschrieben, das die Verdrängung von Wut beinhaltet. Genauso denkbar wäre ein Muster wie übertriebene Wutausbrüche bzw. das Abladen von Zorn auf andere. Die Entfremdung von der eigenen Wut geht bei den Frauen in Renates System bis auf die Urgroßmutter zurück (siehe Kommentar zur Nacharbeit). Dieses Fremdgefühl verstärkt die eigene Wut bzw. die Autoaggression der einzelnen Frauen im System mit tödlichen physischen Konsequenzen: Sowohl die Großmutter als auch die Mutter sterben an Krebs. Aus der Perspektive der Aufstellung spielt der Umgang mit der Wut eine tragende Rolle für die Krebserkrankung. Das schließt natürlich andere mögliche Ursachen wie genetische Dispositionen etc. keineswegs aus.

Die Aufstellung macht sichtbar, dass sich die Mutter von ihren Gefühlen völlig abgetrennt hat. Sie nimmt die Wut außerhalb von sich wahr. An ihrer Stelle spürt der Krebs die Wut im Bauch. Aus dieser Perspektive macht das Symptom Krebs auf ein ungesundes Verhaltensmuster aufmerksam.

Schon die Urgroßmutter hat ihren Zorn auf den Urgroßvater, der das Geld im Wirtshaus vertrank, geschluckt, ebenso die Großmutter, die Mutter und schließlich Renate und ihre Tochter, die beide ebenfalls Wut im Bauch spüren.

Der Krebs verbindet im Negativen

Im Aufstellungsbild stellt der Krebs über die Hände symbolisch die Verbindung zwischen der Mutter und der früh verstorbenen Großmutter dar. Er versteht sich als eine Art „Verbindungsrohr“ zwischen den beiden, einen Ersatz für die emotionale Beziehung, die im realen Leben abgebrochen zu sein scheint. Der frühe Tod der Großmutter hatte zur Konsequenz, dass die Mutter zwischen verschiedenen Betreuungspersonen hin- und hergeschoben wurde. Über ihr Leben bestimmten fortan immer wieder andere Personen. Auf diese Situation reagierte die Mutter mit der Betäubung ihrer Gefühle wie Wut, Trauer, Angst etc. Als negative Ersatzverbindung blieb der Krebs. Das heißt, die Mutter lebt das gleiche emotionale Muster mit den gleichen physischen Konsequenzen wie die Großmutter. Solange diese Bindung im Negativen unerkannt bleibt, wirkt sie auch auf Renate und ihre Tochter, indem sie ihr Potenzial bindet. Auch ihre Hände zeigen Reaktionen: Renates Hände jucken und ihre Tochter empfindet ihre Hände als gefesselt.

Die Transformation: Aus der Wut wird Mut – vom Kopf auf die Füße

Gegen Ende der Aufstellung erkennt die Stellvertreterin von Renate, dass es wichtig ist, sich und ihre Tochter vor dieser Entfremdung von Wut zu schützen. Voraussetzung dafür war es, die Zusammenhänge zu sehen, sie in ihrer fesselnden Wirkung zu erleben und zu erkennen. Dafür genügt die rein kognitive Ebene nicht, denn Renate weiß ja vom Krebs der Mutter und Großmutter. Vielmehr ist für die Veränderung auch die innere Berührung auf der Herzebene durch das Geschehen in der Aufstellung wesentlich. Die Berührung wirkt wie ein Schlüssel, der im Inneren eine neue Tür öffnet. Renate entscheidet sich dafür, aus dem Familienmuster der Verdrängung auszusteigen und sich ihrer Wut zu stellen. Jetzt ist es ihr möglich, sich klar von der Vergangenheit zu distanzieren. Daraus entsteht für die Klientin der Mut, einen neuen, achtsamen und bedachten Umgang mit der Wut zu wählen und zugleich ihrer Tochter diesen Umgang vorzuleben. Die vormals durch das Thema gebundene Energie steht jetzt für die eigenen Ziele und Wünsche zur Verfügung. Die Hände werden frei für das Eigene. So befreit sie auch ihre Tochter aus der Verstrickung mit dem Systemthema. Sie ist entlastet von der Sorge um die Klientin und kann jetzt nach vorne schauen und dabei Kraft und Ermutigung aus dem System schöpfen (symbolisch ausgedrückt durch den Segen der an Krebs erkrankten Frauen). Die Tochter braucht die Mutter nicht mehr mit ihrer Mutlosigkeit und der Verleugnung des eigenen Potenzials zu beschäftigen. Beide, Mutter und Tochter, fühlen sich leicht und beschwingt.

Genauso wie das umgedrehte „W“ in dem Wort Wut den Anfangsbuchstaben „M“ im Wort Mut ergibt, hat Renate durch ihr bewusstes Umdrehen eine energetische Drehbewegung bewirkt. Aus der Wut im Bauch (siehe Lösungsbild) ist Kraft geworden und im Herzen ist der Mut entstanden, die Wut als Wegweiser für den eigenen Willen zu nutzen.

8. Reflexion
Ganzheitliche Gesundheitsvorsorge

Das gewonnene Verständnis über die inneren Zusammenhänge einer Krankheit wie zum Beispiel Krebs kann sowohl Heilung als auch Prophylaxe aus der Innenperspektive des Individuums (Ich) und seiner Familie (Wir) aktiv unterstützen. Denn die Schulmedizin legt ihren Schwerpunkt mehr auf die äußere Behandlung wie Untersuchung des Körpers, operieren und / oder Medikamente verabreichen usw.

Bekannterweise definiert auch die Weltgesundheitsorganisation (WHO) einen Menschen als gesund, wenn er körperlich, emotional, mental, sozial und spirituell / geistig in Balance ist und an die Zukunft glauben kann. Das Gleichgewicht dieser verschiedenen Bereiche macht die Gesundheit eines Menschen aus. Entgleist einer dieser Bereiche, gefährdet er damit die Harmonie im System, und wir sprechen von Krankheit. In diesem Sinne bedeutet Krankheit das Verlassen einer Harmonie. Eine Ordnung gerät aus dem Gleichgewicht. Das Symptom signalisiert nur nach außen, dass etwas nicht in Ordnung ist. Die Ursache für die Störung des Gleichgewichts ist in der Regel auf einer anderen Ebene zu finden. Das heißt, die Krankheit beinhaltet zugleich die Chance, sich über die Symptome hinaus mit den Ursachen der Disharmonie zu befassen. Diese sind immer auch im Selbst begründet bzw. in einer Imbalance der Inneren Form bzw. im Eingebundensein des Selbst in ein größeres Ganzes.

Nicht für alle Muster und Gefühle sind mit den klassischen psychologischen Methoden die Ursachen in der individuellen Lebensgeschichte zu finden. Sie ergeben erst einen sinnvollen Zusammenhang, wenn man die einzelne Person als Teil eines größeren Systems, wie des Familiensystems, betrachtet. Auch hier kann eine Imbalance die Gesundheit des Einzelnen empfindlich beeinflussen. Es können Vermeidungsmuster in Verbindung mit Krankheitssymptomen über Generationen weitergereicht werden. Man könnte das so verstehen, dass sich das System dadurch eine Art Ersatzbalance schafft – so lange, bis die grundlegende innere Balance wiederhergestellt ist.

Das Vertrackte an diesen Vorgängen ist, dass die Zusammenhänge und die Lösungen dem rein kognitiven Denken nicht zugänglich sind bzw. die Harmonie nicht durch Nachdenken allein hergestellt werden kann. Dazu braucht es das innere Bild der unbewussten Zusammenhänge und die innere Berührung.

Aus der Berücksichtigung von inneren und äußeren Ansatzpunkten für die Krebsbehandlung und aus der konstruktiven Zusammenarbeit der entsprechenden Spezialisten können sich effektive und völlig neue Behandlungsmethoden ergeben. Gemeinsam können der Aufsteller und der Mediziner aus der Kenntnis ihrer Fachbereiche neue Formen der Zusammenarbeit finden. Unsere Erfahrungen aus der praktischen Zusammenarbeit mit Ärzten bestätigen dies eindrücklich.

Zugleich rückt durch diese Sichtweise die Vorbeugung stärker in den Vordergrund anstelle der Symptombekämpfung. Der Schwerpunkt verlagert sich von der Krankheit hin zur Gesunderhaltung des Menschen. Aus diesem ganzheitlichen Verständnis heraus könnten im gesellschaftlichen Bereich andere organisatorische Voraussetzungen geschaffen werden für ein völlig neues und effektiveres Gesundheitssystem. *In Kooperation mit Ärzten und Apotheken arbeiten wir im Bereich „Integrale Medizin", in Verbindung mit Krankheitssymptomaufstellungen in Gesundheitsnetzwerken.* (Klein 2007)

5.5. Aus Frust wird Lebenslust und selbstbewusstes Handeln

Thema: Aus dem Schwebezustand in eine neue Beziehung zu sich selbst

„Tu deinem Leib etwas Gutes, damit deine Seele Lust hat, darin zu wohnen."
Teresa von Ávila

Wie gelingt eine bessere Beziehung zu mir selbst? Mit dieser Frage beschäftigen sich viele Frauen. Im Außen treten sie selbstbewusst auf und haben ihr Leben trotz vieler Anforderungen im Griff. Sie sind es gewohnt, ihre täglichen Herausforderungen selbstständig und ohne fremde Hilfe zu meistern. Doch sie spüren innerlich: Es bleibt etwas auf der Strecke. Die Anstrengungen des Alltags bringen sie immer wieder an körperliche Grenzen, die sie oft übergehen. Trotz Sehnsucht nach einer ebenbürtigen Partnerschaft bleibt dafür wenig Raum.

Ein Beispiel dafür ist die Geschichte von Christine. Sie wünscht sich eine liebevolle Beziehung zu sich selbst und eine erfüllte Partnerschaft.

1. Interview

„Ich suche eine Beziehung mit Herz", sagt sie und: „Ich will als Frau im Leben stehen!" Sie berichtet darüber, dass sie sich selbst oft nicht richtig spüren kann. Dann beschreibt sie das Gefühl, manchmal nicht wirklich anwesend zu sein. Sie nimmt eine Art gefühllose Distanz zu sich selbst wahr. In diesen Situationen hat sie nicht das Gefühl, mit beiden Beinen fest auf der Erde zu stehen. Es fühlt sich für sie so an, als würde sie sich in einer Art Schwebezustand befinden. Mit der Leiterin Sigrid einigt sie sich darauf, sich ein Bild von diesem Schwebezustand zu machen. Zunächst testen sie einen Kompass zum Thema aus.

Während des Testens spürt Christine ihre „Achillesferse – meinen wunden Punkt", wie sie es nennt. Ihr Körper wirkt plötzlich steif und stark angespannt. Dadurch kann die Energie im Körper nicht frei fließen. Vielleicht drückt sie auf körperlicher Ebene ein erhöhtes Schutzbedürfnis aus, indem sie in diese Anspannung geht. Es wirkt nach außen, als ob sie sich verschließt – vor sich selbst – und vor den anderen. Die Leiterin kommt später in der Aufstellung auf diese Wahrnehmung zurück, indem sie durch einen Stellvertreter das besondere Schutzbedürfnis der Klientin berücksichtigt.

2. Auswahl der Stellvertreter

Der Kompass für Christines Aufstellung

Bewusst:	von	Interesse
	zu	Groll
Unterbewusst:	von	Gleichwertigkeit
	zu	Schuld
* Körper:	von	Vertrauen
	zu	Resignation

* Priorität

Der Muskeltest zeigt als Priorität zum Thema die „Körperebene" an mit „Vertrauen / Resignation". Das lässt auf ein Ungleichgewicht im Körper- / Seelenbereich schließen, für das es vielleicht noch nicht einmal Worte gibt. Von der zeitlichen Zuordnung des Kompasses scheint hier eine sehr frühe Körpererfahrung – während der Schwangerschaft oder der Geburt – in die Gegenwart hineinzuwirken.

Kommentar: Aus den neueren Forschungen der Neurobiologie weiß man, dass bereits im Mutterleib das Gehirn des Fötus Prägungen erfährt, auf die man durch bewusstes Nachdenken keinen Zugriff bekommt (vgl. Gerald Hüther). Das hat zur Konsequenz, dass in dieser Lebensphase entstandene Muster und Prägungen nicht über rein kognitive Veränderungsprozesse gelöst werden können. Hierzu braucht es vielmehr den ganzheitlichen Lösungsansatz über den Körper, die Seele und den Geist.

Auf der unbewussten Ebene schalten sich Muster wie „Kummer" und „Schuld übernehmen" und „in die Selbstbestrafung gehen" dazu. Den Weg in die Gleichwertig weist zuverlässige Selbstfürsorge. (Kompass für Entfaltung: Unbewusst: Gleichwertigkeit versus Schuld.) Ein Thema, das vielen Frauen schwerfällt, sind sie doch mehr darauf programmiert, die Erwartungen und Bedürfnisse von anderen zu erfüllen. Sicher mit dem Ziel, über dieses Verhalten, das mit den eigenen Bedürfnissen wenig bzw. nichts zu tun hat, Würdigung und Schätzung von anderen zu erlangen.

Die mangelnde Würdigung ihres Verzichts erzeugt jedoch Groll. Es ist höchste Zeit, aus diesem narzisstischen Muster auszusteigen und die eigenen Interessen und Bedürfnisse bewusster wahrzunehmen, zu ver-stehen und direkt für sie zu sorgen bzw. für sie einzustehen. (Kompass: Bewusst: Interesse versus Groll)

Kommentar: Der Weg, die Würdigung zu erlangen, läuft nicht über die Orientierung an den Erwartungen anderer, sondern genau umgekehrt. Beginnen Frauen, sich selbst mehr zu würdigen und zu verstehen – anstatt es jedem recht machen zu wollen –, entwickeln sie ein besseres Stehvermögen. Sie können mehr zu sich selbst stehen bzw. anders auf-treten, anders da-stehen.

Während die Klientin ihre Stellvertreter auswählt, verbirgt sie ihre Hände hinter dem Rücken. Aus dieser Beobachtung schließt die Leiterin, dass die Handlungsfähigkeit durch vergangene Erfahrung und / oder Einflüsse eingeschränkt ist. Sie spricht ihre Beobachtung aus und die Klientin bestätigt, dass sie oft das Gefühl hat, ihr seien die Hände gebunden.

Kommentar: Durch das Aussprechen von Beobachtungen oder Wahrnehmungen kann die Leiterin ihre Hypothesen einerseits überprüfen und andererseits der Klientin Impulse zur Eigenwahrnehmung geben. Hände stehen symbolisch für Handlungsfähigkeit und der Rücken für die Vergangenheit. Es stellt sich die Frage, ob etwas aus der Vergangenheit ihre Handlungsfreiheit in Bezug auf das Thema Beziehung bindet. Das sind Hypothesen, die wir im Verlauf der Aufstellung überprüfen.

Für den Beginn haben wir folgende Stellvertreter ausgetestet: CHRISTINE und den SCHWEBEZUSTAND. Also sucht sie zwei Frauen aus den Zuschauerreihen als Stellvertreter für die gewählten Aspekte aus.

3. Anfangsbild der Aufstellung

Christine stellt CHRISTINE und den SCHWEBEZUSTAND leicht schräg vis-à-vis in die Mitte des Raumes. CHRISTINE ist fasziniert von einem Paar hellblau gemusterter „Hausschlapfen“, die zufällig vor ihren liegen: „So weich und kuschelig, warm und bequem! – Die sind jetzt leer!“, fällt ihr noch auf. Den SCHWEBEZUSTAND rechts von ihr nimmt sie nur am Rande wahr. Ihre Handflächen legt sie – wie im Gebet – vor der Brust zusammen. Dann reibt sie intensiv ihre Hände aneinander mit der Bemerkung: „Das gibt mir Halt, so kann ich besser bei mir bleiben und mich spüren.“

Kommentar: Manchmal weisen wie im Gebet gefaltete Hände auf eine Art Sühne hin. Ich versage mir etwas, um für eine Tat von Vorfahren zu sühnen. Da wir in dieser Aufstellung nicht auf die Ebene des Familiensystems gegangen sind, spielt die Sühne im Weiteren keine ausdrückliche Rolle. Wir entscheiden immer mit der Klientin – anhand der Reaktionen der Stellvertreter – gemeinsam auf welche Ebene wir in der Aufstellung gehen. Mögliche Ebenen wären Paarbeziehung, Familiensystem, Körpersystem, Innere Anteile des Selbst, Modelle der Inneren Form etc.

Der SCHWEBEZUSTAND schwankt hin und her. CHRISTINE blinzelt nach rechts und meint dazu: „Das kann ich jetzt gar nicht gebrauchen, das bringt mich aus dem Konzept! Das ist unerträglich, wenn ich das anschaue!" Der SCHWEBEZUSTAND fixiert einen Punkt auf dem Boden. Aus Versehen schiebt sich der Fuß einer am Rand sitzenden Zuschauerin in das Aufstellungsfeld und verdeckt diesen fixierten Punkt. Daraufhin beginnt der SCHWEBEZUSTAND das Kinderlied „Ein Männlein steht im Walde" zu trällern und begründet es mit den Worten: „Das beruhigt mich und ich halte mich an mir fest." Der SCHWEBEZUSTAND wirkt dabei nicht sehr berührt. CHRISTINE regt das Lied „tierisch auf!" und auch „dieses unerträgliche Pendeln!" macht sie wütend.

4. Aufstellungsverlauf

Christine beobachtet die Szene und erzählt, dass sie diese Pendelbewegung bei sich eher im übertragenen Sinne kenne, in dem Drang, immer in Bewegung zu sein. Schon als Kind war sie sehr neugierig und immer draußen unterwegs. Sie habe sich einfach auf das eingelassen, was ihr begegnet sei.

„Ein Männlein steht im Walde", summt der SCHWEBEZUSTAND leise weiter, ganz versunken in seine eigene Welt. CHRISTINE wird immer wütender: „Ich könnte dich jetzt richtig wegschubsen! Schau nicht so frech!", bricht es aus ihr heraus.

Die Leiterin bittet den SCHWEBEZUSTAND, folgenden Satz zu CHRISTINE zu sagen: „Ich bin ein Teil von Dir!" – „Ich weiß das!", antwortet CHRISTINE sogleich und nickt zustimmend.

Christine berichtet, „kein Kind von Traurigkeit" gewesen zu sein und fährt fort: „Ich bin schon zurechtgekommen im Leben. Ich war zu meiner jüngeren Schwester oft frech! ‚Du schwarzer Teufel', hat dann meine Oma zu mir gesagt und meine jüngere Schwester getröstet. Ich weiß nicht, was ich alles getrieben habe. Meist war ich halt die Böse."

„Und dann tu ich so, als ob nichts wäre!" CHRISTINE dreht sich um und geht so weit wie möglich weg – in die andere Ecke des Raumes. Dort stellt sie sich hinter einen breiten Stuhl.

Die Leiterin teilt ihre Wahrnehmung zum SCHWEBEZUSTAND mit: „Auf mich wirkt das autistisch, wie ein Teil, der gar nicht wirklich für dich da ist, der sich in seine eigene Welt zurückgezogen hat und mit dir nicht mehr richtig in Beziehung steht." Christine nickt, das kennt sie gut.

CHRISTINE soll zum SCHWEBEZUSTAND sagen: „Du hast mir geholfen, zu überleben! Es wird Zeit, dass ich dich anschaue!" Das berührt den SCHWEBEZUSTAND; er wird traurig und stellt zaghaft fest: „Ich bleibe lieber noch in meinem Schneckenhaus."

Es wird offensichtlich, dass Vorsicht und Angst bei beiden Stellvertreterinnen dominieren. In Absprache mit der Klientin klärt die Leiterin, was gebraucht wird, um mehr Sicherheit für den Prozess zu schaffen (siehe Einführungsinterview). Man einigt sich auf SCHUTZ. Also bittet die Leiterin Sigrid Christine, eine Person für den SCHUTZ in die Aufstellung zu holen. Die Klientin wählt für den SCHUTZ eine männliche Person aus.

Als der SCHUTZ positioniert ist, wagt sich CHRISTINE langsam wieder aus ihrer Ecke hervor. Dabei schiebt sie den Stuhl als eine Art physische Barriere vor sich her. Der SCHWEBEZUSTAND stellt erleichtert fest: „Den SCHUTZ find ich gut, der ist männlich!" Als der SCHWEBEZUSTAND den Stuhl sieht, befürchtet er, der SCHUTZ könne es sich darauf „bequem machen".

Der SCHUTZ dementiert mit den Worten: „Der Stuhl existiert gar nicht für mich, ich bleibe stehen. Nur im Stehen kann ich echter SCHUTZ sein!"

Den SCHWEBEZUSTAND regt der „fette Stuhl" auf. Entschlossen ergreift er den Stuhl und stellt ihn beiseite. Sein Pendeln hat nun vollständig aufgehört. CHRISTINE hat den männlichen

SCHUTZ an ihrer rechten Seite. Er hält schützend seine Arme vor ihr ausgebreitet. So kann CHRISTINE den SCHWEBEZUSTAND gut anschauen.

Mit Nachdruck sagt der SCHWEBEZUSTAND zu ihr: „Da ist noch zu viel Ablenkung im Spiel! Wenn du ernst bleibst, dich nicht lustig machst und dein wahres Gesicht zeigst, dann kann ich hinschauen!"

Der SCHWEBEZUSTAND ist noch skeptisch: „So leicht traue ich niemandem!" Der SCHUTZ möchte die beiden im Blickwinkel behalten. Er ist sehr auf der Hut und achtet genau darauf, dass niemand „übergriffig wird und ich dazwischengehen muss!" CHRISTINE empfindet den SCHUTZ als wohltuend und stellt fest: „Ich trau ihm jetzt allmählich!"

Der SCHWEBEZUSTAND nähert sich langsam und vorsichtig CHRISTINE an: „Wir kennen uns!" Beide sind sehr berührt. CHRISTINE läuft ein Schauer über den Rücken: „Ich mag das, wenn du dich ernst nimmst! – Komm nach Hause, ich bestrafe dich nicht!" (Vgl. das Thema Selbstbestrafung.) Der SCHWEBEZUSTAND weint, nun werden hier endlich wahre Gefühle sichtbar!

Der SCHWEBEZUSTAND lockert den Griff seiner Hände, die linke Hand, die bis jetzt die eigene rechte Hand umklammert hat, löst sich und greift zuerst zum SCHUTZ. CHRISTINE wartet bereits mit offenen Armen. Da kann der SCHWEBEZUSTAND auch die rechte Hand lösen und zaghaft und vorsichtig die Hand von CHRISTINE ergreifen. Die Szene beruhigt sich deutlich.

5. Lösungsbild

Die drei stehen nun im Kreis. Der SCHUTZ steht einfach dabei, für den Fall, dass man ihn braucht.

Christine geht nun selbst in die Aufstellung hinein. Diese Verbindung mit dem inneren Anteil und die wiedergewonnene Energie will sie selbst spüren. Der SCHUTZ betont noch einmal nachdrücklich: „Ich stehe immer zur Verfügung!"

Die Klientin schaut ihrem verleugneten Anteil, dem ehemaligen SCHWEBEZUSTAND, lange tief in die Augen. Zwischen den beiden findet über die Augen und die Berührung der Hände neuer Kontakt statt. Durch die intensive Begegnung kommt etwas innerlich wieder in Balance. Es braucht Zeit und Raum in der Aufstellung für diesen subtilen Integrationsprozess, die Abspaltung geschah vor langer Zeit. Die Verbindung mit dem inneren Anteil stellt neue Ressourcen zur Verfügung: „Ich bin auch die Lebensfreude", sagt der SCHWEBEZUSTAND spontan. Die beiden umarmen sich nun innig und lange.

Nun kann CHRISTINE gemeinsam mit ihrem neu entdeckten lustvollen Anteil das Leben genießen! „Wir nehmen das, was uns gefällt, ohne Wenn und Aber!", sagen die beiden und stehen vor einer schönen Blume. CHRISTINE ergreift die Blume: „Reden ist gut, aber jetzt ist Zeit zum Handeln!"

6. Nacharbeit

Obwohl sich Christine bewusst nicht mehr an die einzelnen Details der Aufstellung vor einem halben Jahr erinnern kann, spürt sie deutlich, dass sie seitdem besser mit beiden Beinen im Leben steht. Sie fühlt sich insgesamt kraftvoller und optimistischer. Insgesamt nimmt sie mit mehr Freude am Leben teil. Immer leichter fällt es ihr, sich abzugrenzen und sich mehr Zeit für ihre Bedürfnisse zu nehmen. Sie lernt einen Mann kennen, als sie sich einen freien Abend gönnt. Es bahnt sich langsam eine Beziehung an.

Engagiert bringt sie ihre Selbstständigkeit ins Laufen, indem sie sich in der Öffentlichkeit selbstbewusst präsentiert und Vorträge hält. Mittlerweile – nach zwei Umzügen innerhalb von sechs Wochen – hat sie ein Haus mit Garten gefunden, einen Ort, an dem sie sich endlich zu Hause fühlt und zur Ruhe kommen kann.

Der Zugang zur Lösung erfolgt bei Aufstellungen mit inneren Anteilen stark über das subtile Fühlen und Spüren. Einen großen Teil holt sich die Klientin in der Aufstellung selbst, zuerst durch anteilnehmendes Zusehen und Beobachten, dann, indem sie im Lösungsbild ihre Stellvertreterin ablöst. Um diesen Prozess weiter zu unterstützen, werden den Klienten zusätzlich Methoden aus der Integralen Kinesiologie und ihren körperorientierten Balancemethoden angeboten.

Während unserer Aufstellungsabende und Seminare machen wir immer wieder die Erfahrung, dass sich die verschiedenen Aufstellungsthemen der jeweiligen Gruppe ergänzen und gegenseitig bereichern. Christine hat zum Beispiel stärker die Aufstellung davor in Erinnerung, bei der sie als Stellvertreterin für das Thema „Beziehung“ stand. Diese Rolle war bereits eine wichtige energetische und inhaltliche Vorbereitung auf ihr eigenes Thema – die Beziehung zu sich selbst.

Ihre eigene Aufstellung empfindet sie als Wendepunkt in ihrem Leben auf einer tiefen Ebene, die sie noch nicht so recht in Worte fassen kann. Ihr Selbst kam aus einer Art Schwebezustand mit beiden Beinen auf die Erde.

7. Expertenkommentar Selbstmodell der Inneren Form

In dieser Aufstellung geht es um die Abspaltung eines Teils des Selbst. Die Klientin hat diesen Anteil ihres Selbst – symbolisiert in der Aufstellung durch den SCHWEBEZUSTAND – aus ihrem Gewahrsein sozusagen ausgeblendet. Das erschwert ihr den Zugang zu ihren Gefühlen, Empfindungen und vor allem ihren individuellen Bedürfnissen. Wir verstehen unter dem Selbst einen dynamischen Prozess. Je klarer sich ein Mensch selbst in seiner Einzigartigkeit wahrnehmen kann, desto leichter kann er in die Balance kommen. Das ist ja auch das erklärte Anliegen von Christine. Sie möchte die Beziehung zu sich selbst verbessern.

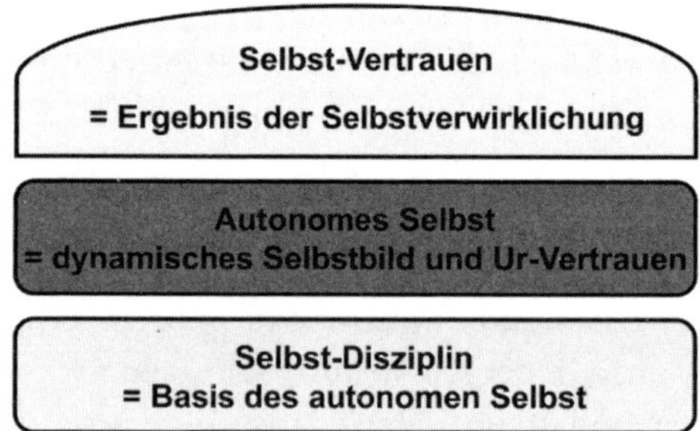

Abbildung 6: Das Selbst gliedert sich im Selbstmodell in drei wesentliche Schichten: das „Autonome Selbst“, die „Selbst-Disziplin“ und das Selbstvertrauen.

Im Selbstmodell der Inneren Form finden sich interessante Erklärungsansätze zur Aufstellung. In diesem Modell geht es darum, eine innere Balance zu finden bzw. in eine gute Beziehung zu sich selbst zu kommen. Das heißt sich selbst als Ganzes zu erleben, das in ein Ganzes eingebunden ist.

Das Autonome Selbst als dynamisches Selbstbild

Mit dem dynamischen Selbstbild ist die Haltung bzw. das Bild, das ein Mensch von sich selbst hat, gemeint. Dieses innere Selbstbild ändert sich aufgrund von Erfahrungen und Entscheidungen. Schmerzhafte, traumatische Erfahrungen führen häufig dazu, dass ein Anteil des Selbst ausgeblendet wird. Dies geschieht, um zukünftigen Schmerz zu vermeiden. An die Stelle tritt ein automatisches Verhalten wie zum Beispiel eine starker Bewegungs- oder Aktionsdrang im Außen. Auf diese Weise wird von dem inneren Schmerz abgelenkt.

Ersatz für den abgetrennten Anteil des Selbst suchen Frauen oft im Partner. Indem sie von ihm den Ausgleich erwarten, überfordern sie ihn logischerweise. Eine andere Strategie, mit dieser Situation umzugehen (für diese hat sich die Klientin entschieden), besteht darin, Nähe und Partnerschaft unbewusst zu vermeiden, weil sie das wieder in Kontakt mit ihrem Schmerz bringen würde.

Eine Aufstellung kann diese Ausblendung ins Bewusstsein bringen, indem sie die Situation abbildet. Darüber hinaus bietet sie der Klientin Lösungswege an, um diesen Anteil wieder zu integrieren. Für Christine heißt das, wenn sie den Schwebezustand wieder integriert, erweitert sie zugleich ihr inneres Bild von sich selbst. Damit ergeben sich für sie neue Entscheidungs- und Handlungsmöglichkeiten in der Beziehung zu sich selbst und in Bezug auf eine Partnerschaft.

Selbst-Disziplin – die Basis des autonomen Selbst

Selbstdisziplin heißt für die Klientin, dass sie nach der Aufstellung konsequent an ihrem Integrationsprozess dranbleibt und ihren zarten Bedürfnissen mehr Raum gibt.

Oft wird Selbstdisziplin mit der Verleugnung der eigenen Bedürfnisse gleichgesetzt. Im Modell der Inneren Form ist genau das Gegenteil gemeint: die konsequente Wahrnehmung von Bedürfnissen und damit die Steigerung der eigenen Lebensqualität. Dies wirkt sich natürlich auch positiv auf die Lebensqualität der Menschen aus, mit denen wir leben und arbeiten.

Viel Disziplin braucht Christine, wenn es darum geht, sich selbst nicht mehr zu übergehen bzw. immer wieder nachzuspüren, was für sie gerade stimmt, anstatt in ihre bisherigen Aktionsmuster zu verfallen. Bei dieser Art von Disziplin geht es um die tägliche Übung der Selbstbeobachtung und – genauso wichtig – auf dieser Basis bewusst zu entscheiden und zu handeln. Für die Klientin heißt das, genau zu beobachten, wann sie sich wieder in ihr Schneckenhaus zurückzieht und damit in einen Zustand gerät, in dem sie ihren Körper nicht mehr wahrnimmt bzw. durch ihr Handeln körperliche Grenzen übergeht. Das ermöglicht es ihr, frühzeitiger gegenzusteuern und sich rechtzeitig abzugrenzen. In diesem Sinne ist Selbstdisziplin mit verstärkter Achtsamkeit verbunden. Je mehr Christine auf sich achtet, umso näher kommt sie der eigenen Selbstwertschätzung im Alltag.

Selbstvertrauen als Ergebnis der Selbstverwirklichung

Ursprünglich wurde das Ur-Vertrauen der Klientin durch eine Erfahrung erschüttert, die zu der Abspaltung des inneren Anteils geführt hat. In der Aufstellung lag der Fokus nicht darauf, herauszufinden, um welche Erfahrung es sich handelte. Die Kompasspriorität auf der Körperebene lässt vermuten, dass es um eine sehr frühe Erfahrung im Mutterleib geht oder um eine alte Erfahrung, die aus dem System weitergegeben wurde. Für die Lösung war es in dieser Aufstellung nicht wesentlich, die Ursache dafür genau zu bestimmen, sondern durch die Integration des verlorenen Anteils das Ur-Vertrauen in diesem Bereich wiederherzustellen.

Je mehr sich Christine traut, diesen Anteil in ihr Leben einzubeziehen, umso leichter kann sie ihr Selbst verwirklichen. Das ermöglicht ihr neue Erfahrungen und Erlebnisse in Bezug auf sich selbst und vielleicht auch in einer Partnerschaft, die sie sich wünscht. Aus diesen neuen Handlungen entsteht neues Vertrauen.

Christine besitzt bereits Selbstvertrauen, besonders wenn es darum geht, ihr berufliches und privates Leben im Außen zu meistern. Da ihr dieser innere Anteil bislang nicht zur Verfügung stand, sind dabei ihre persönlichen Bedürfnisse oft zu kurz gekommen und sie hat ihr Leben als anstrengend empfunden. Je mehr sie sich traut, diesen inneren Bedürfnissen des Selbst mehr Raum zu geben, umso leichter erlebt sie ihre Wirklichkeit. Wenn das Innere und Äußere des Selbst in der Balance sind, erlebt sich der Mensch im Fluss und eingebunden in ein großes Ganzes.

Das dynamische Selbst

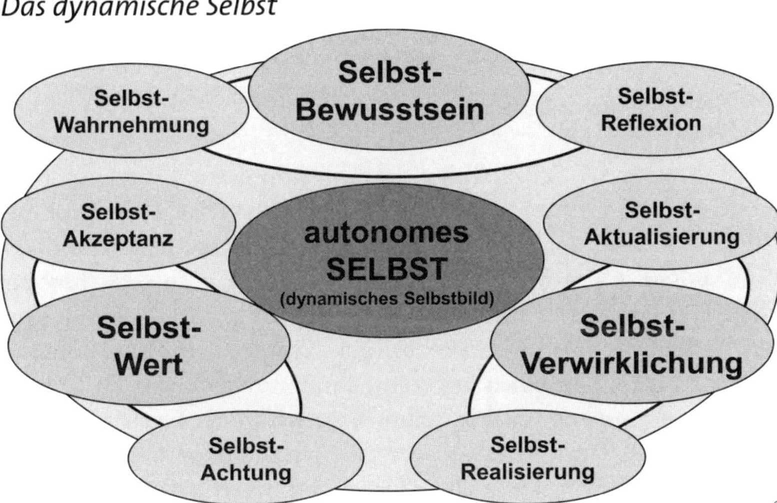

Institut Innere Form©

Abbildung 7: Das dynamische Selbstbild gliedert sich in die Bereiche Selbst-Bewusstsein, Selbst-Wert und Selbst-Verwirklichung.

Das dynamische Selbstbild oder das Autonome Selbst befindet sich in einem ständigen Entwicklungsprozess. Es gliedert sich drei Bereiche: das Selbst-Bewusstsein, den Selbst-Wert und die Selbst-Verwirklichung. Im Folgenden wollen wir anhand der Aufstellung nur einen der drei Bereiche reflektieren: das Selbst-Bewusstsein. Sie finden es im oberen Teil des Modells.

Das Selbst-Bewusstsein

Unter Selbst-Bewusstsein verstehen wir die Fähigkeit, sich seiner selbst bewusst zu sein. Normalerweise wird unter Selbstbewusstsein ein forsches Auftreten im Außen verstanden, ohne im Kontakt mit dem Inneren zu sein. Oft werden durch dieses Verhalten innere Zweifel überspielt und verdeckt. Wir – in der Inneren Form – verstehen unter Selbst-Bewusstsein den bewussten Umgang mit sich selbst in verschiedenen Lebenssituationen. Das heißt, immer mehr mit sich selbst im Inneren in Kontakt zu bleiben, wenn man im Außen handelt. Wie sehr das gelingt, hängt von der Tiefe der Selbst-Wahrnehmung und der Fähigkeit zur Selbst-Reflexion ab.

Die Selbst-Wahrnehmung

Störungen in der Selbst-Wahrnehmung führen zu zwei Extremen. Entweder reagieren Menschen mit hypochondrischer Überempfindlichkeit. Sie horchen ständig hinein und verlieren damit den Kontakt nach außen. Oder Menschen reduzieren ihre Gefühle bis hin zur Gleichgültigkeit. Das sind Menschen, die sich selbst nur wenig spüren. Sie haben wenig Kontakt zu ihrer inneren Gefühlswelt und zu ihrem Körper. Um einen erlebten Schmerz nicht mehr zu spüren, betäuben Menschen oft ihre Selbst-Wahrnehmung. Der Preis dafür: Sie schränken damit ihre Wahrnehmung in der Gegenwart ein.

Bei der Klientin, die nach außen ein betont selbstsicheres Verhalten an den Tag legt, besteht das Problem eher in der Reduzierung der Selbst-Wahrnehmung. Sie hat wenig Kontakt zu den eigenen körperlichen Bedürfnissen. Es fällt ihr schwer, sich selbst zu spüren und liebevoll für sich selbst zu sorgen.

Als der Schwebezustand das Lied singt, schwankt er hin und her. Er sucht nach Beruhigung und Halt. Zugleich wirkt er ganz versunken in seine eigene Welt. Das erinnert an einen eher autistischen Zustand, der sich auch im Lied wiederfindet. Das Männlein ist allein und steht auf einem Bein. Das heißt, es fehlt der Halt, der gute Kontakt mit dem Boden, wenn man auf zwei Beinen steht. Das Männlein ist still und stumm. Es ist nicht im Kontakt mit anderen. Üblicherweise repräsentiert der Wald in Märchen und Liedern symbolisch das Unbewusste, den Bereich, in dem zum Beispiel abgespaltene oder verdrängte Anteile wirken. Die Frage, die sich im Lied nach der Identität des Männleins stellt, zeigt eine Parallele zur Aufstellung bzw. zur Frage: „Wofür steht der Schwebezustand?“ Die Antwort lautet: Er ist ein Teil von Christine.

Die Früchte der Hagebutte sind durch die Schale geschützt und verborgen. Im Lied wird die Hagebutte über das Bild eines Männleins repräsentiert, geschützt durch einen Mantel und ein Käppchen. Interessanterweise gelingt in der Aufstellung die Kontaktaufnahme zwischen Christine und ihrem verdrängten Anteil erst, als ihr zuverlässiger Schutz zur Verfügung steht. Für den Schutz hatte sie einen männlichen Stellvertreter gewählt.

Die Einschränkung der Wahrnehmung führt zur regelrechten Abspaltung eines Anteils ihres Selbst. Ein Teil wird aus der Selbst-Wahrnehmung völlig ausgeblendet und steht nicht mehr zur Verfügung. In der Regel reagieren Menschen aufgrund von traumatischen Erfahrungen in dieser Weise. Deshalb spielt hier der Schutz eine wichtige Rolle. Durch diesen Stellvertreter entsteht eine Art Schutzraum im Feld der Aufstellung, in dem die Wahrnehmung dieses Anteils wieder möglich wird. Mit der Wahrnehmung dieses Anteils ist zunächst auch die Wahrnehmung der Verletzung, des Schmerzes verbunden. Zugleich vertieft sich in diesem Prozess die Wahrnehmung der Lebensfreude und auch der Schönheit – wie die letzte Szene der Aufstellung zeigt.

Die Selbst-Reflexion

Beeinträchtigungen in der Selbst-Wahrnehmung können in der Selbst-Reflexion zu zwei Extremen führen. Menschen mit überhöhter Selbst-Reflexion neigen eher zum Grübeln. Die Zweifel an sich selbst blockieren ihr Handeln. Diese Menschen wirken manchmal geistesabwesend und in Gedanken versunken. Menschen mit zu niedriger Selbst-Reflexion handeln, ohne über eventuelle Konsequenzen nachzudenken. Dadurch wirken sie eher oberflächlich und auf die äußere Wirkung orientiert.

Die Klientin fühlt sich von Selbstzweifeln geplagt, sobald es um das Thema Beziehung geht. Obwohl ihr auf der kognitiven Ebene klar ist, dass sie mehr Raum für sich braucht, fällt es ihr schwer, sich von den Bedürfnissen der anderen abzugrenzen. Es plagt sie ein schlechtes Gewissen, wenn sie es manchmal doch tut. In diesem Sinne bestraft sie sich selbst. Die Kompasspriorität der Erfahrung lag auf der Körperebene. Das bedeutet auch häufig, es gibt keinen sprachlichen Zugang zu der Erfahrung. Diesen neuen Zugang bekommt sie durch die Darstellung in der Aufstellung. Durch die Bilder, die den inneren Zustand ihres Selbst widerspiegeln, kann sie nun leichter die Erfahrung reflektieren und sich bewusst machen, was in ihr geschehen ist.

Dieses tiefere Verständnis für die Vorgänge in ihr selbst unterstützt sie dabei, bisherige Wahrnehmungen und Erfahrungen bewusst neu zu ordnen und entsprechende Entscheidungen zu treffen bzw. danach zu handeln. Die verbesserte Selbst-Wahrnehmung sowohl auf der Körper- als auch auf der Herzebene hilft ihr, aus dem bisherigen Muster der Selbstbestrafung bewusst auszusteigen. Mit jeder neuen Erfahrung des achtsamen Umgangs mit sich selbst erweitert und verändert sich zugleich ihr Selbstbild Tag für Tag.

8. Reflexion

Viele moderne Frauen pendeln zwischen unterschiedlichen Zielen hin und her. Es fällt ihnen zunehmend schwer, mit beiden Beinen stabil im Leben zu stehen. Mangelnde Wertschätzung, Kritik oder Misserfolge bringen ihr Selbstwertgefühl leicht ins Wanken. Sie fühlen sich ebenfalls wie in einer Art „Schwebezustand" und suchen verstärkt im Außen Führung und Halt. Die verdeckten Selbstzweifel werden ausgeglichen über äußerliche Attraktivität, Leistung und Perfektion.

Obwohl sie ein selbstbewusstes Verhalten an den Tag legen, nagen in ihrem Inneren Selbstzweifel und Unsicherheit. In Beziehungen fällt es ihnen schwer, sich abzugrenzen und „Nein" zu sagen. Häufig stellen sie die Wünsche von anderen, dem Chef, dem Partner, den Kindern, vor ihre eigenen. Zu ihren persönlichen Bedürfnissen haben sie wenig Kontakt, denn es fällt ihnen schwer, sie zu spüren und für sie zu sorgen. Zunehmend geht der Kontakt zum Körper und zu den Gefühlen verloren. Dieses Thema scheint ein wichtiges kollektives Entwicklungsthema für uns Frauen zu sein, über das wir in eine neue weibliche Qualität gelangen. Eine Qualität, die sich durch die innere Verbundenheit von Körper, Herz und Bewusstsein auszeichnet. In der kollektiven Bewusstseinsaufstellung zur Botschaft des Coronavirus spielte genau diese weibliche Qualität bei der Bewältigung der Situation die entscheidende Rolle. (Corona 2020, S.46ff)

Eine persönliche Ursache für die „Selbst-Entfremdung“ könnte darin liegen, dass irgendein schwer fassbares, schmerzhaftes Erlebnis eine Person ursprünglich veranlasst hat, etwas auszublenden. Um nicht mehr an das unangenehme Ereignis erinnert zu werden, hat sie vielleicht sogar einen inneren Teil von sich selbst „abgespalten“ bzw. gut verdrängt.

In Folge fehlt ihr der Bezug zu einem oder mehreren ihrer inneren Anteile, was zu einer erheblichen inneren Instabilität führen kann.

Im Rahmen einer Aufstellung kann der Bezug dieser Anteile zum Selbst bzw. die Abspaltung sichtbar gemacht werden. Zugleich kann die Klientin diese Teile ihres Selbst dazu einladen, jeweils wieder ihren Platz einzunehmen, so wie ein Instrument im „inneren Orchester“ wieder zur Verfügung steht, um die „Musik des eigenen Selbst“ auf neue Weise zum Klingen zu bringen.

5.6 Ich bin im falschen Film, nichts klappt in meinem Leben

Thema: Trauer und Schuldgefühle um eine verlorene Liebe

„Ich wurde nach meiner Großmutter benannt!“
Elisabeth

1. Interview

Elisabeth befindet sich in einer „desolaten Situation“ – alles „bricht mir weg“, das Geld ebenso wie die Gesundheit. Sie leidet unter Magenschmerzen und unangenehmem Mundgeruch. Als sie auf das Thema „Missbrauch“ aus ihrer Kindheit zu sprechen kommt, wird es ganz ruhig im Raum. Schon seit längerer Zeit lebt sie allein, ohne Partnerschaft.

Sie möchte sich so gerne wieder mit sich in Frieden fühlen. „Es gab schon Zeiten, da war ich eins mit mir, mit dem Leben, habe mich reich gefühlt, alles war im Fluss. Doch zurzeit herrscht bei mir Mangelbewusstsein. Das totale Chaos, Selbstvorwürfe, vieles geht kaputt, ich habe sogar Ungeziefer und Schimmel in der Wohnung. Ich habe viele Baustellen offen und fühle mich überanstrengt. Ausruhen ist mir derzeit nicht möglich, und mein Umfeld spiegelt mir meine Problematik." Das Chaos im Außen macht viele ihrer guten Ideen und Ansätze immer wieder kaputt.

2. Kompass und Auswahl der Stellvertreter

Elisabeth spürt einen inneren Widerstand in Bezug auf eine weibliche Leitung, sie wünscht auch keinen Kompass. Stattdessen will sie, dass Peter die Aufstellung leitet. Peter hustet und fasst sich ans Herz. Er spürt den Druck im Herzen, wenn er sich auf Elisabeth und ihr Thema einlässt: „Da sind viele aufgestaute Gefühle, die rauswollen!"

Als Stellvertreter werden ELISABETH, das HERZ und – da noch nicht ganz klar ist, welche Ursache hinter all ihren Problemen steckt – ganz allgemein das THEMA gewählt. Das THEMA (durch einen Mann vertreten) zieht sofort seine Hausschuhe aus.

3. Anfangsbild der Aufstellung

ELISABETH und das HERZ stehen sich gegenüber. Das THEMA steht links hinter dem HERZ und blickt in Richtung der beiden. ELISABETH fühlt sich schwermütig, bedrückt und voller Mitleid. „Das HERZ hat so schöne Augen!", sagt sie verhalten und mit leiser Stimme. Das THEMA sieht sie gut im Augenwinkel, „Ich fühle mich wie ein Kind voll Bedürftigkeit!" Ihr kommen die Tränen, und der Hals tut ihr weh: „Das THEMA zu sehen, macht mich traurig!"

Das HERZ will sich in das schöne, helle Eck zurückziehen, muss aber bei ELISABETH „in der Dunkelheit stehen bleiben". Es steht mit dem rechten Fuß gut und fest auf dem Boden, links balanciert es jedoch nur auf der Ferse. Das THEMA wankt zunächst und steht nun leicht schief nach links geneigt: „Ich spüre mich nur links, und diese Seite wird auch immer schwerer!"

Kommentar: Die linke Körperhälfte symbolisiert oft die weibliche und die rechte Körperhälfte die männliche Seite in uns und gibt Hinweise, ob ein Thema die männliche oder die weibliche Linie der Verwandtschaft ursächlich betrifft und/oder einen männlichen/weiblichen inneren Anteil in uns.

Das THEMA möchte sich zwischen ELISABETH und das HERZ schieben. ELISABETH will jedoch nicht, dass das THEMA näherkommt, „Ich brauche das HERZ als Schutz!" Sie dreht sich um, und das HERZ umarmt sie schützend von hinten, beide halten die Hände vor die Brust von ELISABETH. Das THEMA steht nun vor den beiden und fühlt sich immer schwerer: „Bald sacke ich zusammen!"

Leiter Peter fragt, ob sich das THEMA lieber hinsetzen oder hinlegen möchte. Das THEMA probiert es aus: „Liegen ist viel angenehmer." Es macht die Augen zu, spürt aber weiterhin eine Beziehung zu den anderen beiden. ELISABETH assoziiert damit eine Krankheit: „Ich sehe etwas sehr vernebelt, aber das HERZ tut mir gut und gibt mir Wärme." Das HERZ bleibt gerne bei ELISABETH: „Ich bin voll Überfluss."

4. Aufstellungsverlauf Die Geschichte der Großmutter

Elisabeth hat zuerst zugesehen und dann abgeschaltet: „Ich denke an einen Fahrradunfall, mit dem ich seit Monaten gesundheitlich kämpfe. Ich musste mit einer lädierten linken Schulter viel liegen, fühlte mich auch richtig ‚am Boden', völlig ausgeknockt, nichts ging mehr. Auch beruflich war ich dadurch sehr eingeschränkt. Einen Bezug zu meiner Familie gibt es über meinen Vater, der schwermütig war, und seine Mutter, meine Großmutter Elisabeth, die drei Fehlgeburten hatte." Und fast nebenbei fällt ihr noch ein: „Außerdem war meine Großmutter Elisabeth in Amerika, um Geld für ihr Kinderwaisenheim zu sammeln, und ihr erster Mann starb auf der Verlobungsfahrt von Mexiko nach Europa an einer Lungenentzündung."

Leiter Peter spürt in Resonanz mit Elisabeths Erzählung die Vernebelung wieder aufsteigen.

Kommentar: Vernebelung kann bedeuten, dass etwas „im Nebel liegt", das heißt, noch unklar ist oder auch, dass die Gefühle im Moment zu heftig sind, um sie auszuhalten und daher „wie hinter einer Nebelwand" versteckt und auf Distanz gehalten werden.

Das THEMA reagiert auf die Geschichte der Großmutter mit dem Verlobten. ELISABETH und das HERZ haben beim Wort „Lungenentzündung" aufgehorcht, sie beobachten jetzt besorgt den Atemrhythmus des THEMAS: Atmet es stärker oder schwächer? Atmet es überhaupt noch?

Elisabeth erzählt weiter, dass sie nach ihrer Großmutter benannt wurde, die sie jedoch nicht persönlich kennengelernt hat, weil sie kurz vor Elisabeths Geburt verstarb. Hier wird ein unmittelbarer Zusammenhang über die Namensgebung deutlich: die Geschichte der Großmutter wurde unbewusst über den Vornamen an die Enkelin weitergegeben, man könnte regelrecht sagen, psychologisch vererbt! Elisabeth spricht aus, was sie jahrelang belastet hat: „Ich wollte nie so heißen wie meine Großmutter und habe mir sogar selbst einen anderen Namen ausgesucht!" Sie hat also die „Last" des Namens bereits sehr früh gespürt, ohne zu wissen, woher dieses unbestimmte Gefühl kam.

Die GROSSMUTTER wird aufgestellt. Sie ist zuerst orientierungslos („vernebelt") und hustet. Das THEMA richtet sich langsam auf: „Das Wort ‚Lungenentzündung' hat mich ins Trudeln gebracht", es fühlt nun eine leichte Spannung in Bezug auf die GROSSMUTTER.

ELISABETH fühlt sich noch immer betäubt, wie ein Häufchen Elend, und schaut die GROSSMUTTER erwartungsvoll an. Die GROSSMUTTER spürt keine richtige Verbindung zum THEMA: „Es ist mir sehr fremd, ich habe allerdings ein flaues Gefühl im Magen."

Kommentar: Die Aussage der Stellvertreterin der Großmutter macht nach all den „vernebelten Gefühlen" nochmal deutlich, dass hier die wahren Gefühle noch nicht „richtig" fließen können, sondern nur als „flaues" Gefühl im Magen liegen. Die Klientin klagt zu Beginn der Aufstellung ebenfalls über Magenschmerzen.

ELISABETH spürt hinter der ganzen Verwirrung die Wärme und Güte ihrer GROSSMUTTER. Liebevoll spricht sie sie direkt an: „Ich bin deine Enkeltochter und heiße sogar wie du!" Die GROSSMUTTER sieht ihre Enkelin erstaunt an. Dadurch, dass sie gesehen, angesprochen und damit gewürdigt wird, kommen erstmals Gefühle in ihr hoch. Die GROSSMUTTER wendet sich dem THEMA zu und erkennt: „Ich fühle Schuld, weil ich dich aus der Heimat weggeholt habe!“ Damit wird klar, dass das THEMA für ihren Verlobten, der auf der Schifffahrt verstorben ist, steht. Noch kann sie nicht näher zum THEMA, das den Verlobten repräsentiert, hingehen.

Als THEMA kristallisiert sich eine beteiligte Person, der VERLOBTE, heraus, um den es in diesem Zusammenhang geht. Das THEMA wird in VERLOBTER umbenannt.

Der VERLOBTE relativiert sofort ihre Schuldgefühle: „Das ist *meine* Krankheit, und *nicht* deine Schuld!“ Nun nähert sich ihm die GROSSMUTTER und hält dem Kranken den Kopf. „Das ist schön und entlastet mich“, sagt der VERLOBTE, und auch die GROSSMUTTER fühlt sich wohl dabei, ihm zu helfen und zu halten.

5. Lösungsbild

Das HERZ wird schwerer. ELISABETH spürt Mitleid in sich aufsteigen, sie nimmt das HERZ und setzt sich neben die GROSSMUTTER, um dem VERLOBTEN die Hand zu halten. Dem VERLOBTEN wird wärmer. Die GROSSMUTTER will etwas mit ihrer Enkelin klarstellen: „Das ist meine Geschichte!“ ELISABETH ist perplex: Sie hat die unbewusste Dynamik verstanden: „Ich lebe deine Geschichte!“ Sie ist selbst über diese Erkenntnis erstaunt. „Ja“, sagt die GROSSMUTTER, „aber lass es nun gut sein, das ist meine Geschichte! Lass sie bei mir!“ Der VERLOBTE bestätigt: „Die GROSSMUTTER lässt mich so, wie ich jetzt bin, aber die Berührung durch die Enkelin erweckt mich immer wieder erneut zum Leben.“

Kommentar: Jeder kennt das: Wie oft holen wir alte Geschichten immer und immer wieder hoch und wärmen sie auf. Das kann der alltägliche Ärger mit dem Partner oder dem Chef sein, bis es uns reicht und wir – hoffentlich – bewusst ein klärendes Gespräch suchen, um die Sache ein für alle Mal vom Tisch zu bekommen.

Innerhalb von Familien geschieht Ähnliches oft aus einer unbewussten Verstrickung und Dynamik mit dem Familiensystem. Wir wieder-

holen Muster und Verhaltensweisen der Eltern oder anderer Verwandter, suchen uns mit unbewusster Sicherheit zum Beispiel immer wieder den „falschen Partner" aus oder sind erfolglos im Job, um beim wiederholten Mal endlich eine endgültige „Los-Lösung" zu finden und die alten Geschichten in Frieden ziehen lassen zu können. Solche unbewussten Dynamiken können besonders gut mit der Methode der Aufstellung sichtbar und bewusst „erlebbar" gemacht werden, sodass sie in der Aufstellung selbst oder anschließend – oft verbunden mit Rückgaberitualen – im Guten losgelassen werden können, wie es hier jetzt bei Elisabeth passiert.

Die Übernahme des Vornamens der Großmutter drückt hier symbolisch unbewusst übernommene Identifikation mit diesem ungelösten Thema der Familiengeschichte aus. Diese loszulassen, ist nun Elisabeths ureigene Aufgabe.

Sie tauscht den Platz in der Szene mit ihrer Stellvertreterin. Die GROSSMUTTER nimmt Elisabeth an den Händen und sagt nochmals eindringlich: „Es ist meine Geschichte, lass sie bei mir!"

Das HERZ wird groß dabei, es spürt den Lebensimpuls und eine neue Weite. Elisabeths eigenes Herz pocht stark, die Zuschauer im Raum sind ganz still, alle fühlen mit. Die Zeit und das Leben schreiten endlich wieder voran, als Elisabeth die Hand des VERLOBTEN loslässt und mit dieser alten Geschichte in Frieden abschließt.

Elisabeth fühlt sich jetzt sehr erleichtert. Sie hat erkannt: Niemand kann die Zeit und vergangene Geschehnisse aufhalten! Sie steht langsam auf. Die GROSSMUTTER und der VERLOBTE ziehen sich aus der Szene zurück. Elisabeth geht gestärkt gemeinsam mit ihrem HERZEN die ersten Schritte in ihre eigene Zukunft.

6. Nacharbeit

In der Aufstellung zeigen sich grundlegende Tendenzen von Elisabeths Themen, die bereits im Interview angesprochen wurden: Elisabeth wählt Peter als männlichen Leiter, einen männlichen Stellvertreter für das Thema und hat Widerstand gegen Leiterin Sigrid als Frau und gegen den Kompass für Entfaltung, der Einblick in Gefühle geben könnte. Das spiegelt die Geschichte ihrer Großmutter wieder, nach der Elisabeth benannt ist und die sich ebenfalls nach all ihren Erlebnissen verboten hat zu fühlen. Elisabeth hat jetzt erkannt, wie wichtig es ist, Trauer zuzulassen, um dann aus dem eigenen Herzen heraus zu handeln. In der anschließenden Reflexionsrunde nach der Aufstellung kann sie das gerade Erlebte noch einmal kognitiv verarbeiten. Das ermöglicht ihr, gestärkt und klarer die nächsten Schritte im realen Leben zu gehen.

7. Expertenkommentar

Die rechte oder die linke Körperhälfte zu spüren, hat oft eine unterschiedliche Bedeutung. Die rechte Körperseite ist überkreuz mit der linken Gehirnhälfte verbunden und die linke Körperseite mit der rechten Gehirnhälfte.

Die linke Körperseite / weibliche Seite:

Da die rechte Gehirnhälfte mehr auf die Erfassung von Körpern, Bildern, Klang und Rhythmus als Ganzes ausgerichtet ist, wird sie oft auch als die weibliche, kreative Gehirnhälfte bezeichnet. Aufgrund ihrer Verbindung mit der linken Körperhälfte, gilt diese als die so genannte „weibliche Seite".

Die rechte Körperseite / männliche Seite:

Im Gegensatz dazu besteht die Stärke der linken Gehirnhälfte im Erfassen von Details, Strukturen, Planung, Ziel und Kontrolle. Dies sind Eigenschaften, die stärker den männlichen, manifestationsorientierten Aspekten zugerechnet werden. Aus diesem Grund gilt die rechte Körperseite, die mit der linken Gehirnhälfte verbunden ist, als die „männliche Seite".

Krankheitssymptome und Verletzungen können anhand der Körperseite, an der sie auftreten, mitunter Rückschlüsse auf unbewusste Muster ihrer Herkunft geben.

Die Lunge ist das Organ, das für die überlebenswichtige Funktion des Luftholens und Atmens notwendig ist. Symbolisch steht der

Atem seit jeher für die Fähigkeit, Leben auf- und anzunehmen, sich über den Atem mit dem Lebendigsein zu verbinden. „Tief zu atmen" hilft auch beim Loslassen. Wenn diese Funktion blockiert ist, können Verzweiflung und Lebensmüdigkeit die Folge sein. Eine Lungenentzündung kann eine Wut auf das Leben und ungeheilte emotionale Wunden anzeigen (Dahlke 2003, Hay 2006). Sich „ein Herz zu nehmen", bedeutet auch, den Mut zu haben, alte, versteckte, schmerzende Gefühle wahrzunehmen, die „Nebelwand" zu durchbrechen und die alten Wunden durch die Kraft des Herzens und anteilnehmende Liebe zu heilen.

Ungeziefer und Unrat in Wohnung oder im Haus zeigen auf eine sehr deutliche Art an, dass eine Reinigung dringend notwendig ist. Meist ist schon lange nichts passiert, das heißt, Altes, Liegengebliebenes gehört gründlich geputzt und aufgearbeitet. Da unser Verhalten einen nicht unerheblichen unbewussten Anteil widerspiegelt, können solche Zeichen im Außen durchaus auf Muster im Inneren bezogen werden.

8. Reflexion Verhaltensdimensionen – der Weg zum Selbst

„Es gibt einen Punkt im Leben, wo wir uns selbst ganz nahe kommen. Es ist der Punkt, wo sich alle bisherigen Vorstellungen und Konstruktionen auflösen und wir tief in den Grund unseres Seins blicken, es ist der Punkt, wo wir unser Selbst erfahren. Die Kunst im Leben ist, dass wir uns dort, an diesem Punkt, nicht selbst verpassen, dass wir auf den Punkt kommen."
Manfred Zink (Klein, Limberg-Strohmaier, Linder-Hofmann, Zink 2010)

Elisabeth ist durch die Aufstellung mehr bei sich selbst angekommen. Wir möchten den Verlauf anhand der sechs Verhaltensdimensionen der Inneren Form reflektieren.

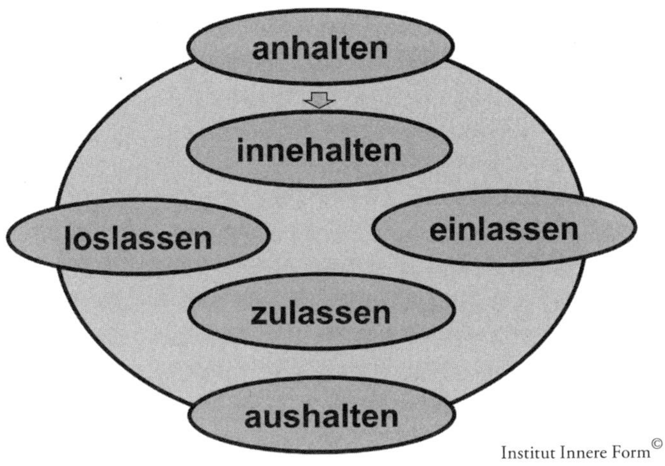

Abbildung 8: Die Verhaltensdimensionen der Inneren Form – Der Weg zum Selbst

Anhalten

Elisabeth wird durch mehrere Ereignisse in ihrem Leben gezwungen, anzuhalten.

„Alles bricht mir weg", das Geld wie die Gesundheit. Anhalten ist das Stoppen, ist der Austritt aus dem Hamsterrad der Beschleunigung, das wir manchmal immer schneller drehen, weil wir nicht nach innen schauen wollen. Anhalten bedeutet, dass wir aus dem Zustand, in dem wir mit anscheinend zunehmender Geschwindigkeit um uns selbst kreisen, zum Stillstand kommen.

Innehalten

Innehalten bedeutet, der Stille und damit dem Selbst Raum zu geben. Innehalten ist der bewusste Weg zum Selbst, es ist der Schritt, das weite innere Land in uns – das Selbst – zu entdecken, es ist das Hineinbeugen in uns, ein Hineinhören, Hineinschauen und Hineinspüren; Elisabeth kommt dabei auch mit dem verdrängten Schmerz der Vergangenheit aus dem Familiensystem in einen gefühlten Kontakt.

Loslassen

Loslassen, sich lösen, bedeutet gelöst zu sein, um erlöst zu sein. Ohne Loslassen ist kein neues Einlassen möglich. Am Beispiel von Elisabeths Unrat in der Wohnung: Solange ich nicht entrümpele, im Außen wie im Innen, ist es nicht möglich, einen Raum neu zu gestalten.

Einlassen

„Wer sich nicht einlässt, ist verlassen."

Wer sich nicht auf sich selbst einlässt, kann sich auch nicht auf andere einlassen. Einlassen auf andere, ohne dass man sich auf sich selbst einlässt, führt zu unheilvollen Verstrickungen und Abhängigkeiten. Erst wenn sich Elisabeth aus der Geschichte ihrer Großmutter löst, kann sie beginnen, ihre eigene Lebensgeschichte zu leben. Einlassen bedeutet auch, in der Gegenwart zu sein.

Zulassen

„Es ist so, wie es ist."

Zulassen bedeutet, die Realität des So-Seins der Welt und des Selbst anzunehmen, im Äußeren und im Inneren. In einer Welt des Glaubens an die omnipotente Machbarkeit unterliegen wir allzu oft der Illusion eines durchgeplanten und endgesteuerten Lebens. Elisabeth muss den Kontrollverlust erleben, um über den Schmerz in den Heilungsprozess einzutreten.

Aushalten

„Es gilt, die Zumutung der fremden Wirklichkeit auszuhalten."
Jürgen Habermas

Aushalten ist die Fähigkeit, uns selbst und andere, die Wirklichkeit im Äußeren und Inneren, auszuhalten, ohne zu leiden, ohne zu verzweifeln. Die Landkarte unseres Selbst ist durch Höhen und Tiefen gekennzeichnet, es gilt, das Gelände des Lebens zu durchschreiten, Wege und Räume zu betreten und auch in ihnen zu verweilen. Im Fall von Elisabeth ist auch die Krankheit der Weg. Dieser Weg erweist sich manchmal anders, als es unser Ego gerne hätte. Dies alles gilt es auszuhalten.

Unsicherheit, Unvollständigkeit und Ungewissheit führen oft dazu, dass sich Menschen als Opfer ihrer Umstände und nicht mehr als Gestalter ihres Lebens wahrnehmen.

Diffuse Ängste führen zu Kompensation, Süchten, Selbstausbeutung, Burn-out, an denen Menschen sogar zerbrechen können.

Aushalten bedeutet, die Zeit und den Raum zwischen dem Nichtmehr und dem Noch-nicht, zwischen dem Loslassen und Einlassen auszuhalten; und letztendlich bedeutet Aushalten auch, den Prozess des Anhaltens, des Innehaltens, des Loslassens, des Einlassens, des Zulassens und des Aushaltens selbst auszuhalten.

Die Fähigkeit, all dies auszuhalten, steigt in dem Maße, in dem wir uns selbst bewusst werden. Damit steigert sich auch die Fähigkeit zur Resilienz, der Kraft, mit Widrigkeiten, Rückschlägen und Widerfahrnissen im Leben „dynamisch gelassen umzugehen" und dabei seine innere Form zu erhalten.

5.7. Identität statt Selbstverleugnung!

Thema: Identität

1. Interview

Susanne bringt ihr Anliegen auf den Punkt. Das Problem ist ihr schon lange klar, aber sie findet keine Lösung. Susanne: „Ich fühle mich im Berufsleben oft verloren, immer auf der Suche nach etwas, aber ich weiß nicht einmal, wonach!"

Susanne hat in Verbindung mit ihren Zielen eine unspezifische Verlustangst, die oft so stark ist, dass sie sich nicht einmal auf den Weg macht, um ihre Ziele zu erreichen.

2. Auswahl der Stellvertreter

Im Gespräch über ihre Kompassbegriffe bestätigt sich ihre unbewusste Angst, die dazu führt, dass Susanne sich innerlich auf diffuse Weise bedroht fühlt und keinen Zugang (Trennung) spürt zu dem, was wichtig ist und was nicht. Die Wut, die in ihr siedet, baut die Energie auf, um etwas zu verändern. Indem sie die Ressource, die sie verloren hat, wieder integriert (Verbindung), kann sie wieder Zuversicht und Mut schöpfen, um sich immer wieder bewusst für das, was *sie* will, innerlich zu motivieren (Willenskraft).

Der Kompass für Entfaltung von Susanne

Bewusst:	von	Wut
	zu	Willenskraft
* Unterbewusst:	von	Sicherheit
	zu	Angst
Körper:	von	Verbindung
	zu	Trennung

* Priorität

Susanne möchte mit der Aufstellung hinter die Kulissen ihrer derzeitigen Lebensinszenierung blicken. Ihre Ziele scheinen immer wieder in weite Ferne zu entrücken. Irgendetwas blockiert sie dabei, ihnen wirklich näher zu kommen.

Die Aufstellung beginnt mit folgenden Stellvertretern: Jemand für SUSANNE, das zu erreichende ZIEL und die BLOCKADE.

3. Anfangsbild der Aufstellung

Alle drei Stellvertreter stehen wie aufgefädelt in einer Reihe, den Blick nach vorne gerichtet. Das ZIEL allen voran, ein paar Schritte dahinter die BLOCKADE und ganz hinten SUSANNE.

SUSANNE kann nicht wirklich zu den anderen hinschauen. Sie streicht sich über den Hals, mit weinerlicher, kindlicher Stimme presst sie heraus: „Ich versuche, etwas in Gang zu setzen, aber es schnürt mir die Kehle ab!" Die BLOCKADE reagiert und dreht sich zu ihr um: „Mit dem ZIEL kann ich nichts anfangen. Mir ist es lieber, ich kann sie (SUSANNE) anschauen, aber es ist ganz schwierig für mich, sie so leiden zu sehen. Außerdem habe ich schwere, kribbelige Hände, sie fühlen sich an wie aus Blei."

Kommentar: Unsere Hände sind ein Werkzeug und Symbol für Handlungsfähigkeit und Umsetzungskraft.

Das ZIEL interessiert sich inzwischen für ein Plakat im Raum, auf dem ganz groß das Wort „Mut" steht: „Ich habe zuerst Herzschmerzen gespürt. Jetzt wird es besser, und das Wort „Mut" wird immer interessanter!"

Nun entdeckt das ZIEL ein weiteres Wort auf dem Plakat: „Zeit" und legt seine Uhr ab. Liegt das Ursprungsthema weit zurück in der Vergangenheit?

Das Aufstellungsbild wird von Anfang an durch ein Gefühl der Schwere begleitet. Das kann ebenfalls auf ein älteres, lang zurückliegendes Thema hinweisen und ist für Businessaufstellungen eher untypisch. Der Aufstellungsleiter fragt Susanne, ob sie diese „unspezifische Verlustangst" auch aus ihrem Privatleben kennt. Susanne bestätigt das: „Ich hatte schon lange keine Partnerschaft mehr – deswegen. Zu viel Nähe macht mir Angst." Der Leiter schlägt Susanne vor, von der klassischen Businessaufstellung auf die private Ebene zu wechseln, um zuerst dort nach den wahren Ursachen für ihre Blockade zu suchen.

Kommentar: Bei einem Kontextwechsel von Beruf zu Privatleben muss das Einverständnis des Klienten eingeholt werden. Wenn Menschen die Bereitschaft haben, ihre Problemmuster in tieferen Kindheitsschichten zu lösen, kann dies für alle Lebensbereiche Veränderung bringen.

4. Aufstellungsverlauf

Susanne fühlt sich an ihre Kindheit erinnert, sie hat damals Sätze gehört wie: „Kannst du das überhaupt?" oder „Das kannst du ja sowieso nicht!" Das hat sie als Kind oft entmutigt. SUSANNE fühlt mit, ihre Arme werden schwer und bewegungslos. Wieder ein Hinweis auf die eingeschränkte Handlungsfähigkeit. Das

ZIEL meldet zurück, dass sich seine Arme heiß anfühlen und dass es ihm den Kopf nach unten zieht, sein Nacken ist schon ganz verspannt.

Dem Aufstellungsleiter fällt auf, dass alle Stellvertreterinnen in der Aufstellung weiblich sind. Ein Hinweis darauf, dass es sich um ein Muster aus der weiblichen Linie der Familie handelt? Susanne bestätigt: „Die negativen Sätze wurden von meiner Mutter gesprochen, damals wie heute!" Und dann fällt ihr ein, dass auch ihre Mutter Ähnliches zu hören bekommen hat, und zwar von ihrem Vater. „Das habe ich erst kürzlich erfahren: Die Beziehung zwischen Großvater und meiner Mutter war fast geschäftlich. Alle haben in einem gemeinsamen Familienbetrieb gearbeitet. Meine Mutter hat ihren Vater mit ‚Chef' angeredet! In dem Familienbetrieb war meine Mutter sehr eingebunden, sie hat dort bis zu ihrem 30. Lebensjahr die meisten Stunden ihres Lebens verbracht und gearbeitet."

SUSANNE hält sich die Ohren zu und schüttelt den Kopf: „Ich will das nicht hören!"

SUSANNE nähert sich der BLOCKADE, treibt sie regelrecht vor sich her, bis sie beide an das ZIEL stoßen. Dort ist mal Stopp, aber angenehm fühlt es sich nicht an, eher sehr erzwungen. Das ZIEL kann nun den Kopf ganz fallen lassen und lehnt sich rücklings an die BLOCKADE an. Die beiden stützen sich wechselseitig.

SUSANNE hat genug von alldem. „Ich fühle mich nicht angenommen!", sagt sie mit kindlich klingender Stimme, ihr Nacken schmerzt, und sie sucht verzweifelt das Weite.

Leiter: „Wer hätte dich annehmen können?"

Susanne: „Meine Mutter!" Susanne wird aufgefordert, ihre Mutter aufzustellen.

Kommentar: Klientin und Stellvertreterin können unterschiedliche Entwicklungsstufen einnehmen bzw. verschiedene Stadien im Prozess repräsentieren. Hier zeigt sich in der Stellvertreterin deutlich der verletzte kindliche Anteil von Susanne.

Ein Muster in der Familie?

Als die MUTTER dazukommt, steht sie mit stark klopfendem Herzen zwischen SUSANNE und der BLOCKADE, sie fühlt sich wie „abgeschnitten" und blickt sofort nach unten auf den Boden, SUSANNE macht es ihr nach. Beide Frauen scheinen um einen Verlust zu trauern. Der MUTTER wird bewusst, dass sie einen schwarzen Schal um den Hals trägt. SUSANNE spürt „einen Druck auf den Oberarmen, als ob mich jemand hält oder zusammenquetscht."

Kommentar: Das Gefühl von Trauer und der Blick zu Boden könnten auf einen Toten im Familiensystem hinweisen – der Verlust einer wichtigen Person in der Kindheit, eine Abtreibung, ein totes Kind.

Um mehr Klarheit zu bekommen, ob es sich bei dem Thema um einen Toten, eine Abtreibung oder einen anderen Verlust oder Ausschluss im Familiensystem handelt, wird jemand für das WAS NICHT GESEHEN WIRD aufgestellt. Susanne wählt einen männlichen Stellvertreter in schwarzer Kleidung, was den Eindruck der Trauer verstärkt.

SUSANNE nähert sich interessiert dem WAS NICHT GESEHEN WIRD und stellt sich links an seine Seite. So nebeneinander stehend wirken sie fast wie ein Paar. Schritt für Schritt schieben sie sich eng aneinandergeschmiegt zum hellen Licht am Fenster, als ob sie Licht in all das Dunkel dieser Geschichte bringen wollen. Ihre Blicke sind nach unten gerichtet. Langsam dreht sich SUSANNE wieder ihrer MUTTER zu, mit dem Rücken lehnt sie sich noch immer dicht an dem WAS NICHT GESEHEN WIRD an.

ZIEL und BLOCKADE am anderen Ende des Raumes lehnen genauso aneinander! Was für eine interessante Parallele!

Auf dem Weg zur Erkenntnis

SUSANNE ist froh über den stützenden Gegenpart im Rücken, „Das ist mir vertraut, ich will es gar nicht mehr hergeben, sonst habe ich gar nichts!" Ihre MUTTER kommt ihr irgendwie fremd vor. Hier herrscht Verwirrung! Es ist vorerst auch nicht klar, was oder wen das

WAS NICHT GESEHEN WIRD repräsentiert: „Wenn ich wüsste, wer ich bin, wäre es leichter!“

SUSANNE wird im Zusammenhang klar: „Mama, wenn du übersehen wirst, dann drücke ich es für dich aus, aber dann ist kein Platz mehr für mich! Dann weiß ich nicht mehr, wer ich selber bin.“ Dieser Satz entspannt vorerst alle, denn er drückt die Dinge so aus, wie sie momentan sind. Die MUTTER weiß Rat: „Bitte sei einfach nur mein Kind! Du brauchst meine Anstrengungen nicht zu wiederholen!“

Doch SUSANNE ist nicht bereit, das, was hinter ihr steht, so ohne Weiteres aufzugeben: „Was habe ich stattdessen?“, ist ihre verzweifelte Frage. „Wenn ich nicht mehr für andere etwas ausfülle, was bleibt mir dann selbst? Wer bin ich dann selbst? Wie kann ich Raum für mich selbst erhalten und diese Leere aushalten, die dann da ist?!“ Dieses allmählich heraufdämmernde Verständnis für eine eigene Identität und ihren eigenen Platz bewegt etwas in SUSANNE, sie macht ein paar Schritte vorwärts und gibt damit den Blick ganz frei für die MUTTER auf das WAS NICHT GESEHEN WIRD.

Jetzt stehen diese zwei Stellvertreter wie ein Paar nebeneinander. Das hatten wir doch schon!

WAS NICHT GESEHEN WIRD will Nähe, egal, von wem: „Ich brauche Nähe zu einer Person, wenn eine weggeht, brauche ich eine andere.“ SUSANNE: „Ich würde mich auch wieder sofort zur Verfügung stellen.“

Susanne ist ihr Muster jetzt glasklar. Als Frau springt sie oft in die Bresche und nimmt anderen etwas ab. Dafür bekommt sie Nähe als Ersatz, das ist der Lohn für die Selbstverleugnung! Und wenn es die Mutter nicht tut, dann macht es die Tochter Susanne für sie.

„Musterbrecher!“, sagt das ZIEL. „Ja, das Wort Musterbrecher ist ein faszinierender Gedanke.“

SUSANNE und DAS WAS NICHT GESEHEN WIRD stehen jetzt wieder ganz eng beieinander, wie verschmolzen zu einer Einheit.

Kommentar: An dieser Stelle der Aufstellung kommt es zur Annäherung an die tiefere Wurzel des Problems. Die Entsprechung der Körperebene von Verbindung und Trennung auf dem Kompass für Entfaltung – eine Schicht tiefer als die unterbewusste Ebene Sicherheit und Angst des

Anfangsbildes, wird jetzt sicht- und spürbar. Die Körperebene entspricht der Entwicklungsstufe Kindheit bis zurück zur Geburt oder zu pränatalen Prägungen, die uns im Leben auf anderen, oberflächlicheren Ebenen weiter begleiten.

SUSANNE stellt verträumt fest, es fühlt sich wie eine Verschmelzung ohne Grenze an. SUSANNE: „Wir waren tief verbunden, wir waren eins."

Auf Aufforderung des Leiters verstärkt sie den Satz noch. „Wir *sind* eins." Beide stehen jetzt Kopf an Kopf aneinandergelehnt vor der Mutter, die plötzlich erkennt: „Ihr wart zu zweit!"

Zu zweit und doch eins, das ist das Gefühl von Zwillingsgeschwistern!

Kommentar: Starke Gefühle von Verbundenheit sind bereits bei lebenden Zwillingen ausgeprägt und halten auch über weite räumliche Distanzen ein ganzes Leben an. Nach neuesten Forschungen ist es bereits für Föten während der Entwicklung im Mutterleib wahrnehmbar, ob sie alleine sind oder sich den Raum in der Gebärmutter teilen. Wenn ein Embryo frühzeitig stirbt oder im Mutterleib abgeht, hat das auch eine Wirkung auf das verbleibende, noch ungeborene Kind. Die Erinnerung an die tiefe Verbindung bleibt im Körper gespeichert.

5. Lösungsbild
Die Loslösung vom Zwilling

Jetzt macht der Stellvertreter von dem WAS NICHT GESEHEN WIRD zum ersten Mal die Augen auf! „Ich bin vor dir gegangen", stellt er klar. SUSANNE reagiert heftig, schüttelt den Kopf und weint, sie kann es kaum fassen. Hier liegt der grundlegende Schlüssel für Susannes Verlust- und Versagensgefühle.

Im Folgenden wird DAS WAS NICHT GESEHEN WIRD zum ZWILLINGSBRUDER und damit das Thema personalisiert.

Der BLOCKADE wird heiß und ihr rechter Fuß ist eingeschlafen. SUSANNE will es noch gar nicht recht wahrhaben, dass der ungeborene Bruder sich so frühzeitig verabschiedet hat. Tief drinnen aber weiß sie: Über die BLOCKADE ist sie mit ihrem Zwillingsbruder verbunden!

ZWILLING: „Das will ich nicht. Ich bin frühzeitig gegangen, meine Aufgabe war bereits erfüllt."

Leiter Peter hilft Susanne und ihrer Stellvertreterin SUSANNE, den Zusammenhang zu verstehen und die alten verwirrten Gefühle neu zu sortieren: „Diese Einheit und Verbundenheit, die du mit deinem Zwillingsbruder spürst, hast du damals verloren. Aber jeder Mensch kann die Einheit auch in sich spüren." Sigrid, die Leiterin, unterstützt die heilende Energie mit einem Satz: „Über die Schönheit und die Liebe zu dieser Welt bin ich mit dir verbunden!", den SUSANNE zu ihrem ZWILLINGSBRUDER sagt. Dadurch heilt die alte Wunde, die Leere füllt sich. Die BLOCKADE kann sich langsam auflösen und sinkt erlöst zu Boden. Die MUTTER hat sich zur KRAFT gewandelt. Susanne, die Klientin, geht nun selbst in die Aufstellung hinein, ihre Stellvertreterin SUSANNE stützt sie noch von hinten. Susanne lächelt: „Hier bin ich auf meinem Platz."

Das ZIEL sieht berührt zu, es hat an der Wand ein Bild entdeckt mit einem japanischen Schriftzeichen: „Roshi", ein japanischer Begriff, der Zen-Meister bedeutet. Das ist verbunden mit der Vorstellung: aufmerksam präsent im „Hier und Jetzt" zu sein, sich der Erfahrung der Gegenwart mit allen Aspekten stellen und auf allen Ebenen das Potenzial des Augenblicks wahrzunehmen und zu nutzen.

Leiter Peter: „Ein Sterben schafft auch Raum für Neues."

Leiterin Sigrid: „Das wahrzunehmen, was tatsächlich ist, bedeutet den Tod von Konstrukten und alten Blockaden!"

Der ZWILLINGSBRUDER steht nun hinter SUSANNE und stärkt ihr den Rücken. Diese Erfahrung gibt ihr Kraft und vertieft ihre Wahrnehmungsfähigkeit. Nun kommt sie erstmals in Kontakt mit ihrem eigenen ZIEL! Das ZIEL lädt sie freundlich lächelnd ein, näher zu kommen. SUSANNE nähert sich sachte, neben der am Boden liegenden BLOCKADE bleibt sie stehen und schaut noch einmal hinunter: „Danke, über dich komme ich nun zu meinem ZIEL und auf meinen eigenen Platz!"

6. Nacharbeit

„Ich hatte etwa sechs Monate vor der Aufstellung Panikattacken, die immer schlimmer wurden“, erzählt Susanne ein paar Monate nach der Aufstellung. „Das Erreichen meiner Ziele war sehr schwierig und mit viel Mühe und Aufwand verbunden. Nach der Aufstellung spürte ich eine sehr große Erleichterung, und die Panikattacken, die für mich in der Aufstellung als ‚Druck im Nacken‘ sichtbar wurden, waren schlagartig verschwunden.“

Vor Kurzem war ihre Großmutter gestorben, das hatte sie neuerlich mit dem Thema „Verlust“ in Verbindung gebracht. Starke Ängste waren die Folge. Wenn sie bisher Gefühle gezeigt hatte, waren es immer starke Ausbrüche gewesen. Nach der Aufstellung hatte sich die innere Leere leicht und sanft mit ihrer eigenen Identität gefüllt. Susanne konnte jetzt ihre Gefühle schneller authentisch und ohne Ängste ausdrücken.

7. Expertenkommentar

Es zeigte sich einerseits ein wiederholtes Muster, „nicht gesehen“ oder geachtet zu werden, andererseits wird der verlorene Zwillingsbruder als konkreter Auslöser für den immer wieder auftretenden Verlustschmerz offenbar. Die eigentliche Heilung stellt sich ein, als dieser Ursprungsschmerz für die Klientin sichtbar wird und die innige Verbundenheit mit ihrem bereits im Mutterleib verstorbenen Bruder aus dem Schmerz und den blockierten Gefühlen ans Licht und in die „Verbundenheit mit der Schönheit der Welt und dem Leben“ geholt wird.

8. Reflexion
Der Zwilling

Die Leiden des Lebens: Die 4 Berge

„Stell dir vor, ein vertrauenswürdiger Bote bringt dir die Nachricht, dass aus dem Osten ein mächtiger Berg herannaht, der so hoch ist wie der

Himmel und der jedes Lebewesen auf seinem Weg zerquetscht. Gerade als du beginnst, dir über diese Situation Sorgen zu machen, bringt ein anderer vertrauenswürdiger Bote die Nachricht, dass ein mächtiger Berg aus dem Westen herannaht und gleichfalls alles auf seinem Weg zermalmt. Dann kommen Boten aus dem Norden und Süden mit ganz ähnlichen Nachrichten. Vier Berge nähern sich der Hauptstadt und zerquetschen auf ihrem Weg alle Wesen. Du weißt, dass du nicht entkommen kannst. Es gibt nichts, was du tun könntest, um die Berge davon abzuhalten, näher zu kommen. Deine Zeit ist kurz. Was würdest du tun? … Was ich tun würde, das wäre, die spirituelle Übung praktizieren, und die mir bleibenden Stunden so würdig, klar und heiter wie möglich zu leben und der wahren Lehre zu folgen … Diese vier Berge sind die Berge Geburt, Alter, Krankheit und Tod. Alter und Tod nähern sich uns, und wir können niemals entkommen.“
Aus einer Lehrrede Buddhas

Die Geburt als eines der „Leiden des Lebens“. Ignaz Semmelweis (1818–1865) wurde durch seine Entdeckung der Ursache des Kindbettfiebers zum Begründer der Hygiene, ohne die die heutige moderne Medizin unvorstellbar wäre. Die Müttersterblichkeit betrug zu dieser Zeit bis zu 30 Prozent. In seiner Geburtsstadt setzte man ihm ein Denkmal mit der Inschrift: „Der Retter der Mütter“.

Die Frage nach der psychischen Bedeutung der Geburt in der Entwicklung des Menschen wurde in Freuds psychoanalytischer Gruppe seit circa 1908 diskutiert. 1924 veröffentlichte Otto Rank im Alter von 40 Jahren das Buch „Das Trauma der Geburt“. Ranks These war, dass wir alle die Geburt und die damit verbundene Trennung von der Mutter affektiv erleben, und dieses Herausfallen aus der erlebten Einheit bedeutungsvoll ist. Er formulierte dies in einer Zeit, als man im Säugling, wie in manchen Kreisen noch bis in die 70er-Jahre, nur ein bewusstlose Reflexwesen sah, ein leeres Blatt, ohne eigenes Empfinden. Dies ging so weit, dass selbst Operationen an Neugeborenen ohne Betäubung ausgeführt wurden. Schreien und Lächeln hielt man für reine Reflexe. Ab wann können werdende Kinder etwas spüren und wahrnehmen? Ab wann beginnen Gefühle und

Reaktionen auf Ereignisse? Heute wissen wir, dass zum Beispiel der Fötus ab der sechsten Lebenswoche mit geschlossenen Augen hell und dunkel sehen kann.

Zwillingskinder sind besonders eng miteinander verbunden, lebende Zwillingskinder intensiver als andere Geschwister. Der Familientherapeut Bert Hellinger sagt: *„Wer einen Zwilling heiratet, sollte sich darüber im Klaren sein, dass er den Partner oder die Partnerin nicht alleine bekommt, sondern immer den Zwilling mitheiratet."* Wie Erwachsene auf den Tod des Zwillings reagieren, ist in der Zwillingsforschung genau untersucht worden. Erwachsene trauern sehr lange und schwer um den Anderen, fühlen sich leer und einsam. Oft sind sie voller Schuldgefühle, mehr Glück als der Andere gehabt zu haben. Einigen fällt es schwer, sich ihres Lebens zu erfreuen. Was sich im Mutterleib abspielt, wenn einer stirbt, ist für den Überlebenden eine Katastrophe ungeheuren Ausmaßes. Ein lautloses Drama mit schlimmsten Folgen (vgl. Austermann, 2006).

Prominente Beispiele

Elvis Aaron Presley (1935–1977)

Gladys Presley brachte Anfang Januar 1935 nach einer schwierigen Schwangerschaft ein Zwillingspaar zur Welt, wobei der Erstgeborene, Jesse Garon, bei der Entbindung eine halbe Stunde vor Elvis Aaron bereits tot war. Elvis' Mutter konnte nach der schweren Zwillingsgeburt keine weiteren Kinder mehr bekommen. Dies hat das Leben von Elvis Presley nachhaltig geprägt. Der Superstar hat seine Villa doppelt, für sich und seinen Bruder eingerichtet. Mit kaum 42 Jahren, völlig überfettet, starb er an Herzversagen im Zusammenhang mit Schlaftabletten. Wie Elvis tragen alle, deren Zwilling bei der Geburt stirbt, extrem schwer daran. Der andere fehlt, nichts im Leben kann so recht Freude machen. Ein innerer Anteil des überlebenden Zwillings möchte so schnell wie möglich sterben, um wieder ganz nah beim anderen zu sein, wieder ganz, wieder eins sein, da man sich nur halb fühlt.

Falco (1957–1998)

Der Einsamkeit
Freie Bahn
Keiner für Alle
Jeder für sich
Keine Gefühle
Stören dich
Deine Schuld wird nie verziehn
Falco, „Einzelhaft“, 1982

Der österreichische Popstar ist der einzig Überlebende von Drillingen.

Der Familientherapeut Bert Hellinger berichtet in seinem Buch „Die Quelle braucht nicht nach dem Weg zu fragen“ (Hellinger 2007) von einem Ärzte-Ehepaar, das die Entwicklung der eigenen Zwillinge im Bauch der Mutter selbst mittels Ultraschall und Überwachung der Herztöne verfolgte. Kurz bevor eines der Zwillingskinder starb und die Herztöne schwächer wurden, sahen sie auf dem Schirm, wie der Bleibende seinen Arm um den sterbenden Zwilling legte. Als der Bruder tot war, zog sich der Lebende ganz in eine Ecke der Gebärmutter zurück. Bei diesem medizinisch genau überwachten Fall wuchs der Überlebende über Monate nicht weiter. Erst knapp vor der Geburt begann eine erhebliche Gewichtszunahme, sodass der Junge am Ende ein normales Geburtsgewicht erreicht hatte.

Mögliche Emotionalthemen bei toten Zwillingen

Einsamkeit, Sehnsucht, Depression – der allein geborene Zwilling sucht seinen verlorenen Zwilling in den Menschen, die ihm nahe stehen. Neigung zu schweren Fehlschlägen und Misserfolgen im Beruf, Panikattacken in Verbindung mit Drogen.

Der aus Wien stammende Psychologe Wilhelm Reich hat die Entdeckung gemacht, dass Gefühle nicht mehr wahrgenommen werden, wenn sich Muskeln im Körper verspannen. Der Körper von kleinen Kindern verspannt sich bereits chronisch, um bedrohliche Empfindungen abzuschneiden. Tiefe Gefühle wie Angst, Trauer, Wut, aber auch Lust und Liebe werden dadurch nur noch sehr bedingt wahrgenommen, die natürliche Lebensqualität wird eingeschränkt. Oft melden sich diese Symptome dann in Entspannungszuständen. Zum Beispiel berichten Klienten bei Beziehungstrennungen und nach der Einnahme bestimmter Drogen von Schüttelfrostanfällen und panischer Angst, dass etwas Schlimmes passiert oder sie sterben müssen. Dies kann die Verbindung zu einem pränatalen Schock sein. Schuldgefühle – weil man mehr Glück hatte als der andere, ihm quasi „den Platz weggenommen hat". Beziehungsprobleme – der „Fluchtzwilling". Manche allein geborene Zwillinge können ihr Herz nur wenig öffnen, sie verhindern damit, dass tiefe und gefährliche Gefühle entstehen. Dahinter steht die quälende Angst, dass der andere gehen könnte. Eifersucht wird zu einer existenziellen Bedrohung, sobald sich ein Partner jemand anderem zuwenden könnte. Die Sehnsucht nach dem Tod, zu dem verlorenen Zwilling – einige überlebende Zwillinge sind so tief mit ihren Zwillingsgeschwistern verbunden, dass sie ihren Zwilling dort finden wollen. Allein geborene Zwillinge sind die geborenen Sucher. Diese Suche kann auf alle möglichen Arten stattfinden, in der großen weiten Welt oder auch in Verbindung mit Drogen.

Aus unserer Arbeit mit Aufstellungen wissen wir, dass es so etwas wie ein vom Erleben bestimmter Personen unabhängiges Gedächtnis gibt. Ein kollektives Unbewusstes, ein intuitives Wissen um die Dynamik eines verlorenen Zwillings beispielsweise; so taucht ein verlorener Zwilling manchmal in Aufstellungen auf, obwohl keine bewussten Informationen des Klienten zur Verfügung stehen.

Dies kann auch für andere verstorbene Kinder (Abtreibungen, Tod bei der Geburt) im System gelten oder für nahe stehende Personen (zum Beispiel Großeltern). Insofern können die hier aufgezählten „Systemsymptome" auch mit anderen Verlusten im Familiensystem in Verbindung stehen. Die Aufstellung ist eine Möglichkeit, dass solche Zusammenhänge sichtbar und anerkannt werden. Das ist oft der Beginn einer Heilung.

5.8. Mutter- und Tochterkonzern – die Macht der Entscheidung

Thema: Businessaufstellung

„Ich kann erst eine Entscheidung treffen, wenn ich weiß, was ich danach mache.“
Ralf

1. Interview

Ralf geht es um seine Stellung in der Firma, in der er seit fast vier Jahren tätig ist. Die Firma teilt sich auf in einen Mutterkonzern in Österreich und eine Tochterfirma in Deutschland. Ralf arbeitet im deutschen Unternehmenszweig.

Bereits im Einführungsinterview herrscht ein starkes Gefühl der Verwirrung. Ralf gelingt es kaum, obwohl er mehrmals ansetzt, die Firmenverhältnisse eindeutig und klar darzustellen.

Der Aufstellungsleiter fragt den Klienten, ob er denn eine Vermutung habe, worauf diese Verwirrung beruhen könnte. Ralf kann sich das nicht erklären. Er berichtet, dass die Situation in der Firma immer unklarer geworden ist, bedingt durch die widersprüchlichen Entscheidungen seitens der Geschäftsleitung. Zuerst ist ein Kollege wegen Arbeitsmangel entlassen worden und kurz darauf wurde ein neuer Firmenzweig gegründet. Für den Großteil der Belegschaft ist diese Firmenneugründung nicht nachvollziehbar. In der Firma kursiert das Gerücht, dass der Hauptgrund in der sich verschlechternden Kommunikation zwischen dem österreichischen Vorstand und der ursprünglichen deutschen Geschäftsführung liegt. Durch die Neugründung untersteht der neue deutsche Firmenzweig jetzt direkt dem österreichischen Vorstand. Damit kann die österreichische Leitung bei Entscheidungen elegant die deutsche Geschäftsführung umgehen.

Als Ziel für seine Aufstellung definiert Ralf Folgendes: Er möchte sich die mögliche Zukunft der Firma ansehen, um besser abschätzen zu können, ob er selbst in dem vor Kurzem neu gegründeten Firmenzweig bleiben oder sich nach einer anderen Arbeit umsehen soll.

Der Aufstellungsleiter macht Ralf darauf aufmerksam, dass er sich da ein Ergebnis wie von dem berühmten „Orakel von Delphi" aus der Antike erwarte, um einen Blick in die ungewisse Zukunft zu erhaschen. Man könne eine Aufstellung zwar in diese Richtung orientieren. In diesem Feld können sich allerdings nur zukünftige Tendenzen zeigen, die wahrscheinlich jetzt schon im Firmensystem inhärent und spürbar sind. Ob es dann in der Realität tatsächlich zu entsprechenden Weichenstellungen kommt, kann man natürlich nicht mit Sicherheit voraussagen. Die Zukunft der Firma liegt in der Entscheidungsgewalt und Verantwortung der Firmenleitung und nicht in Ralfs Verantwortung als Angestellter der Firma.

2. Auswahl der Stellvertreter

Als Schwerpunkt zeigt das Körperfeedback die Körperebene an. Das heißt, die Situation in der Firma löst im Klienten frühe Trennungsgefühle aus, verbunden mit dem Gefühl, ungeliebt zu sein. Dies erschwert ihm die gegenwärtige Entscheidung, wie er sich wieder eine Arbeitssituation wählen kann, die besser zu seiner gegenwärtigen Lebenssituation passt (Verbindung) und ihm auch körperliches Wohlbefinden vermittelt. (Körperebene: Verbindung – Trennung).

Auf der unbewussten Ebene schränkt die existenzielle Angst um den Arbeitsplatz (Angst) die Wahrnehmung seiner Herzebene ein. Daraus können neue Zuversicht und Sicherheit entstehen, die ihn dazu veranlassen, kühn seinen Herzenswünschen zu folgen. (Unterbewusst: Sicherheit – Angst).

Der Zorn und die Wut auf der bewussten Ebene machen ihn darauf aufmerksam, dass etwas schiefläuft auf der beruflichen Ebene. Er kommt hier an eine Grenze. Vielleicht entsteht die Wut dadurch, dass er noch etwas erträgt, was er nicht mehr will. Wird die Ursache der Wut erkannt, baut sie die Energie auf für das, was der Klient wirklich will. (Bewusst: Willenskraft – Wut)

Der Klient nimmt gerade an der Basisausbildung zum Integralen Coach – Innere Form© teil. Vielleicht geht es darum, seinen neuen Fähigkeiten beruflich mehr Raum zu geben.

Der Kompass zur Aufstellung von Ralf		
Bewusst:	von	Willenskraft
	zu	Wut
Unterbewusst:	von	Sicherheit
	zu	Angst
* Körper:	von	Verbindung
	zu	Trennung
* Priorität		

Ralf möchte Folgendes aufstellen: den Geschäftsführer des neuen deutschen Firmenzweigs, in dem er selbst arbeitet, dazu den österreichischen Mutterkonzern und das Unternehmensziel. Der Aufstellungsleiter empfiehlt Ralf, auch einen Stellvertreter für sich selbst dazuzunehmen. Er ist der Klient und damit die Person, um die es in der Aufstellung in erster Linie geht.

3. Anfangsbild der Aufstellung

Ralf stellt die vier Stellvertreter (MUTTERKONZERN, RALF, UNTERNEHMENSZIEL und GESCHÄFTSFÜHRER) im Viereck auf, mit Blickrichtung zueinander in die Mitte. Auffallend ist, dass er für sich selbst eine weibliche Repräsentantin wählt. Auch der MUTTERKONZERN und das UNTERNEHMENSZIEL sind durch Frauen repräsentiert. Kaum aufgestellt, schwanken sie sofort leicht hin und her.

In der Gruppe wird es unruhig. Einige Zuschauer verlassen ihren Platz und setzen sich weiter weg vom Geschehen.

Der MUTTERKONZERN steht RALF zunächst direkt gegenüber. Dann bewegt sich der MUTTERKONZERN langsam in die Mitte und bildet mit dem UNTERNEHMENSZIEL und dem GESCHÄFTSFÜHRER eine Linie. Das ZIEL dreht sich vom MUTTERKONZERN weg und wendet den Blick nach außen.

RALF kann sich nicht bewegen. Sie beschreibt ihre Empfindungen: „Ich ertrage diesen Druck auf den Schultern fast nicht. Als am Anfang alle zu mir geschaut haben, war mir das zu viel. Außerdem bin ich fasziniert von den orangefarbenen Socken der MUTTERGESELLSCHAFT."

Der MUTTERKONZERN verspürt Unruhe und einen starken Bewegungsdrang. Er schaut sich nach dem UNTERNEHMENSZIEL um. Seine Unklarheit drückt er aus mit den Worten: „Ich habe das Gefühl, ich muss immer schauen, wo mein UNTERNEHMENSZIEL ist und was ich eigentlich verwirklichen will."

Bei RALF tritt Verwirrung darüber auf, wer das UNTERNEHMENSZIEL und wer der MUTTERKONZERN ist. Außerdem nennt RALF den MUTTERKONZERN „Mutter", als wäre er ihre leibliche MUTTER.

Das UNTERNEHMENSZIEL fühlt sich gestört, weil sich der MUTTERKONZERN zwischen GESCHÄFTSFÜHRER und UNTERNEHMENSZIEL gedrängt hat: „Als sich die Mutter (MUTTERKONZERN) genähert hat, habe ich auf der rechten Seite etwas Scharfes gespürt." Auch das UNTERNEHMENSZIEL spricht über den MUTTERKONZERN, als wäre er eine Mutter aus Fleisch und Blut. Trotzdem entscheidet der Aufstellungsleiter, vorerst beim ursprünglichen Auftrag zu bleiben und weiter die Businessebene anzuschauen bzw. noch nicht auf die Ebene des Familiensystems zu wechseln.

Der GESCHÄFTSFÜHRER fragt sich, wieso er jetzt hinter dem MUTTERKONZERN gelandet ist und versteift zusehends in seiner Haltung. RALF fühlt sich körperlich erstarrt: „Ich habe Betonfüße." Und sie spürt keinerlei Verbindung mehr zu den anderen Stellvertreterinnen. Sie empfindet die Situation als unerträglich. Innerlich steigt die Wut hoch: „Wenn nicht bald etwas passiert, dann explodiere ich. Ich fühle mich schon so stark unter Druck wie ein Kochtopf. Mir reicht das alles!"

4. Aufstellungsverlauf

Ralf erkennt die Situation wieder, sie spiegelt in gewissem Sinne seine momentane Realität. Der Auftrag, also das von Ralf gewünschte Ziel der Aufstellung, hat sich an dieser Stelle eigentlich schon erfüllt, da sich die Situation in der Firma bereits gezeigt hat. Ralf bestätigt, dass ihn diese Situation auch real sehr belastet. Da Ralf derzeit ja nicht in der machtvollen Position ist, die Rahmenbedingungen in der Firma selbst zu ändern, könnte er sich noch ansehen, welche Auswirkungen das alles auf ihn persönlich hat bzw. wie er damit besser umgehen könnte.

Der nächste Schritt

Ralf nimmt dieses Angebot gerne an. Er wählt einen Mann als Repräsentanten für seinen nächsten Schritt (NÄCHSTER SCHRITT) und stellt ihn direkt hinter seine Stellvertreterin. RALF reagiert mit verkrampften Waden. Seine Stellvertreterin fühlt sich nach hinten gezogen und verliert ihre Stabilität, als ob ihr der Boden unter den Füßen weggezogen würde. Der NÄCHSTE SCHRITT meint mit geschlossenen Augen: „RALF sollte auf mich zukommen." Darauf reagiert RALF mit weichen Knien. Er findet das Angebot, sich dem NÄCHSTEN SCHRITT zuzuwenden, nicht gerade reizvoll.

Ralf kann die weichen Knie bzw. die Angst davor, wie es weitergeht, nachvollziehen. Diese Angst hat sich schon bei der Besprechung des Kompass für Entfaltung (Sicherheit / Angst) stimmig angefühlt. Der Aufstellungsleiter bietet dem Klienten an, die Angst aufzustellen, auch wenn im Businesskontext üblicherweise Gefühle wenig Platz haben.

Ralf ist einverstanden. RALF reagiert schon auf die bloße Ankündigung mit Grausen, „als ob mir die Angst im Nacken sitzt", und sein NÄCHSTER SCHRITT hält sich den Bauch.

Als die ANGST dazukommt, beginnt RALF zu summen. Er flüchtet sich in eine eigene Welt, „damit ich das alles nicht spüren muss". Trotzdem dreht er sich immer mehr zum NÄCHSTEN

SCHRITT hin. Sie sieht ihn jedoch nicht an, sondern schaut in die Luft und wiegt sich hin und her und kann die ANGST hinter sich nicht spüren. Ralfs NÄCHSTER SCHRITT hat in der Zwischenzeit einen kleinen Schritt rückwärts gemacht. Seine Augen hält er immer noch geschlossen. Die ANGST verkündet: „Ich habe keine Angst, und es nervt mich, dass RALF singt. Er braucht mich nur ansehen, um zu merken, dass ich nichts mit Angst zu tun habe!"

RALF schaut daraufhin zum NÄCHSTEN SCHRITT, der sich vergnügt und beschwingt zu bewegen beginnt: „Da werde ich ja ganz aktiv." Erst jetzt nimmt RALF wahr, dass etwas hinter ihr steht. Sie stellt fest: „Die ANGST betrifft mich gar nicht. Es geht dabei nicht um mich" und ergänzt mit sicherer Stimme: „und mit der alten Firma da hinten habe ich abgeschlossen."

Der NÄCHSTE SCHRITT fordert RALF auf, aktiv zu werden und endlich etwas zu tun. Er ist sich aber noch unschlüssig, was er tun will: „Am liebsten wäre mir, wenn mir jemand sagen würde, was ich machen soll." Dabei trällert er vor sich hin und zappelt unruhig auf dem Platz hin und her.

Der Nutzen der Angst

Veränderung ist oft mit Angst verbunden. Ein Weg, um mehr Sicherheit zu gewinnen, ist, sich mit der Angst zu konfrontieren. RALF möchte etwas bewegen und bewirken. Die ANGST stört ihn dabei angeblich nicht, fast arrogant meint er zur ANGST: „Es ist o. k., dass sie da ist, sie tut mir ja nichts." Die ANGST lacht, es stört sie, dass RALF sie nicht ernst nimmt: „Du wirst schon noch sehen. Ich bin zwar da, um dir zu helfen, aber ich muss ernst genommen werden. So oberflächlich funktioniert es nicht."

RALF bewegt sich unbeirrt weiter auf der Stelle und verkündet, dass er etwas bewirken will. Ralfs NÄCHSTER SCHRITT freut sich darüber. Trotzdem weicht er zurück, und es fällt ihm zunehmend schwer, die Konzentration zu halten. RALF erkennt: „Je mehr geredet wird, desto weniger Energie ist da."

Ralf kann aus der Distanz der Zuschauerposition ein Muster erkennen: Wenn er etwas tun möchte, verspürt er zunächst große

Motivation. Mit der Zeit verschwindet die Energie. Praktisch kommt es dann nicht zur Umsetzung, zum nächsten Schritt. Die Bewegung hat nur in seinen Gedanken stattgefunden: „Manchmal denkt man, dass man sich bewegt, tut es aber gar nicht."

Bewegung auf ein Ziel

Ralf möchte sich ja bewegen, aber weiß nicht, wohin. Ihm fehlt die Konzentration auf ein Ziel. Also stellt er sein ZIEL in die Nähe des NÄCHSTEN SCHRITTES. Daraufhin drückt sich RALF rückwärts an die ANGST mit den Worten: „Ich sehe das Ziel, aber es zieht mich nicht hin." Die ANGST versteht gar nicht, warum RALF so an ihr klebt. Sie fühlt sich eher unabhängig. Das ZIEL möchte, dass RALF mit ihm spricht, doch sie traut sich nicht. Der NÄCHSTE SCHRITT erkennt resigniert: „Ich werde nicht gebraucht, ich habe einen Klienten, dem ich nicht helfen kann und der mich nicht sieht." Er will gehen.

Der Aufstellungsleiter weist noch einmal darauf hin, dass für typisch männliche Rollen weibliche Personen in der Aufstellung stehen. Er bleibt jedoch in der Aufstellung weiter auf der Businessebene.

RALF sieht keine Chance, allein zu seinem ZIEL zu gelangen. Er versucht, die ANGST zum Mitgehen zu bewegen. Diese weigert sich jedoch vehement. Die ANGST nimmt sich nicht als Angst wahr und reagiert auf das Verhalten von RALF extrem genervt. Sie fühlt sich nicht ernst genommen: „Ich werde nicht als das wahrgenommen, was ich wirklich bin."

Der Leiter bittet RALF, sich nun bewusst zum ZIEL hinzudrehen, um den Kontakt einfach mal auszuprobieren. Sofort taucht die Verwirrung wieder auf, die wir am Anfang schon hatten. Sie führt zu folgendem Verhaltensmuster: ANGST und ZIEL werden verwechselt!

Als das ZIEL klar als solches erkannt und von der ANGST unterschieden ist, fühlt sich RALF zum ersten Mal groß, stark und verfügt über einen festen Stand. Das ZIEL schwankt noch ein bisschen: „Das Ziel hat auch eine Richtung." RALF bewegt sich langsam und mit sichtlich schlechtem Gewissen auf den Platz hinter Ralfs ZIEL zu: „Ich fühle mich untreu."

Ralf gibt zu, dass er einen Loyalitätskonflikt spürt, wenn eigenständige Entscheidungen von ihm erwartet werden. Früher hatte er immer jemanden, der ihm sagte, was er tun soll. Jetzt soll er auf einmal selbst entscheiden!

Ralfs NÄCHSTER SCHRITT kann die Antwort auch nicht liefern: „Ich bin doch nur der NÄCHSTE SCHRITT, ich weiß nicht, was zu tun ist. Übrigens: Die ANGST fühlt sich für mich mehr wie Wut an!"

Entscheidungen bringen Klarheit

Wieder ist Verwirrung zu spüren. Eine ENTSCHEIDUNG muss her! Sie wird stellvertretend hereingeholt. Die ENTSCHEIDUNG beendet die Hin- und Hergerissenheit und die damit verbundene sinnlose Energieverschwendung zwischen ANGST und ZIEL. Endlich entsteht Klarheit. RALF bewegt sich auch sofort auf den NÄCHSTEN SCHRITT zu: „Endlich weiß ich, was ich machen kann, und es ist wieder Energie da."

Die ENTSCHEIDUNG ist in der Aufstellung so platziert, als ob sie zur alten Firma gehören könnte. Wartet Ralf hier in Wahrheit wieder auf eine Entscheidung von außen, auf die er dann nur reagieren muss? RALF möchte erst dann bewusst eine Entscheidung treffen, wenn er weiß, was er anschließend tun will. Noch ist es aber nicht so weit. Die ENTSCHEIDUNG findet es seltsam, dass RALF sich zum NÄCHSTEN SCHRITT hinbewegt hat und nicht zu ihr. Ralfs NÄCHSTER SCHRITT möchte das ZIEL dazuholen und RALF könnte etwas tun, aber er weiß nicht, was, so ohne ZIEL. Wir drehen uns wieder im Kreis! Ein Musterbruch muss her!

Aus diesem Musterkreislauf kann Ralf nur selbst bewusst aussteigen. Ralf wird daher statt seiner Stellvertreterin in die Aufstellung hineingenommen. Er sieht sich seinen NÄCHSTEN SCHRITT genau an und dreht sich dann um, um sein ZIEL anzusehen, dahinter kann er auf die ENTSCHEIDUNG und die ANGST blicken. Sie teilt ihm mit: „Ich bin die gesunde Angst und biete dir die Möglichkeit, genauer hinzusehen, mit allen Konsequenzen." Erst wenn Ralf sich die Angst bewusst macht und sie als hilfreiche Ressource genau ansieht, kann er mögliche Konsequenzen einbeziehen und eine klare Entscheidung treffen.

5. Lösungsbild

Ralfs NÄCHSTER SCHRITT nimmt Ralf an der Hand und führt ihn an die Seite der ENTSCHEIDUNG, im Blick hat er sein persönliches ZIEL. Die gesunde ANGST steht ruhig daneben: „Ich bin einfach da, man kann mich zu Rate ziehen". Sie hat nicht das Gefühl, sie müsste selbst aktiv werden.

Dies kommentiert der Aufstellungsleiter: „Seine Ängste auf gesunde Weise zu spüren und bewusst wahrzunehmen, gibt Richtung und unterstützt bei guten Entscheidungen. Risiken sollten gut abgewogen werden. Weder angstfreie Tollkühnheit noch angsterfüllte Lähmung führen in Wahrheit zum Ziel."

Ralfs NÄCHSTER SCHRITT ermuntert: „Jetzt sollte er mal Gas geben." Ralfs ZIEL sieht die ganze Zeit aus dem Fenster auf ein Werbeschild mit einem Mercedes-Zeichen, das aussieht wie eine Rakete: „Wenn du in die Gänge kommst, startet die Rakete, dann geht's erst so richtig los. Die Rakete zeigt dir auch die Richtung! Nach oben." RALF stellt sich neben sein ZIEL und lässt sich begeistert die Rakete zeigen. Die alte Firma bemerkt Ralf nun überhaupt nicht mehr. Er ist endlich bei seinen persönlichen Zielen angelangt.

Der Aufstellungsleiter weist Ralf darauf hin, dass das nicht automatisch heißt, dass er in seiner Firma sofort kündigen muss, sondern dass sich jetzt erstmals neue Perspektiven und Alternativen auf ganz anderen Ebenen gezeigt haben, als sie die alte Firma bieten kann. Auch in der Realität gilt es, im Sinne seiner Ziele stets ausgewogen und angemessen zu handeln und die Risiken und Auswirkungen abzuwägen, bevor man den nächsten Schritt macht.

6. Nacharbeit

Ralf ist mit dem Ergebnis zufrieden und hat nicht das Bedürfnis nach einer individuellen Nacharbeit.

Als Ralf einige Wochen danach zu seinem Chef gebeten wird, hat er seine Entscheidung getroffen. In seiner Tasche befindet sich seine schriftliche Kündigung. Der Chef beginnt das Gespräch – zum Glück. Er spricht Ralf die betriebsbedingte Kündigung aus. Darauf reagiert Ralf prompt. Gelassen lässt er seine Kündigung stecken und akzeptiert stattdessen die Kündigung der Firma. Zugleich handelt er für sich in dem Gespräch noch günstigere Übergangskonditionen aus. Die Firma zahlt ihm das Gehalt weiter, bis er in der neuen Firma anfängt. Diesen Vertrag hat er ebenfalls schon in der Tasche, als ihm sein Vorgesetzter die Kündigung unterbreitet.

Im neuen Unternehmen trägt er mehr Verantwortung und verfügt über interessante Aufgaben sowie bessere Arbeitsbedingungen. Die Arbeit macht ihm wieder Freude. Vor allem fallen die ständigen Überstunden weg, und ihm bleibt mehr Zeit für sich und seine Familie.

7. Expertenkommentar

Wir arbeiten hier im Businesskontext, dennoch ist es augenfällig, dass Ralf in der Mehrzahl weibliche Stellvertreter gewählt hat, für sich RALF, sein ZIEL, die ANGST, den MUTTERKONZERN, das UNTERNEHMENSZIEL etc. Außerdem sprechen mehrere Stellvertreter den MUTTERKONZERN mit „Mutter" an. Das deutet auf ein persönliches Thema mit einer weiblichen Person hin.

8. Reflexion

Ralf ist gewohnt, dass andere ihm sagen, was er zu tun hat. Bevor er handelt, wartet er auf Impulse bzw. eine Bestätigung von außen. Er zeigt ein typisch weibliches Verhaltensmuster, das die Harvard-Wissenschaftlerin Louann Brizendine (Brizendine 2007) im frühkindlichen Verhalten von Mädchen beobachtet hat. Bevor Mädchen in die Aktion gehen, rückversichern sie sich durch den Blick auf die Mutter, ob sie die Aktion billigt oder nicht. Gibt die Mutter Ermutigung, dann handeln sie. In einem Experiment befanden sich Mutter und Kind allein in einem Raum mit einem Gegenstand, den zu berühren verboten war. Obwohl die Mütter es nie ausdrücklich verboten, berührten die wenigsten Mädchen den Gegenstand. Sie suchten nach Signalen der Zustimmung oder Ablehnung im Gesicht der Mutter, die ihnen keines von beiden signalisierte. Während die Jungen kaum auf das Gesicht der Mutter achteten und den verbotenen Gegenstand selbst dann anfassten, wenn die Mutter laut „Nein“ rief. Die Wissenschaftlerin führt den Unterschied in der Wahrnehmung darauf zurück, dass das Gehirn der Mädchen im Mutterleib nicht in Testosteron gebadet wird und deshalb die Kommunikations- und Gefühlszentren behält. Von Geburt an seien sie besser in der Lage, in Gesichtern zu lesen und den Tonfall der menschlichen Stimme zu unterscheiden (ebenda).

Ralfs Angst vor Entscheidungen kann einem neuen Bedürfnis entspringen, seine Entscheidungen mit Menschen, mit denen er in Beziehung ist, abzugleichen. Seit den 70er-Jahren kennen wir das Phänomen des Softies, des „weichen Mannes“, der sehr viel mehr Wert auf Beziehung und Kommunikation legt. Diesen Männern fehlt es oft an Handlungsenergie, und man findet sie an der Seite starker Frauen. Seit dieser Zeit entwickeln immer mehr Männer ihre weibliche Seite, während Frauen im Zuge der Emanzipation stärker ihre männliche Seite betonen. Hier scheint ein gigantischer Transformationsprozess der weiblichen und männlichen Identität im Gange zu sein. Vielleicht muss der Weg in die eigene Identität über die Gegenseite gehen. Das heißt, der Mann lebt erst einmal seine weiblichen Qualitäten, seine Empfindsamkeit und seine Tränen. Dann kann er seine Mitte finden und die Erfahrung der Empfindsamkeit und die der männlichen Seite integrieren.

Im Gegensatz dazu brauchen die Frauen vielleicht die Erfahrung, nach außen zu gehen, zu konfrontieren und sich zu behaupten. Dadurch entwickeln sie Stehvermögen, das sie mit ihrer Empfindsamkeit verbinden können.

5.9. Ein Unternehmer übergibt sein Unternehmen – an sich selbst ...

Thema: Businessaufstellungen – Beratungskontext

1. Interview

Hans begleitet den Unternehmensnachfolgeprozess eines mittelständischen Unternehmens. Eigentum wurde geschaffen, die Bilanz zeigt schwarze Zahlen, 100 Mitarbeiter sind beschäftigt. Das Unternehmerehepaar, um die 60 Jahre, möchte sich langsam aus dem operativen Geschäft zurückziehen. Die Zukunft des Betriebes soll gesichert werden. Eine Unternehmensnachfolge innerhalb der Familie zeichnet sich nicht ab. Die einzige Tochter hat selbst ein Unternehmen für Beratung und Training gegründet. Ein externer Geschäftsführer, um die 40 Jahre, mit umfassenden Kenntnissen, ist gefunden, Verträge werden geschlossen, ein Organigramm mit Stellenbeschreibungen wird neu definiert. Innerhalb kürzester Zeit ist das Ziel erreicht. Der Eigentümer schreibt einen Brief an alle Mitarbeiter: „Die Unternehmensnachfolge ist geregelt." Wirklich?

Hans ist ein befreundeter Kollege der Tochter, die die Unternehmensnachfolge nicht selbst antreten will. Er nimmt den Auftrag an, die Familie und den externen Geschäftsführer beim Übergang zu begleiten. Im Rahmen eines Seminars des Instituts der Inneren Form möchte sich Hans mit diesem Auftrag in Form einer Aufstellung auseinandersetzen. Die Leitung dieser Aufstellung übernimmt Wolfgang Reithmeier, der von uns zum Integralen Coach ausgebildet wurde.

Im Interview mit dem Leiter Wolfgang passiert ein „Freud'scher Versprecher".

Hans: „Im Brief an die Mitarbeiter steht: Der Eigentümer übergibt das Unternehmen an den Eigentümer." Leiter Wolfgang: „An sich selbst?" Hans bemerkt erst jetzt seinen Versprecher, findet dann sofort einen Bezug zur Realität: „Manchmal habe ich das Gefühl, der Eigentümer will das Unternehmen gar nicht übergeben, es fällt ihm sehr schwer, loszulassen und anderen zu vertrauen."

Kommentar: Sigmund Freud hatte die These, dass Versprecher, unbewusst absichtsvoll, etwas zum Ausdruck bringen. In ihrer Unlogik ist eine unbewusste Wahrheit enthalten, die sich dem Sprecher selbst oft erst bewusst erschließt, wenn man ihn auf seine gesprochenen Worte aufmerksam macht.

Es ist also gar nicht so einfach für den Seniorchef, die Geschäftsführung zu übergeben. Schließlich hat er das Unternehmen selbst gegründet und aufgebaut. In den letzten 30 Jahren war klar: „Ich trage die Verantwortung – ohne mich geht gar nichts!" Der neue Geschäftsführer hat Elan, profunde Kenntnisse, aber eben auch seine sehr eigenen Vorstellungen, vor allem in der Mitarbeiterführung. Hoffentlich geht da nichts schief!

Auch nicht so einfach für den neuen Geschäftsführer. Er hat den Eindruck, dass alles, was er neu machen will, kritisch beäugt wird, sowohl von den Eigentümern als auch von den Mitarbeitern. Ein ständiges Abwägen begleitet ihn. Mal sehen, was der Neue macht. Hat er wirklich die Macht, etwas zu verändern? Oder ist alles nur ein Strohfeuer?

Gar nicht so einfach für die Führungskräfte. „Der Neue" fordert sie auf, sich mit kreativen Vorschlägen einzubringen. Bisher hatte meist der Seniorchef aufgrund seiner Erfahrung entschieden. Hoffentlich werden neue Vorschläge vom Seniorchef nicht als Kritik an der bisherigen Arbeit betrachtet. Schließlich hat man ja vieles immer schon so gemacht, wie man es macht – und war damit erfolgreich. Mal sehen, ob sich der Neue überhaupt behaupten kann. Der Eigentümer ist schließlich noch genauso oft im Betrieb wie früher.

Gar nicht so einfach für den Berater. Endlich hat er einen Unternehmenskunden, bei dem er in die Vollen gehen kann: Beratung, Führungskräftetraining, Coaching der Mitarbeiter auf allen Ebenen, Aufstellungen im Coachingprozess usw. Sehr anspruchsvoll, Hans ist „extrem motiviert, aber ich habe auch Angst, etwas zu übersehen." Er weiß, dass die Familiendynamik stark in das Unternehmen hineinwirkt. Hans versucht, allen gerecht zu werden, dem Unternehmerehepaar, der Tochter, dem neuen Geschäftsführer, den Führungskräften, den Mitarbeitern.

Wolfgang spürt, dass Hans unter Druck steht, aber er nimmt es anscheinend nicht wahr: „Druck im Bauch? Das ist mir nicht bewusst." Hans leitet selbst Aufstellungen und hat genaue Vorstellungen, wie der Prozess aussehen soll, er schlägt zehn Stellvertreter vor, deren Wechselwirkung er analysieren will. Wolfgang fragt: „Wer ist hier jetzt der Leiter, wer der Klient?" Hans erkennt anhand der rhetorischen Frage, dass er manchmal „überverantwortlich und dominant" ist. So wie der Eigentümer das Unternehmen an den Eigentümer übergibt, so wirkt Hans wie der Berater von Hans. Er versucht, die Leitung des Prozesses an sich zu reißen. Schon jetzt ist klar: Verantwortung, Vertrauen und Loslassen spielen auch im Leben von Hans eine Rolle.

2. Auswahl der Stellvertreter

Der Leiter testet kinesiologisch aus, es braucht keinen Kompass im Vorfeld. Für das erste Bild sind für Hans überraschenderweise nur drei Stellvertreter ausreichend: der EIGENTÜMER, der neue GESCHÄFTSFÜHRER und Hans, der BERATER.

3. Anfangsbild der Aufstellung

EIGENTÜMER, GESCHÄFTSFÜHRER und BERATER stehen im Dreieck. Der EIGENTÜMER blickt ständig sehr schnell zwischen dem GESCHÄFTSFÜHRER und dem BERATER hin und her. Er will alles überblicken und kontrollieren. Der GESCHÄFTSFÜHRER fühlt sich alleine, ihm fehlen das Unternehmen, die Mitarbeiter, die Kunden, aber er hat auch den Eindruck, dass ihn der EIGENTÜMER und der BERATER emotional so stark beschäftigen, dass er kaum Kapazitäten für seine eigentliche Aufgabe hat. Der BERATER geht nach hinten bis fast an das Ende des Raumes, er braucht mehr Abstand, will alles überblicken. Hans deutet das schnelle Hin- und Herblicken des EIGENTÜMERS „als Symbol seines Sekundenmanagements, für das er im Unternehmen berühmt und berüchtigt ist. Der EIGENTÜMER kommt oft unangekündigt und wirft von einem Moment zum anderen ohne Rücksprachen alles über den Haufen." Als der GESCHÄFTSFÜHER das hört, ist für ihn klar: „Das tue ich mir maximal zwei Jahre an, dann mache ich ein eigenes Untenehmen mit Freunden auf oder suche mir etwas Neues". Der BERATER steht jetzt wie hypnotisiert vor einer SÄULE, die in der Mitte des Raumes den Boden und die Decke verbindet. Der Leiter schlägt vor, einen Stellvertreter als THEMA vor die Säule zu stellen.

4. Aufstellungsverlauf

Der BERATER ist aufgeregt, obwohl ihm noch „nicht bewusst ist, worum es überhaupt geht". Der GESCHÄFTSFÜHRER ist erleichtert, nach seinem inneren Bild sind der EIGENTÜMER und der BERATER auf „ein Drittel der Größe geschrumpft", die Bedrohung lässt nach, er hat endlich die Kraft, sich um das Unternehmen, die Mitarbeiter und die Kunden zu kümmern. Hans wird durch die Aufstellung bewusst, dass hier drei Alphatiere, drei starke Männer ein Macht-Thema miteinander haben. Jetzt spürt er erstmals den Druck im Magen, den der Leiter Wolfgang schon zu Beginn der Aufstellung wahrgenommen hatte. Für Hans ist dieser Druck Gewohnheit und normal, erst in der Übersteigerung einer Stresssituation nimmt er ihn überhaupt wahr. Das THEMA, eine Frau, spricht von einer lichtvollen Verbindung zum GESCHÄFTSFÜHRER und dass sie die gleiche Energie hat wie der EIGENTÜMER. Hans fällt es wie Schuppen von den Augen: „So wie sie spricht, kann sie nur die Tochter des EIGENTÜMERS sein, der ich den Auftrag verdanke, die Übergabe zu begleiten." Es ist kaum ausgesprochen, da beginnt der EIGENTÜMER zu toben: „Ich werde sehr emotional, eine Mischung aus Traurigkeit und Bitterkeit." Zur TOCHTER/THEMA: „Mein Gott, du hättest alles haben können und du schmeißt mein Lebenswerk weg." Seine Stimme wird immer lauter, er packt einen Stuhl und stampft damit zur Untermauerung seiner Worte auf den Boden: „Ich verstehe es nicht, 30 Jahre habe ich die Firma aufgebaut, für die Familie, für uns, und du schmeißt es weg", brüllt er jetzt. TOCHTER/THEMA: „Du hast es für dich gemacht, für mich als Kind hattest du doch nie Zeit, weil du immer in der Firma warst. Hör auf, mir etwas vorzuschreiben, ich habe einen anderen Weg." EIGENTÜMER: „Die Wut ist weg, aber jetzt werde ich gleichgültig. Ob ich das Unternehmen verkaufe oder ob es jemand weiterführt, ist mir egal. Es entzieht mir die Lebenskraft. Wofür habe ich das alles 30 Jahre lang gemacht?"

Das THEMA wird im Folgenden zur TOCHTER und damit personalisiert, wie schon in einigen Aufstellungen vorher.

Hans ist überrascht: „Ich dachte, die Situation in der Familie ist geklärt. Ich bin überrascht, wie stark der Wunsch des EIGENTÜMERS ist, dass seine TOCHTER das Unternehmen übernimmt. Die Säule, vor der sie steht, symbolisiert für mich die Tradition des Unternehmens. Ich kann körperlich die Last der Verantwortung bei ihr, aber auch bei mir als BERATER spüren."

Der EIGENTÜMER ist ruhiger geworden, nachdem er seine angestauten Gefühle ausgedrückt hat: „Jetzt ist etwas in meinem Bewusstsein angekommen. Ich fühle mich fröhlich und ausgeglichen."

Der GESCHÄFTSFÜHRER gewinnt an Elan, er sucht Kontakt zu den Mitarbeitern des Unternehmens.

5. Lösungsbild

„Der Tod des Gewordenen gibt dem Werdenden einen Raum."
Karlfried Graf Dürkheim

Der Leiter fordert Hans auf, seinen Platz in der Aufstellung einzunehmen. Er hat etwas Distanz zu allen Personen, dadurch mehr Überblick. Aber er ist nahe genug, um im Kontakt alles zu spüren. In der Aufstellung wird ihm eine weitere Dynamik bewusst, die seinen Druck verstärkt: „Die Situation des EIGENTÜMERS berührt mich, sie macht mir die Endlichkeit des Lebens bewusst. Meine Mutter ist vor einigen Monaten an Krebs gestorben. Wenn ich die Traurigkeit des EIGENTÜMERS spüre, wie schwer es ihm fällt, sein geschaffenes Lebenswerk loszulassen, der Wunsch, dass die TOCHTER es übernimmt, da wird mir die Vergänglichkeit von allem im Leben bewusst. Egal, wie erfolgreich man ist, der Tod kommt unausweichlich. Die Säule hier im Raum symbolisiert für mich jetzt auch meine ehrgeizigen Ziele und Visionen. Vielleicht sollte ich mir nicht immer so viel Druck machen und einen Schritt zurücktreten."

Leiter Wolfgang: „Gute Erkenntnisse, was wirst du jetzt tun?"

HANS: „Achtsame Gespräche mit den einzelnen Personen führen, ich habe die hier wirkenden Familiendynamiken wohl doch etwas unterschätzt …"

Hans entlässt die Stellvertreter aus ihren Rollen.

6. Nacharbeit

Der Leiter testet kinesiologisch eine Affirmation für Hans aus: „Es gibt keinen Grund, die Wahl hinauszuschieben, von der ich weiß, dass ich sie treffen muss. Ich verlasse mich nicht darauf, dass ich mit Kraft im entscheidenden Moment etwas herumreißen kann." Spontan fällt dem Leiter dazu ein, dass diese Beratung vielleicht zu komplex ist, mit den vielfältigen multiplen Verantwortlichkeiten und Beziehungen, als dass sich Hans auf sein Improvisationsgeschick verlassen kann. Hans gibt ihm recht: „Ich werde einiges klären. Als Scheidungskind habe ich früh gelernt, Verantwortung, auch für andere, zu übernehmen und es allen recht machen zu wollen. Dieses Bedürfnis ist in diesem Beratungsprozess unmöglich zu erfüllen."

Leiter: „Du bist durch die Aufstellung mit darunterliegenden Gefühlen in Kontakt gekommen. Es macht vielleicht Sinn, deine Familiendynamiken vertieft weiter zu klären und dann mit den betreffenden Personen Verantwortlichkeiten und Beziehungen neu zu definieren – und du bist nicht für eine glückselig machende Lösung für alle verantwortlich."

Hans lacht selbstironisch: „Na schade, dann kann ich mich nicht mehr so wichtig nehmen wie bisher. Aber es ist auch enorm erleichternd …"

Nachinterview nach der Aufstellung

Hans: „Nach Einzelgesprächen mit dem Eigentümer, der Tochter und dem Geschäftsführer wurde mir klar, dass ich als Berater eine größere emotionale Distanz einnehmen muss. Wir verhandelten meinen Auftrag neu: Meine Hauptaufgabe war jetzt, den Geschäftsführer zu unterstützen, damit er die angedachten Kompetenzen auch wirklich erhält und in seine innere Kraft kommt, das Unternehmen zu leiten. Dazu war es notwendig, meine privaten Kontakte mit der Eigentümerfamilie etwas einzuschränken. Unmittelbar nach der Aufstellung fand ein Workshop zur ‚Stabübergabe' der operativen Geschäftsführung vom Eigentümer an den Geschäftsführer statt. Ich trainierte und coachte die Führungskräfte, um sie mehr in Entscheidungsprozesse einzubeziehen, um Eigenverantwortung und Führungskompetenz zu fordern und zu fördern."

Circa 18 Monate nach der Aufstellung – Ausscheiden des Geschäftsführers

Hans: „Zwischen dem Eigentümer und dem Geschäftsführer kam es immer wieder zu Reibereien. Aus der Perspektive des Geschäftsführers mischte sich der Eigentümer immer noch zu stark ein und ihm fehlte das Vertrauen seitens der Eigentümerfamilie. Der Eigentümer stellte wiederholt klar, dass es sich immer noch um sein Unternehmen handelt. Durch die unterschiedlichen Führungsstile des Eigentümers und des Geschäftsführers war es auch aus meiner Sicht (als Berater) schwer, den Mitarbeitern eine Führungs- und Unternehmenskultur authentisch vorzuleben. Je nachdem, wer gerade ‚am Drücker' war, entstanden verschiedene parallele Unternehmenskulturen. Meine persönliche Lernerfahrung: Die Transformation eines Unternehmens muss über einen längeren Zeithorizont gesehen werden."

Überraschende Wendung – die Tochter übernimmt die Geschäftsführung

Hans: „Zu einem Zeitpunkt, als niemand mehr damit gerechnet hatte, traf die Tochter die Entscheidung, die Geschäftsführung zu übernehmen. Sie fühlte sich ‚vom Entschluss getragen'. Anfänglich war ich skeptisch. Tut sie das nur für ihren Vater? Oder ist sie jetzt zur richtigen Zeit am richtigen Ort? (Kairo). Nach circa sechs Monaten kann ich bilanzierend feststellen, dass sie sich durch die Entscheidung in ihrer Persönlichkeit und Bewusstheit weiterentwickelt hat. Dem Vater fällt es bei seiner Tochter leichter, Verantwortungsbereiche abzugeben. Dazu war auch der Prozess der letzten 18 Monate wichtig, das schrittweise Loslassen der Verantwortung. Wie geht es weiter? Das Leben ist Veränderung … und in Bewegung … Fortsetzung folgt …"

7. Expertenkommentar

Im Unternehmen zeigt sich eine für die heutige Zeit gängige Problematik bei mittelständischen Unternehmen aus der Nachkriegszeit. Laut Institut für Mittelstandsforschung (IfM) beschäftigen sich jährlich 71.000 Unternehmen in Deutschland mit der Nachfolgefrage. In 50 Prozent der Fälle ist die Nachfolge allerdings noch nicht geklärt. Der Unternehmer der Nachkriegsgeneration orientiert sich oft an autoritären, patriarchalischen Strukturen mit einem hohen Leistungsanspruch, das heißt, wer „schwer schafft" und dem Patriarchen gegenüber loyal ist, gehört zur großen Familie der Firma, wer nicht, fällt raus. Der Unternehmer ist zu Recht stolz darauf, was er „mit seinen eigenen Händen" geschaffen hat, von null, aus den Trümmern des Zweiten Weltkrieges heraus aufgebaut hat. Mit der Firma, als seinem Lebenswerk, ist er genauso stark emotional verbunden wie mit seiner Familie. Der verlorene Krieg ist für viele assoziiert mit Heimatverlust, Vertreibung, Demütigung und Tod. Die verlorenen Wurzeln werden oft auf die Beziehungen im Familienunternehmen verlagert. Ein potenzieller Nachfolger spürt all das, verbunden mit einer starken Last. Kann er dem gerecht werden? Laut Deutschem Industrie- und Handelskammertag (DIHK) stehen jährlich mehr als 40.000 Unternehmen vor einem Verkauf oder einer Schließung. Ein weiteres psychologisches Hemmnis erschwert es dem Unternehmer, sich mit seiner Nachfolge zu befassen: Wer setzt sich schon gerne mit der Endlichkeit, letztlich mit dem eigenen Tod auseinander? (Klein / Linder-Hofmann / Zink 5 / 2008)

Der potenzielle Nachfolger spürt unbewusst: Der Platz der Nachfolge ist in Wirklichkeit nicht frei. Kurzfristig kommt er in der Aufstellung aus der Schusslinie, als der Eigentümer seine Gefühle gegenüber der Tochter / Thema ausdrückt. Aber dann zeigt sich in der Realität, dass sein Platz sogar doppelt besetzt ist. Einmal vom Senior, der ihn nicht wirklich freigeben will („Der Eigentümer übergibt an den Eigentümer"). Zum anderen wird der Platz innerlich freigehalten für die Tochter, das einzige Kind der Familie. Der große Lebenstraum des Seniors ist immer noch, dass, wenn sein Ende schon unvermeidlich ist, das Unternehmen in der Familie weitergeführt wird. Daraus entsteht für den potenziellen familienfremden Nachfolger die unbewusste Angst, ausgestoßen zu werden, die ihm die Kraft raubt. Die Angst vor Systemausschluss ist eine der tiefsten Urängste im kollektiven Unterbewusstsein – als Kind in der Familie und in früher Sozialisation, beim Ausschluss aus einem Stamm kann ein Systemausschluss sogar tödlich sein. So erklärt sich, dass sich der potenzielle Nachfolger schon wieder damit beschäftigt, wegzugehen, obwohl er doch gerade erst seine Stelle angetreten hat. In der Aufstellung wird sichtbar, er kann im Betrieb seinen Platz gar nicht finden.

Die Tochter wird erwachsen und kommt in ihre Kraft, weil sie erst einmal den Wunsch des Vaters nicht erfüllt, das Unternehmen verlässt, ihr eigenes Unternehmen gründet und später, gereift, die Position der Geschäftsleitung auch wirklich innerlich einnehmen kann. Sie ist aus dem Schatten des Vaters getreten. Als er das spürt, kann er loslassen. Er vertraut ihr jetzt die Aufgabe an.

Der Berater Hans befindet sich in einer starken Vermischung von Funktionen, Tätigkeiten und Rollen. Es ist wichtig, dass er seine persönliche Geschichte aus seiner Herkunftsfamilie klärt, aus der sein Harmoniebedürfnis stammt, es allen recht zu machen, für alle Verantwortung zu übernehmen.

Faszinierend war, dass die Aufstellung Tendenzen zeigte, die Monate später Realität wurden, zum Beispiel, dass der Geschäftsführer das Untenehmen tatsächlich verließ, um mit Freunden etwas Eigenes zu machen. Dass er bereits solche Gedanken hatte, war weder Hans noch sonst jemandem zum Zeitpunkt der Aufstellung bekannt. Wie kann es sein, dass sich solche Dinge in einer Aufstellung zeigen? Die Aufstellung ist kein Orakel von Delphi, sie kann die Zukunft nicht vorhersagen. Aber es wird, wie bei einer Analyse einer Unternehmensberatung, allerdings sehr viel schneller und kostengünstiger, der momentane Ist-Stand des Unternehmens sichtbar. Tendenzen, Beziehungsqualitäten, Unzufriedenheiten – wo läuft es gut? Wo nicht? Es zeigt sich eine mögliche Zukunft, die umso wahrscheinlicher wird, wenn sich nichts verändert, wenn keine Bewusstseinsentwicklung stattfindet, die zu besseren Ergebnissen führen kann. Wenn der Klient den emotionalen Teil der Aufstellung integrieren und reflektieren kann, wird die Aufstellung eben gerade keine „sich selbst erfüllende Prophezeiung", sondern es können effiziente Veränderungs- (Change Management) und Entwicklungsprojekte gestartet werden.

Kommentar: In Untersuchungen stellt man fest, dass über 50 Prozent der Ziele in Veränderungsprozessen nicht erreicht werden. Erfolgreiche Transformation beinhaltet Veränderung – Change Management – und Entwicklung.

Die äußere Form (Materie, Umsetzung, Verhalten) folgt dabei der inneren Form (Bewusstsein, Kultur, Werte). Aufgrund dessen nehmen Aufstellungen in modernen Unternehmen mittlerweile einen festen Platz in der Organisations- und Personalentwicklung ein.

8. Reflexion
Das Kugelmodell der Inneren Form

Veränderung und Entwicklung von Unternehmen, aber auch von Personen, lassen sich sinnvoll reflektieren, anhand des Kugelmodells der Inneren Form: „6 Dimensionen in Systemen – Bewusstsein, Bewegung, Begegnung, Beziehung, Bindung, Materie"

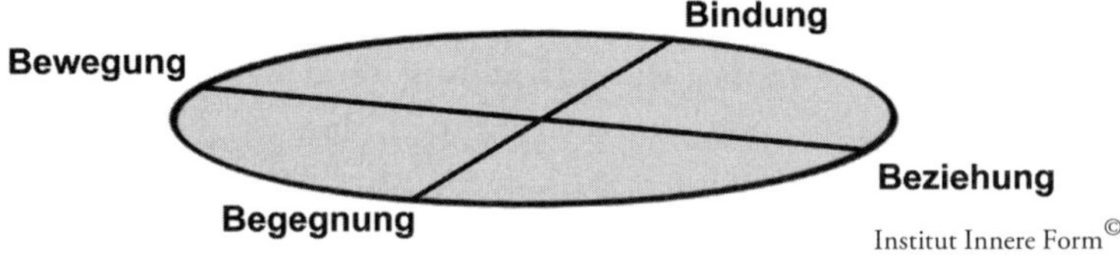

Abbildung 9: Raumzeitliche Ebene des Kugelmodells mit vier von sechs Dimensionen in Systemen.

Jedes soziale System, ob Mensch, Organisation, Gesellschaft, kann immer in einer Ebene von Raum (Hier) und Zeit (Jetzt) lokalisiert werden. Im Hier und Jetzt lässt sich jedes System in diesen 4 Dimensionen beschreiben.

Am Beispiel des Beraters Hans:

- Hans ist viel in *Bewegung*, er wechselt als Berater häufig den Ort.
- Ein Mensch als soziales Wesen ist in *Begegnung*, das heißt, er begegnet in seiner Bewegung anderen Menschen. Dies hat für Hans in der Beratung einen hohen Stellenwert. Mit der Tochter, dem Geschäftsführer und einem erfolgreichen Vertriebsmitarbeiter ist er mittlerweile privat befreundet, bei der Eigentümerfamilie regelmäßig eingeladen.
- Hans baut in diesen Begegnungen also persönliche *Beziehungen* im Unternehmen auf. Dies erfordert Zeit und ist am Anfang hilfreich, es entstehen private Kontakte und Freundschaften. Hans ist bestens informiert. Er genießt Ansehen und Vertrauen.
- Es entsteht eine weitere Qualität, emotionale *Bindungen*, im Sinne einer gefühlten Verbundenheit mit den anderen. Jetzt entstehen aber auch Nachteile. Hans fühlt sich allen so verbunden, dass er niemanden enttäuschen will. Er möchte es allen recht machen.

Das spüren die anderen und versuchen auch, ihn für ihre Ziele zu instrumentalisieren.

Die Lösung des Dilemmas von Hans liegt in den beiden nächsten Dimensionen.

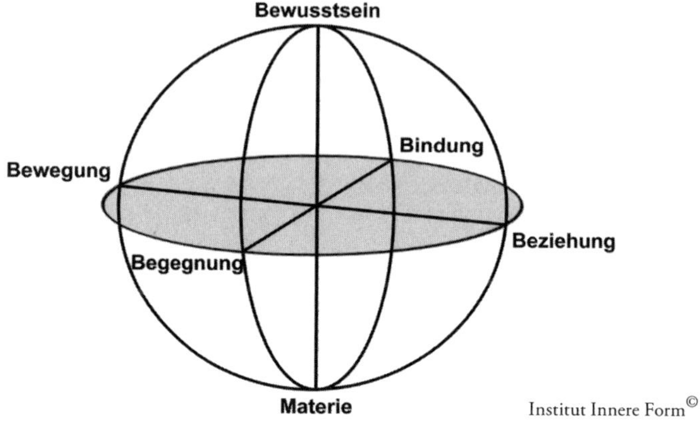

Abbildung 10: Kugelmodell der Inneren Form mit allen sechs Dimensionen in Systemen.

Bewusstsein: Die gelebte Kultur des Unternehmens, dazu gehören Weltbilder, Glaubenssätze, Wertvorstellungen, Paradigmen, Muster, Wahrnehmungs- und Reflexionstiefe, Denkkraft. Das alles ist ausschlaggebend für das Bewusstsein eines Unternehmens und eines einzelnen Menschen. Durch die Aufstellung blickt Hans hinter die Kulissen, erkennt Verborgenes, Dilemmas und Motivationen – auch seine eigenen Muster aus der Kindheit, die ihn begrenzen, limitieren und Leidensdruck schaffen, solange sie unbewusst sind. Durch diese Klarheit kann er neue Entscheidungen treffen und situationsgerecht handeln.

Materie ist die materielle Manifestation des Unternehmens, die sich maßgeblich in der Bilanz niederschlägt. Das sind alle dinglichen und verbrieften Gegenstände, über die das System Unternehmen verfügt. Beide Dimensionen, Bewusstsein und Materie, sind die Energie- oder Geistdimension des Systems. In dieser Dimension geht es um die Umsetzung der Ideen. Die Umsetzung in der Materie: Hans positioniert sich beim Geschäftsführer, hier kann er besser wirken als im Spannungsfeld sämtlicher multipler Beziehungen und Bindungen an alle Prozessbeteiligten. Er findet den richtigen „mittleren Weg" zwischen „ohne Beziehungen / zu weit weg" und „zu viele enge Beziehungen / Bindungen / zu nah dran".

Fazit: Der „Integrale Berater" der Zukunft kann viele unterschiedliche Perspektiven einnehmen. Er ist in der Lage, sich in die Positionen der einzelnen beteiligten Personen hineinzuversetzen und kann zugleich den Überblick aus der Vogelperspektive einnehmen. Dadurch ist er in der Lage zu vermeiden, dass er den Wald vor lauter Bäumen nicht mehr sieht. Das setzt voraus, dass er bereit ist, sich auf eine Beziehung zum Kunden einzulassen. Gleichzeitig haftet er nicht an, das heißt, er ist nicht durch eigene Interessenslagen und Gefühle, wie zum Beispiel Gier, verblendet. Oft versuchen gerade klassische Unternehmensberatungen, Veränderungsprozesse (im Außen) in hoher Geschwindigkeit (Bewegung) durchzuführen. Entwicklung und Beziehung/Bindung (Innen) brauchen allerdings – da es um Menschen geht – ausreichend Raum und Zeit. Aus all diesen Gründen ist es wichtig, ja geradezu unabdingbar, dass der Berater seine Innere Form© entwickelt, um aus seiner inneren Mitte heraus eine Balance zu finden, im Spannungsfeld der Veränderung und Entwicklung.

Organisationsaufstellungen und Systemisch Führen

„Die signifikanten Probleme, die sich uns stellen, können nicht mit den gleichen Denkmustern gelöst werden, aus denen heraus sie entstanden sind."
Albert Einstein

Organisationsaufstellungen etablieren sich in der Organisations- und Personalentwicklung von Unternehmen. Aber auch in Spezialfeldern wie zum Beispiel Marketing, Projektmanagement und in Changeprozessen kommen Aufstellungen immer häufiger zum Einsatz. Die Treiber, die die Methode der Aufstellung in der Arbeitswelt begünstigen, lauten: Die Welt ist im Wandel. Immer schneller, komplexer und vernetzter wird die Arbeitswelt. Zitat des scheidenden EZB-Chefs Trichet: *„Die Finanzkrise ist eine Systemkrise"* (Wirtschaftsblatt, *13. 10. 2011*). Systemkrisen sind individuell meist nicht lösbar. Das Gesamtsystem muss in den Fokus professioneller Beratung und Führung rücken. Zur Veranschaulichung einige Beispiele:

- Durch die Globalisierung sind die Finanzmärkte weltweit und speziell durch eine gemeinsame Währung wie den Euro besonders eng miteinander verflochten (aktuelles Beispiel 2012: die Griechenlandkrise).
- Umweltprobleme (Ökologie) können nur in Verbindung mit Ökonomie („Wer bezahlt das?"), Politik und Gesellschaft (Verantwortung des Einzelnen) gelöst werden.
- Burn-out kann im „System Mensch" (Körper, Geist, Seele) verschiedenste Ursachen und / oder mitwirkende Faktoren haben wie Stress, private Probleme, körperlicher Bewegungsmangel, Perfektionismus etc.

Auch ein Unternehmen ist ein komplexes System: Unternehmer, Abteilungsleiter, Kollegen, Mitarbeiter, Kooperationspartner, Netzwerke, Lobby, Kunden, Produkte, Kapital – alle Faktoren sind miteinander verbunden und tragen zum Gesamterfolg bei. Systemisch führen bedeutet, dass Unternehmer, Führungskräfte und Berater ein Bewusstsein für komplexe Zusammenhänge entwickeln und Methoden beherrschen, um neue individuelle Lösungen in die Praxis umzusetzen. Die Hauptprobleme werden in internationalen Langzeitstudien ganz klar aufgezeigt:

1. In Veränderungsprozessen (zum Beispiel durch Fusion, Umstrukturierung, Innovation) werden die angestrebten Ziele immer häufiger nicht erreicht.
2. Die Belastung für Manager und Mitarbeiter nimmt zu, trotz Zeit-, Stress-, Gesundheits-, und Kommunikationsmanagements war der Begriff Burn-out noch nie so aktuell wie heute.

Praxisbeispiel: Veränderungsprozess im Unternehmen

Zwei Unternehmensstandorte werden zusammengelegt. Neue Strukturen, Prozesse und Teams werden gebildet. Schriftliche Prozess- und Aufgabenbeschreibungen liegen vor. Die Geschäftsführung ist sicher: Die Umstrukturierung ist nach drei Monaten abgeschlossen. Sicher? In der Zwischenzeit haben zwei Leistungsträger gekündigt. Herr Müller sitzt jetzt mit Herrn Meier im Büro, den er vom anderen

Standort zwar nur flüchtig kennt, aber aufgrund von Gerüchten ist er sehr vorsichtig. Eingespielte Prozess- und Kommunikationsnahtstellen haben sich aufgelöst. Die Mitarbeiter sind verunsichert: Was plant die Geschäftsführung? Man munkelt von Stellenabbau. Herr Schmidt hat die erhoffte Beförderung nicht erhalten. Der jüngere Kollege vom anderen Standort wurde ihm vor die Nase gesetzt. Herr Schmidt hat innerlich gekündigt. Soll er die fünf Jahre bis zur Rente hier noch herumbringen oder sich woanders bewerben? Frau Bauer ist krank durch die Überstunden bei der Zusammenlegung der Buchhaltungen, dazu kommt die Angst um eine ungewisse Zukunft.

Nach einem Jahr stellt die Geschäftsführung fest, dass zwar Kosten eingespart wurden, aber das Neugeschäft zurückgegangen ist und sich Reklamationen häufen. Kunden klagen über Fehler, die es früher im Unternehmen nicht gab. Die Geschäftsführung ist enttäuscht, hatte man doch, um genau dies zu vermeiden, die Umstrukturierung in Spitzenrekordzeit „durchgezogen".

Wenn Unternehmen mit Seminaren, Coachings und Gesprächen keinen Erfolg erzielen, liegt die Ursache oft darin, dass systemische Dynamiken im Hintergrund wirken, die wie Sand im Getriebe Abläufe und Kommunikation negativ beeinflussen. Wird diese Ebene miteinbezogen, sind andere und vielfältigere Lösungen möglich. Typische Herausforderungen dabei können sein:

- Klarheit bei der strategischen Neuausrichtung des Unternehmens (Veränderungsprozesse, Fusion, Zukauf)
- konstruktive Zusammenarbeit in Unternehmen und Teams (Spitzenteams)
- Projekte effizient gestalten
- Entwicklung eines Bewusstseins der Inneren Form
- Verhaltensmuster verändern – eigene und die der Mitarbeiter
- Gesundheitsmanagement: Burn-out vermeiden
- wichtige Entscheidungen treffen und umsetzen

Eine Organisationsaufstellung bietet eine erste Analyse der Ist-Situation und Inspirationen für neue Lösungen. Führungskräfteentwicklung auf Basis von „Systemischer Führung" wird im 21. Jahrhundert zur wesentlichen Anforderung an Unternehmen, Führungskräfte und Berater.

Systemische Führung
Dabei werden die folgenden Prinzipien vermittelt:

- Anerkennung des Vorhandenen
- Ausgleich von Geben und Nehmen
- Zugehörigkeit (Gehen und Bleiben)
- Altersreihenfolge (Altes und Neues)
- Hierarchie (oben und unten)
- Vorrang höherer Kompetenz / Einsatz
- Aufgaben- und Zweckorientierung
- Achtung und Wertschätzung
- Ressourcen- und Lösungsorientierung

Sind diese Grundsätze in der Mitarbeiterführung etabliert, kann die Zusammenarbeit wirkungsvoller, mit weniger Reibungsverlusten verlaufen, und Ziele werden nachhaltiger erreicht.

6. Neue Formen der Aufstellungsarbeit

6.1. Kunst- und erlebnispädagogisches Lernen

Von der Drehbuchaufstellung zur Szenischen Aufstellung

Durch Drehbuchaufstellungen verbessern Autoren die Qualität ihrer Stücke. Mit Szenischen Aufstellungen à la Hollywood werden geniale Aspekte berühmter Charaktere erfahrbar.

Sein und Haben. Samstag, Wien, ein Spielcasino im Jahr 2009, eine heiße Sommernacht, Musik im Hintergrund: „Geld" von Falco.

Blitzlichtgewitter, Tumult – ich mittendrin, wie immer. „Drum, wenn ich das große Los zieh' und es geht nicht alles drauf, mach ich in der nächsten Stadt mir doch glatt ein Spielcasino auf." Geniales Lied – könnte echt von mir sein. Wer ist eigentlich die Kleine da hinten, die mir ständig zulächelt? „Und man kann bekanntlich alles, auch die Liebe, dafür kaufen, doch der beste Weg von allen ist, es einfach zu versaufen." Während ich einen tiefen Schluck aus dem Glas nehme, kommt ein Mann herein, ich weiß sofort, wer er ist. Verschlucke mich, huste. Was macht der hier – im Jahr 2009? Sigmund Freud rockt durch den Raum, im Rhythmus zum Song, meinem Song. „Geld, Geld, Geld …" Blickkontakt auf die Ferne. Komme leider nicht durch die Menschenmasse. Stattdessen umgarnen mich die anderen, die mit ihm kamen. Die Gier, der Idealismus. Und wer ist die ältere Dame? Sie wirkt spießig! Da kommt die kleine Süße auf mich zu. Dr. F. muss warten. Das Girl und ich stoßen an … Der „Nachtflug" kann beginnen. Spüre neidische Blicke in meinem Rücken. Was regen die sich auf, war doch eh von Anfang an klar. Denn ich bin Falco.

Diese Impression stammt vom Beginn einer Szenischen Aufstellung, erzählt aus der Perspektive des Teilnehmers, der in die Rolle von Hans Hölzel geschlüpft war: berühmt geworden als Falco, der Sänger, Songschreiber und Wiener Popstar.

Drehbuchaufstellungen

Was erzeugt Resonanz und Identifikation beim Publikum?

„Ein guter Film braucht drei Dinge:
erstens ein gutes Drehbuch, zweitens ein gutes Drehbuch und drittens ein gutes Drehbuch."
Alfred Hitchcock

Das Batman-Abenteuer „The Dark Knight" lag bei Einspielergebnissen (Stand Oktober 2008) von mehr als einer halben Million Dollar in den USA und einer knappen Milliarde weltweit auf Platz zwei der erfolgreichsten Filme aller Zeiten. Dem Anfang 2008 unter tragischen Umständen verstorbenen Schauspieler Heath Ledger wurde in seinem vorletzten Filmauftritt als Batman-Gegenspieler Joker eine grandiose schauspielerische Leistung bescheinigt. Und die Fachwelt fragte sich: Wurde ihm die totale Identifikation mit der Figur zum Verhängnis? Ein halbes Jahr vor seinem Tod sagte Heath Ledger: „Ich will in diesem Beruf an meine Grenzen gehen, ich muss ständig gefordert werden, damit mir nicht langweilig wird." (Klein / Linder-Hoffman / Aschauer 2009)

Filme geben uns eine Resonanzfläche. Durch die Identifikation mit der Story, dem Drehbuch, den Leinwandhelden können innere Prozesse in uns ablaufen, die der eigenen Heldenreise (persönlichen Entwicklung) dienen. Dies gilt für den Zuschauer wie für den Schauspieler.

In den 70er-Jahren entdeckte George Lucas nahezu zeitgleich mit dem Theaterwissenschaftler, Regisseur und Schauspieler Paul Rebillot das Buch von Joseph Campbell, „Der Heros in tausend Gestalten". Lucas verwendete es als Basis für seine „Star Wars"-Trilogie. Rebillot entwickelte im direkten Kontakt mit Campbell – und zwar vor dem Hintergrund seiner Theaterarbeit – außergewöhnlich tiefe Bewusstseinserfahrungen und, inspiriert von der Gestaltarbeit sowie der humanistischen Psychologie, eine therapeutische Ritualarbeit, die er „Heldenreise" nannte. Das war eine bewusste Annäherung zwischen filmischen Erzählstrukturen und innovativen Therapiemodellen.

Nahezu alle guten Filme sind nach einer ähnlichen Erzählstruktur aufgebaut. Wir erkennen in ihr metaphernartig eine Grundstruktur menschlicher Entwicklungsprozesse wieder.

Die 12 Stationen der Heldenreise

(Nach Christopher Voglers „The Writer's Journey", 2007)

Die Reise des Helden	*Entwicklungsbogen*
1. Gewohnte Welt	Begrenztes Problembewusstsein
2. Ruf zum Abenteuer	Gesteigertes Bewusstsein
3. Verweigerung	Widerwille gegen die Veränderung
4. Begegnung mit dem Mentor	Überwindung des Widerwillens
5. Überschreiten der ersten Schwelle	Bereitschaft zur Veränderung
6. Bewährungsproben, Verbündete, Feinde	Erste Versuche mit der Veränderung
7. Vordringen zur tiefsten Höhle	Vorbereitung auf die große Veränderung
8. Entscheidende Prüfung	Versuch der großen Veränderung
9. Belohnung (Ergreifen des Schwertes)	Folgen des Versuchs (Verbesserungen und Rückschläge)
10. Rückweg	Erneute Selbstbesinnung auf Veränderung
11. Auferstehung	Abschließender Versuch der großen Veränderung
12. Rückkehr mit dem Elixier	Endgültiges Meistern des Problems

Mit einer guten Geschichte steht und fällt ein Film. Aber bis ein Drehbuchautor mit seinem Werk an die Filmindustrie herantreten kann, durchläuft er von der Idee bis zum fertigen Drehbuch oft jahrelang viele Prozesse, deren Fertigstellungszeitrahmen zu Beginn des Schreibens nicht vorhersehbar sind. Dabei fließt die Persönlichkeit des Autors in seine konstruierte Geschichte ein. Er muss sich intensiv mit der Story und den Protagonisten auseinandersetzen. Er sollte deren gesamtes Leben kennen – von der Kindheit bis zum Zeitpunkt des Handlungsbeginnes.

Probleme beim Drehbuchschreiben

Wo kann eine Aufstellung hilfreich sein?

Unabhängig davon, wie viele Drehbücher ein Autor bereits geschrieben hat, kann er bei seiner Storyentwicklung in eine Kreativitätsblockade schlittern. Beispiele für Schwierigkeiten beim Drehbuchschreiben, bei denen eine Aufstellung hilfreich sein kann:

- Der Plot ist nicht spannend.
- Die Charaktere der Figuren sind unklar.
- Der Autor hat zu viele Protagonisten in die Geschichte einfließen lassen.
- Der Autor kann sich nicht auf die Charaktere einlassen oder er ist zu sehr mit seinen Figuren verhaftet. Diese Autor-Figur-Beziehung ist vergleichbar mit einer Liebesbeziehung in der Realität.
- Arbeitsblockaden gehen mit persönlichen Themen der Autoren einher, das heißt, die Problemfelder im Arbeitskontext sind Spiegelungen „persönlicher Arbeitsfelder".

In Drehbuchaufstellungen werden Drehbuchhandlungen bekannter Stücke, ihre Autoren, Regisseure und Schauspieler aufgestellt. Der „rote Faden" von Drehbüchern reproduziert sich faszinierenderweise auch sofort in „verdeckten" Aufstellungen. Selbst wenn hier Teilnehmer nicht wissen, wen sie vertreten, nicht einmal das Stück kennen, lässt ihr Spiel eindeutig die Parallelen zum Drehbuch erkennen. Bei einer von uns durchgeführten experimentellen Drehbuchaufstellung (Klein / Aschauer 2009, im Rahmen des Buchprojektes Klein / Linder-Hofmann: „Buddha, Freud und Falco", arcus-lucis-Verlag, 2010) zu „Emilia Galotti" von Gotthold Ephraim Lessing himmelte Emilia sofort den Prinzen an. Beide waren lediglich als Nummer 1 und

Nummer 3 aufgestellt worden. Bei August Strindbergs „Fräulein Julie“ erklärte der Stellvertreter von August Strindberg einem Nachwuchsregisseur, welche Passagen bei seiner Verfilmung bisher zu wenig Tiefe haben. Mit diesen Informationen konnte der Regisseur nach der Aufstellung seine Schauspieler besser instruieren.

Die Entwicklung der Drehbuchaufstellung wird Matthias Varga von Kibéd und Insa Sparrer zugeschrieben (1993):

„Drehbuchaufstellungen geben Autoren und Autorinnen die Möglichkeit, ihre Figuren schon lange vor der Verfilmung persönlich kennenzulernen.“
Matthias Varga von Kibéd

Das gibt den Autoren wichtige Hinweise in Bezug auf die Glaubhaftigkeit einzelner Figuren beziehungsweise ihrer Beziehung untereinander. Mit der Drehbuchaufstellung kann vom Autor die Stimmigkeit eines Drehbuches in der Phase des Schreibens überprüft werden:

„Bei einer Drehbuchaufstellung zeigt sich gnadenlos, wo den Figuren eine Handlung nur aufgepfropft wird, anstatt sich aus den Figuren zu entwickeln, wo Figuren nur Stichwortgeber sind oder konstruiert und nicht lebendig wirken.“
Tobias Siebert

Drehbuchaufstellungen können in jedem Stadium des Schreibprozesses durchgeführt werden. Sowohl bei der Suche nach einer Geschichtsidee, im Exposé- und Treatmentstadium als auch im Endstadium, wenn das Drehbuch schon fertig ist, kann sie dem Autor neue Erkenntnisse vermitteln.

Drehbuchaufstellung: Welche Elemente können aufgestellt werden?

Der Kreativität sind keine Grenzen gesetzt. Alles, was direkt mit der Geschichte zu tun hat, kann aufgestellt werden. Aus seinen Erfahrungen berichtet Matthias Varga von Kibéd: *„So sahen wir etwa schon* *in Drehbuchaufstellungen einen depressiven Lottogewinn, eine höchst anschmiegsame Bäckerei, eine verzagte Familienapotheke oder ein innerlich zerrissenes Grundstück.“* (Varga von Kibéd 2000)

Beispiele:

Die Figuren selbst und ihre inneren und äußeren Konflikte aufstellen

Mit einer Geschichte möchte ein Autor bestimmte Stimmungen und Gefühle vermitteln. Durch das Befragen der Repräsentanten nach ihren Gefühlszuständen kann er herausfinden, ob seine Figuren wirklich so fühlen, wie er es durch seine Handlung zu transportieren versucht.

Den Autor aufstellen

Es wird davon ausgegangen, dass jeder Stoff eines Drehbuchschreibers auch immer etwas mit seinem Selbst zu tun hat. In einer Aufstellung kann er sich sein Verhältnis zur Geschichte anschauen. Mögliche Stellvertreter: „das Ziel“, „die Absicht des Autors“, „das Thema des Stückes“. Wenn ein Autor in seiner Story feststeckt, kann das ein Indiz sein, dass er auch selbst an persönliche Grenzen oder Blockaden gestoßen ist. Für dieses Setting empfiehlt sich ein Coaching-Team, das auf fachlicher und psychologischer Ebene arbeiten kann. Ein möglicher Stellvertreter wäre zum Beispiel „die Schreibblockade“.

Die Reaktion des zukünftigen Publikums stellen

Mithilfe einer Drehbuchaufstellung kann man auch testen, wie das zukünftige Publikum auf den Film reagieren wird. Löst die Story die Gefühle aus, die man zu transportieren versucht? Sind die Plots richtig gesetzt? Ist der Zuschauer gespannt oder langweilt ihn die Handlung? Es können Elemente aufgestellt werden wie zum Beispiel: „der Plot“, „die Zuschauer“. Es kann mit Fragestellungen experimentiert werden, wie: „Ist es sinnvoll, Figuren aufzuspalten oder zu verschmelzen", oder „Braucht es mehr oder weniger Figuren?", die dem Autor bei der Klärung zu Exposé, Treatment und Drehbuch helfen. Daneben ist es auch denkbar, sich in dieser Form mit den Vorgaben, Anforderungen und Verhandlungsbedingungen von Auftraggebern auseinanderzusetzen.

Von der Drehbuch-Aufstellung zur Szenischen Aufstellung

Die Grundidee der Szenischen Aufstellung ist, dass wir in der Regel kein komplettes Drehbuch aufstellen, sondern immer nur Szene für Szene. Dabei sollte jede Szene des Drehbuches wie eine eigene kleine Geschichte gesehen und aufgebaut werden.

Die Szenische Aufstellung hat ein anderes Setting und je nach Kontext auch andere Zielsetzungen als die Drehbuchaufstellung. Sie kann für Schauspieler im Bereich Schauspieltraining, im Modeling für Spitzenleistung, als Ideenspender für Kunst, als Methode der Bewusstseinsentwicklung eingesetzt werden.

Szenische Aufstellung im Schauspielbereich

„Ihr sollt nicht spielen. Achtet auf eure Gefühle."
Anweisung an die Aufgestellten

Mit der Schauspielerin und Schauspiel-Coach Petra Bernhardt haben wir in einem Coaching-Konzept für Schauspieler erarbeitet, wie mit Szenischen Aufstellungen die Performance der Rolle perfektioniert werden kann.

Wie bereitet sich ein Schauspieler auf seine Rolle vor?

Der berühmteste Schauspiellehrer seiner Zeit, Konstantin Sergejewitsch Stanislawski, der das gesamte Theater des 20. Jahrhunderts revolutionierte, beschreibt in „Die Arbeit des Schauspielers an der Rolle" seine selbst entwickelte Methode: „The Method".

Lee Strasberg (Strasberg 1987) griff das Stanislawski-System auf und entwickelte es weiter. Zu seinen „Kunden" gehörten Marlon Brando, Marilyn Monroe, James Dean, Robert de Niro und viele andere.

Der Prozess des Kennenlernens der Rolle eines Schauspielers beginnt mit der ersten Lektüre, der Analyse des Werkes, dem Erfassen von Stück und Rolle und dem Erschaffen und Beleben der Rolle. Dieser Prozess ist kein „Auswendiglernen und Einstudieren" (die „äußere Ebene" der Rolle), sondern, und das ist das Besondere an „The Method", ein Einspüren, In-Resonanz-mit-der-Rolle-Gehen – dem Prozess des Stellvertreters in einer Aufstellung nicht unähnlich. Diese „innere Ebene" umfasst philosophische, ethische, mystische, soziale, psychologische und psychische Elemente – schließlich geht es um die Ebene der „persönlichen, schöpferischen Empfindungen" des Schauspielers, das heißt „sein Empfinden" in der Rolle.

So macht sich der Schauspieler zum Beispiel mit Orten vertraut, die in Beziehung zu der Geschichte des Stückes stehen, und verwendet eine Technik, die auch im NLP (Neurolinguistisches Programmieren) bekannt ist: „So tun als ob" (ich der andere wäre …). Er verwandelt sich quasi in den Charakter der Rolle, erspürt sie von innen, versetzt sich immer mehr hinein, um den Charakter möglichst authentisch darzustellen.

Stanislawski: *„Für das Empfinden ‚ich bin's' brauche ich nicht so sehr die äußere Gestalt, das heißt Aussehen, Gesicht, Körper und Verhaltensweisen des lebenden Objekts, sondern vielmehr sein inneres geistiges Bild und seine Seele … Je mehr ein Schauspieler gesehen, beobachtet und kennengelernt hat, je mehr Erfahrungen, Eindrücke und Erinnerungen er gesammelt hat, je feiner er fühlt und denkt, desto umfassender, mannigfaltiger und inhaltsreicher ist das Leben seiner Fantasie, desto vollständiger und tiefgründiger bewertet er Fakten und Ereignisse, desto klarer werden ihm die äußeren und inneren Umstände des Stückes und der Rolle … Daher muss der Schauspieler ununterbrochen die Lager seines Gedächtnisses auffüllen, muss lernen, lesen, beobachten, reisen und auf dem Laufenden sein über das gesellschaftliche, politische und andere Leben seiner Zeit … In den meisten Fällen braucht der Schauspieler den Text erst im letzten Abschnitt seines Schaffens …"* (Stanislawski 1993)

Bevor wir uns mit den Konsequenzen dieser Aussagen auch für die Aufstellungsarbeit befassen, wollen wir den Schauspieler und Oscar-Gewinner Ben Kingsley zu Wort kommen lassen. Eindrucksvoll berichtet er über seine Erfahrungen, als er 1982 Gandhi spielte:

„Die meiste Information nimmt die Kamera auf, während man spielt. Es passiert JETZT und die Kamera hat es eingefangen. Keine Vorbereitung hätte mir zeigen können, was ich von den Menschen aus Indien lernte, als sie lachend auf mich zukamen. Sie berührten meine Kleider und sogar meine Füße. Für mich war das Information. Manchmal kann man nur lernen, wenn man spürt, wie es für jemanden war. Wenn ich eine Szene mit indischen Schauspielern hatte, wurde ich indischer. So war es auch mit (dem realen) Gandhi, er wurde in England ausgebildet. Wenn er mit Engländern Tee trank, war er sehr britisch. Ich habe auch einen Enkel von Gandhi getroffen. Wir haben zusammen schweigend gegessen. Ich war schon im Kostüm, denn direkt danach musste ich zu den Dreharbeiten. Als ich neben ihm saß, versuchte ich, Erbsen zu essen, aber ich war sehr nervös … sie kullerten von meiner Gabel. Nach dem Essen sagte er: ‚Ich kann Ihnen nur eines sagen: Sie werden von unsichtbaren Kräften geführt, ich wünsche Ihnen das Beste.'" (Gandhi, Film, 1982)

Übertragen wir diese Aussagen auf die Bewusstseinsentwicklung: Ein Schauspieler entwickelt zuerst seine Wahrnehmung und Reflexion, seine Innere Form© der Rolle. Nochmals Stanislawski: *„Ein schlechter Geiger von der Straße braucht keine ‚Stradivari'. Seine Gefühle kann er auf einer einfachen Geige wiedergeben. Paganini dagegen brauchte eine ‚Stradivari', um die komplizierten Feinheiten seiner genialen Seele ausdrücken zu können. Je inhaltsreicher das innere Schaffen eines Schauspielers ist, desto schöner muss seine Stimme, desto vollkommener seine Diktion, desto ausdrucksvoller seine Mimik sein, desto plastischer müssen seine Bewegungen, desto beweglicher und feinfühliger der gesamte physische Apparat sein. Die szenische Verkörperung …"* (Strasberg 1987)

Das wirft die Frage auf „Wie kann ein Schauspieler Aufstellungen nutzen, um sein Bewusstsein weiterzuentwickeln?

Szenische Aufstellung zur Bewusstseinsentwicklung

Das bisherige Paradigma in der Aufstellungsarbeit: „Je weniger Information für Leiter und Stellvertreter, desto besser" muss überdacht werden. Ebenso die Aussage: „Jeder Stellvertreter kann jede Rolle stellvertreten." Er kann dies natürlich sehr wohl, die Frage ist nur, in welcher Qualität.

Der Aufstellungsleiter / Stellvertreter vertieft sich in Szenischen Aufstellungen (und möglicherweise auch anderen Aufstellungsformen) im Vorfeld in das Szenario / seine Rolle *und* lernt, das Verinnerlichte wieder loszulassen, mit meditativen Verfahren, einen Zustand des achtsamen Gewahrseins im Hier und Jetzt einzunehmen – ein „Zeugenbewusstsein" entsprechend des buddhistischen Anfängergeistes: „Erlebe deine 37.885 Aufstellung wie beim ersten Mal." – und dabei seine Wahrnehmung zu vertiefen. Das Entscheidende ist nicht, nichts zu wissen, sondern das achtsame Gewahrsein und das Nicht-Anhaften an das Gewusste.

Warum soll jemand erst Informationen lernen, um sie dann wieder loszulassen, quasi zu vergessen? Schauen Sie sich einen Schauspieler eines Improvisationstheaters an, der spontan, ohne Vorbereitung Gandhi spielt – und dann Ben Kingsley. Dann sehen sie den Unterschied! Wir vergessen die Informationen nicht vollständig. Sie stehen zur Verfügung. Aber sie dürfen nicht stereotyp bzw. schematisch in die Rolle eingebracht und eingedacht werden. Sie können – falls sie gebraucht werden – aus einem vertieften Bewusstseinszustand heraus mit einfließen.

In Verbindung mit diesen Erkenntnissen taucht eine neue Frage auf: Wenn die Bewusstseinsqualität der teilnehmenden Personen (Leiter, Klient, Stellvertreter, Gruppe) die Aufstellung beeinflusst, können wir umgekehrt über Aufstellungen, sozusagen in Wechselwirkung, unser Bewusstsein entwickeln?

Im NLP gibt es den Ansatz des Modelings. Können wir mit „Szenischen Aufstellungen" Spitzenleistungen modellieren?

Szenische Aufstellungen und Modeling von Spitzenleistungen

Modeling: Verhalten und innere Prozesse

Was heute allgemein unter Neurolinguistischem Programmieren verstanden wird, ist das Ergebnis der Modellierung von Spitzenleistungen. Die sogenannten NLP-Techniken sind die Spur, die diese

Modeling-Arbeit (model, englisch: Nachbildung, Muster) hinterlassen hat. Unter Modellieren verstehen wir einen Prozess, der Expertenfähigkeiten strukturell entschlüsselt und für andere erlernbar aufbereitet. Experten verfügen meist nur sehr begrenzt über ein bewusstes Wissen darüber, was sie tun. Diese unbewusste Kompetenz will Modeling allgemein zugänglich machen. Dabei geht es um äußeres Verhalten und um die dazugehörigen inneren Prozesse, also darum, was und wie jemand denkt, was er fühlt usw.

Lebt diese Modell-Person, kann ich sie befragen, beobachten und die Welt über Einfühlung und Resonanz ein Stück weit durch ihre Augen sehen. Wenn der Mensch nicht mehr lebt oder wenn die Gelegenheit zu einem persönlichen Austausch fehlt, bleibt die „Spurensuche" – das Studium von Bildmaterial, Videos, Zeugnissen, Schriften und Plätzen, an denen diese Person sich aufhielt. Ich kann andere Menschen befragen, die sie kannten. Ich kann die Musik hören und Kunst konsumieren, die die Modell-Person gemocht hat, zeitgenössische Schriften lesen, um mich in den Zeitgeist, in dem dieser ganz konkrete Mensch gelebt hat, einzufühlen. Eine weitere Möglichkeit ist eine Technik, die im NLP „So tun als ob" genannt wird. Dabei tue ich so, als wäre ich der andere. So lernen Kinder von ihren Eltern. Wenn Spitzenkönner unter den Schauspielern ebenfalls von Lernprozessen berichten, wo sich in einem „gemeinsamen" Feld mit anderen Schauspielern und Zeitzeugen ein gezieltes Lernfeld aufbauen lässt, wieso dies nicht auch in anderen Bereichen nutzen?

Nach bisheriger Erfahrung können wir folgendes Fazit über Chancen und Grenzen ziehen: Die Qualität des Modeling-Projektes ist abhängig vom Talent, vom Bewusstsein (Entwicklungs- und Erkenntnisstand), das auch durch Erfahrungen (tägliches Üben) entsteht. Weicht der Entwicklungsstand von Modellierendem und Modell zu stark ab, ist zwar spürbar, dass da ein Mensch ist, der etwas Besonderes hat, aber wir sind nicht in der Lage, die Kriterien, die Unterscheidungen in der Tiefe zu erkennen, geschweige denn zu modellieren. In Summe ist der Zusammenhang aller Faktoren wohl komplexer, als dies im NLP-Modeling bisher betrachtet wurde.

Szenische Aufstellungen

Bewusstseinsentwicklung und Ideen für Kunst generieren: Buddha, Freud und Falco

Wir stellten uns die Frage, ob wir ein Feld zielgerichtet aufbauen können, um einen bewussten Zugang zu den inneren Prozessen jener Menschen zu schaffen, die wir gerne modellieren würden. Unsere Frage war außerdem, ob das auch mit verstorbenen Personen geht. Wir wählten für unser Experiment Buddha, Freud und Falco. Wie kamen wir zu diesem Trio?

„Das Gute (die Philosophie), das Wahre (die Wissenschaft) und das Schöne (die Kunst) miteinander in Dialog bringen."

Wir (Peter Klein, Bernd Linder-Hofmann, Arno Aschauer) wählten Personen aus, die zu verschiedenen Zeiten gelebt haben und sich demzufolge nie wirklich begegnet sind. Es waren Menschen, von denen wir uns einen interessanten, interdisziplinären Austausch erhofften. Neben Freud, dem Begründer der Psychoanalyse und damit Vertreter der westlichen Wissenschaft, luden wir ein: Buddha, als Experten für die Überwindung des Leidens im Leben, die östliche Kultur und den Aufbau von Gemeinschaften. Ergänzt durch den Wiener Künstler Falco, den einzigen Weltstar, der zu seiner Zeit auch außerhalb von Wien bekannt war. (Eine regionale Anspielung der Wiener auf das Selbstverständnis der ansässigen Künstler; eigentlich eine sprachliche Binsenweisheit, ein Weltstar sollte per Definition über seine Heimatstadt hinaus bekannt sein). Falco repräsentiert ein typisches Künstlerschicksal, einen erfolgreichen Superstar, der im Leben sein Glück nur bedingt fand und unter nie vollends geklärten Umständen in der Dominikanischen Republik, seinem späten Refugium, verunglückte. Als er mit dem Song „Out of the Dark" nach über zehn Jahren wieder Platz eins der Charts erklomm, war er schon tot. Einige seiner Lieder sind zutiefst lyrische Werke über die modernen „Leiden" der Menschen des Westens. Damit ist unser personifiziertes Trio des „Guten, Wahren und Schönen" komplett:

Das Gute (Die Philosophie, Wir): Systemrepräsentant Buddha

Ethik und Moral, Weltsichten, gemeinsamer Kontext, Kultur, intersubjektive Bedeutung, gegenseitiges Verständnis, Angemessenheit, Gerechtigkeit.

Das Wahre (Die Wissenschaft, Es): Systemrepräsentant Freud

Wissenschaft und Technik, objektive Natur, empirische Formen (Gehirn und Gesellschaftssysteme), propositionale Wahrheit.

Das Schöne (Die Kunst, Ich): Systemrepräsentant Falco

Bewusstsein, Subjektivität, Selbst und Selbstausdruck, (Kunst und Ästhetik), Wahrhaftigkeit, Aufrichtigkeit. Diese Systemik basiert auf den „großen Drei", nach dem amerikanischen integralen Philosophen Ken Wilber, der sich dabei auf Plato beruft.

Das heißt, wir sehen Buddha, Freud und Falco nicht nur personal, sondern auch als Repräsentanten einer Richtung, in der sie maßgeblich gewirkt haben.

Als Seminarort für unsere Workshops wählten wir Wien, Hauptwirkungsstätte von Freud und Falco.

Phase 1: Experimente mit „verdeckten Aufstellungen"

Im Vorfeld der Szenischen Aufstellungen (im März und April 2009) der Begegnung von Buddha, Freud und Falco führten wir einige Experimente durch, um Sicherheit zu erhalten, was mit dieser neuen Aufstellungsform möglich ist (vgl. Klein / Linder-Hofmann 2010). So organisierten wir eine Serie von „verdeckten Aufstellungen" in verschiedenen Gruppen, das heißt, die Stellvertreter wussten nicht, für welche Personen oder für welches Thema sie aufgestellt wurden. Sie erhielten lediglich Nummern ohne jede weitere Information (zum Beispiel Stellvertreter Nummer 3).

Tatsächlich deuteten die Stellvertreter Ähnlichkeiten zu jenen Personen an, die sie „verdeckt" darstellten. Die Stellvertreter von Sigmund Freud zum Beispiel hatten die Tendenz, andere zu belehren. Interessant war eine Aufstellung, in der der Stellvertreter von Freud sich deutlich wohler fühlte, wenn seine Schülerin Sabina Spielrein vor ihm stand, statt neben ihm. Die Position eines Stellvertreters, der vor einem steht, entspricht in der Familienaufstellung oft der Kind-Position im Gegensatz zu einem dahinterstehenden Elternteil. Die Position neben einem entspricht eher einer ebenbürtigen Position, zum Beispiel einem gleichwertigen Partner.

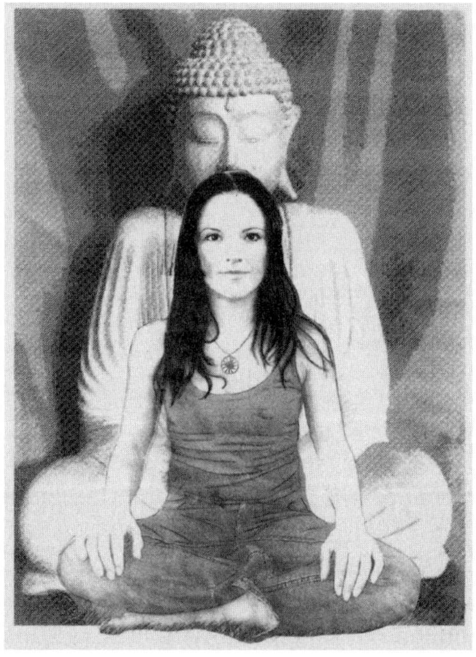

Abbildung 11: „Stellvertreterin verwandelt sich in Buddha", Illustration von Julia Diehl.

Die Stellvertreter von Buddha füllten den ganzen Raum mit der Energie einer hoch entwickelten Wesenheit aus. Buddha-Stellvertreter agierten unkonventionell im Stil der alten Zen-Meister. Mal schweigend, mal mit einem Satz, konzentriert auf den Punkt. Die

Stellvertreter waren nach der Aufstellung meist zu Tode erschrocken, als sie erfuhren, dass sie für Buddha aufgestellt worden waren …

Insgesamt kam es bei diesen „Doppelblindstudien“ zu einer so hohen Übereinstimmung, dass wir von der Wirkungsweise der Methodik überzeugt waren: Es war möglich, historische Persönlichkeiten wie Buddha, Freud und Falco in Szenische Aufstellungen einzuladen. Das Aufstellungsphänomen der Familienaufstellung funktioniert also auch in diesem Kontext.

Phase 2: Recherche über Buddha, Freud und Falco

„Das Kennenlernen ist die Vorbereitungsperiode. Sie beginnt bei der Anfangsbegegnung mit der Rolle, bei deren erster Lektüre. Dieses Schaffensmoment kann man mit der ersten Begegnung, dem Kennenlernen und Verlieben künftiger Eheleute vergleichen.“
(Stanislawski 1993)

Angelehnt an die Schauspielkunst beinhaltet die Recherche u. a.:

- das *Lesen der Werke von und über die Persönlichkeiten,*
- das *Sehen von Filmen und Dokumentationen,*
- das *Einfühlen an Orten des Wirkens und Lebens*
- das *Gespräch mit Zeitzeugen* (im Falle von Falco Personen, die ihn persönlich gekannt haben).

Die prinzipielle Schwierigkeit in der Recherche-Phase war: Wonach suchen wir? Sigmund Freud war ein Vielschreiber, über Freud und Buddha wurde viel geschrieben. Was interpretierten andere Autoren in „unsere“ Hauptdarsteller hinein? Was sind Fakten, was sind Spekulationen?

Insgesamt dauerten die Protagonisten-Recherchen circa sieben Monate vor und noch mal elf Monate nach den von uns beschriebenen Szenischen Aufstellungen (Buddha, Freud, Falco), also insgesamt 18 Monate. Das war deutlich länger, als wir vorher angenommen hatten. Auch das Quellmaterial erweiterte sich massiv nach den Aufstellungen. Das heißt, auch die Mehrzahl der biografischen Kommentare entstanden nach den Aufstellungen, sodass für einen Großteil der Phänomene, die sich in den Aufstellungen zeigten, ausgeschlossen werden konnte, dass die Workshopleiter / Autoren vorher angelesenes Wissen in die Aufstellungen hineintransportiert hatten.

Phase 3: Die Figuren und die Autoren

Wir führten eine Serie von Aufstellungen durch, in denen wir uns die Beziehung zwischen uns, den Autoren, und den Hauptpersonen (Buddha, Freud und Falco) ansahen. Zielsetzung war, dass wir uns eigene Resonanzen mit den Hauptpersonen bewusst machten, die sonst vielleicht als „blinde Flecken" bzw. nicht gesehene eigene Anteile unbewusst die Aufarbeitung beeinflussen könnten. Tatsächlich fand über das gesamte Projekt ein persönlicher Lern- und Entwicklungsprozess auch bei uns statt, den man durchaus als „Schattentherapie" bezeichnen kann.

Phase 4: Der Entwurf von Szenen

In der nächsten Phase unseres Experimentes wollten wir die Möglichkeiten abstecken, uns mit unseren „Experten" gezielt über bestimmte Themen auszutauschen. Wir entwarfen erste Szenen, das heißt Überschriften wie: „Geburt, Leben und Tod", „Sein und Haben", „Die Leiden des Westens", „Lernaufgabe von Buddha im 21. Jahrhundert" und jeweilige Code-Listen mit circa 30–50 potenziellen Stellvertreter-Optionen pro Aufstellungsszene. In der Regel kannten nur die Autoren / Workshopleiter vor der Aufstellung diese Code-Liste. Bei den Workshops arbeiteten wir mehrheitlich mit „verdeckten" Stellvertretern, die sich nicht professionell auf die Rollen vorbereiteten, sondern sich einfach auf Wahrnehmung und Gefühl verließen. Die Aufstellungen wurden mit Video aufgenommen, per Videoanalyse reflektiert, transkribiert und die zentralen veröffentlicht.

Szenische Aufstellung: „Vom Haben zum Sein“

Erfolg und Erfüllung: Das hängt doch eng zusammen. Erfüllung ist die Folge, die Konsequenz von Erfolg. Wenn ich erfolgreich bin, dann fühle ich mich doch erfüllt – oder? „Hauptpersonen“ waren Falco und Dr. Freud – Buddha kam in dieser Aufstellung nicht vor.

Falco

Ein Star und seine Lieder als Projektionsfläche unserer Gesellschaft?

Falco war – nicht nur in Wien – weltberühmt …

Ein Superstar ist erfolgreich, hat Geld, wird von allen bewundert … aber ist er auch erfüllt, ist er auch glücklich?

Was fehlt zum großen Glück, wenn es nicht im Erfolg allein begründet ist?

Auf einer Zeitreise mit Hans Hölzel, bei seinem Höhenflug als Falco, lernten wir auch die „dark sides of success“ kennen und wie „grandioses Scheitern“ vermieden werden kann.

Nach der Aufstellung „Sein und Haben“ stellten sich persönliche Fragen: „Wie werde ich der Superstar auf der Bühne meines Lebens?“, „Wer bin ich?“ und „Was tue ich dazu?“ – In der Antwort fanden wir Erfolg (äußere Form) und Erfüllung (innere Form) – Und, vor allem, uns SELBST.

Let’s go!

1. Der Kompass für Entfaltung

Kompass zur Aufstellung „Vom Haben zum Sein“

Bewusst:	von	Wut
	zu	Willenskraft
* Unterbewusst:	von	Angst
	zu	Sicherheit
Körper:	von	Trennung
	zu	Verbindung

* Priorität

Als emotionaler Schwerpunkt für die Aufstellung zeigt sich der unbewusste Schatten bitterer Angst (Angst), die durch entsprechende Äußerlichkeiten vor anderen und vor sich selbst versteckt wird. Die äußeren Reize verlieren schnell ihre ablenkende Wirkung und es braucht den nächsten Kick (Wut) oder die Betäubung, um den Ball des Zorns flach zu halten bzw. den Stachel des Reizes, der im Inneren immer wieder zusticht, nicht mehr zu spüren. Auf einer Ebene, die schwer in Worte zu fassen ist, hat es eine Abtrennung gegeben, die unannehmbar ist (Trennung) und im Außen nicht gelöst werden kann. Die neue Qualität der Verbindung, ein Pol der Ruhe, ist nicht in den Äußerlichkeiten zu finden (Verbindung). Der Weg führt über die Auseinandersetzung mit dem Schatten der Angst nach innen. Daraus entstehen ein subtiler Schutz und eine flexible Sicherheit, wie sie im Außen nicht zu finden sind. Diese Auseinandersetzung verändert auch die Werte und Wünsche und macht bereit für eine neue, innere Orientierung. Neue Antworten auf die Fragen „Wer bin ich?" und „Was will ich?" werden für den Einzelnen möglich (Willenskraft).

2. Auswahl der Stellvertreter per Muskeltest

Aus der Code-Liste werden die Stellvertreter kinesiologisch ausgetestet. Es werden Zahlen aus der Liste getestet und die jeweilige Person, die für diese Zahl steht. Schon während des Austestens entsteht Unruhe im Raum, die, wie sich zeigen sollte, bereits zur Aufstellung gehört.

Alles Frauen, nur ein Mann als Falco. Dieser Stellvertreter hat sich „zufälligerweise" monatelang intensiv mit Falco beschäftigt.

18 – Frau (DR. FREUD)
02 – Frau (BANK = CASINO)
06 – Frau (GIER)
07 – Frau (IDEALISMUS)
14 – Frau (STATUS / STATUSSYMBOL)
19 – Mann (FALCO)

Zum Lied „Geld" im Hintergrund entsteht die „Atmosphäre" des Spielcasinos.

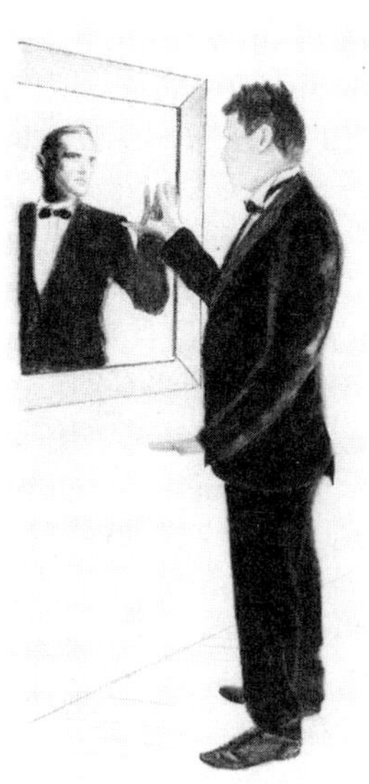

Abbildung 12: „Stellvertreter verwandelt sich in Falco", Illustration von Julia Diehl.

3. Anfangsbild der Aufstellung

Als armer Schlucker fängst Du an
und irgendwann dann kommt die eine oder andere tja, Null dran
Der Millio-Millio-Millio-Millio-Millionär, der hat es schwer
…
D'rum, wenn ich das große Los zieh', geb ich sicher alles aus
für Eva, Maria, Natascha und Pia und das adäquate Haus
…
Geld – macht nicht glücklich
Geld – es beruhigt nur die Nerven
Geld – man muss es schon besitzen
Geld – um es zum Fenster rauszuwerfen
D'rum, wenn ich das große Los zieh und es geht nicht alles d'rauf
mach ich in der nächsten Stadt mir doch glatt ein Spielcasino auf
Und man kann bekanntlich alles – auch die Liebe – dafür kaufen,
doch der beste Weg von allen, ist es einfach zu versaufen
Falco, „Geld", 1998

Das Lied „Geld“ läuft im Hintergrund, die ausgewählten Rollendarsteller suchen sich, dadurch inspiriert, selbst einen Platz in der Aufstellung. Die Rollen sind noch verdeckt, keiner der Stellvertreter weiß, für was oder wen er aufgestellt ist. DR. FREUD rappt im Takt der Musik durch den Raum. Die GIER gesellt sich dazu. FALCO geht in den Nebenraum, holt einen Drehstuhl, stellt eine volle Wasserkaraffe darauf, nimmt ein ebenfalls volles Wasserglas in die rechte Hand, die linke Hand ist demonstrativ in die Hüfte gestemmt. Er steht zentral in der Mitte des Raumes. Alle anderen (Frauen) beginnen sich langsam um FALCO – den einzigen Mann – zu gruppieren.

Das STATUS / STATUSSYMBOL tänzelt aufreizend um FALCO herum, dieser starrt cool geradeaus, als ob er es nicht bemerkt … Dann macht das STATUS / STATUSSYMBOL mit DR. FREUD ein Tänzchen …

4. Aufstellungsverlauf
Aufstellung Phase 1: „Rock me Dr. Freud”

DR. FREUD: „Eine Hand wäscht die andere. Gier! Erotik! Eine Art oberflächliche Leichtigkeit. Er (FALCO) ist eigenartig zentral.“

Die GIER: „Cool. Locker. Hier ist das Spielcasino“. Durch die Intuition der Stellvertreterin ist der Ort überraschend schnell aufgedeckt. Als sich FALCO zum Trinken nachschenken will, bestürmt ihn der IDEALISMUS und zieht ihm den Drehstuhl weg. FALCO dreht ihm demonstrativ den Rücken zu, als ob nichts passiert wäre. Der IDEALISMUS sieht ein, dass er nichts bewirkt hat. Das STATUS / STATUSSYMBOL schwingt flirtend mit den Hüften, lächelt abwechselnd DR. FREUD („interessiert mich“) und FALCO an, wendet sich dann eindeutig FALCO zu. *Das* STATUS / STATUSSYMBOL stellt fest: „Das ist mein Dreh- und Angelpunkt. Ich bin sehr aufgeregt, spüre mein Herz, mir wird flatterig. Er ist sehr wichtig!“ Beide trinken aus demselben Glas, bewegen sich wie ein anbandelndes Paar. Dabei pendelt und schwingt die ganze Gruppe hin und her. DR. FREUD spürt sein Herz kaum. Die GIER behauptet: „Ich brauche keines!“ Lachen in der Gruppe. FALCO hat nur Augen für das STATUS / STATUSSYMBOL: „Ja, so langsam entwickelt sich das … Wenn sie nicht gekommen wäre, wäre ich rübergegangen, aber mir war klar – sie kommt eh.“ Er lacht, die Gruppe lacht mit. Der ganzen Gruppe ist am Verhalten klar: Das ist FALCO. FALCO betont: „Das Glas in der Hand ist mein Kick – ohne das gehe ich nirgendwohin. Ich bin die Mitte des Raumes. Ich wusste genau, wo ich mich hinstellen muss, damit ich im Mittelpunkt stehe.“ Offensichtlich steht das Wasserglas für Alkohol. Außer dem STATUS / STATUSSYMBOL nimmt FALCO zunächst nur DR. FREUD wahr, dann beginnt er mit der GIER zu flirten. Er weiß, dass er diejenigen provoziert, die er bewusst nicht ansieht, vor allem den IDEALISMUS. Mit „Spießern“, die nur „den Spaß versauen“, gibt er sich nicht ab. Die GIER fordert mehr Aufmerksamkeit.

FALCO: „Jetzt bin ich erst mal beschäftigt. Wir können dann später noch … Man(n) ist ja offen“, dann wendet er sich präpotent grinsend wieder dem STATUS / STATUSSYMBOL zu. BANK / CASINO reagiert genervt und kritisiert die fehlende Verantwortung. FALCO steht „unter Starkstrom, wenn das keine Aufstellung wäre, seid's mir bitte net bös … wäre ich schon längst mit dem STATUS / STATUSSYMBOL durch die Tür … Aber das hier (wippt das Glas in der Hand) nehmen wir mit … Das gehört halt dazu.“ Beide trinken wieder aus demselben Glas.

Der IDEALISMUS könnte FALCO „abwatschen“ und ihm gleichzeitig das Glas aus der Hand nehmen, um ihn zu schützen. DR. FREUD hingegen schenkt FALCO nach: „Wir haben jede Menge …“. Der IDEALISMUS versucht, FALCO das Glas abzunehmen, ein Gerangel mit dem STATUS / STATUSSYMBOL entsteht – die beiden Frauen beginnen zu raufen.

Das Glas geht zu Bruch. FALCO: „Ich habe eine völlig unnatürliche Körperhaltung. Mit der bringe ich mich in eine Scheinüberlegenheit. Aber eigentlich ist das eine asymmetrische Haltung, bei der ich völlig verdreht bin, der Rücken tut mir weh.“ Zu den raufenden Frauen: „Bitte beruhigt's euch! Sonst stehe ich morgen wieder in der Zeitung.“ Präpotente Verlegenheit. FALCO: „Spießer provozieren ist o. k., aber um mich herum mag ich schon gerne Harmonie …“. Er sucht ein neues Glas und fährt fort: „Das ist ein kleines Intermezzo, so was passiert immer mal wieder, dass es an Trubel gibt, wo i bin.

Aber, kan Stress. Stress hab ich genug." Der IDEALISMUS haut FALCO den Drehstuhl ans Schienbein. FALCO: „Eh." Plötzlich sagt BANK/CASINO zu FALCO: „Ich bin ein Teil von dir." Ein Rollenwechsel hat sich vollzogen. Falco erkennt in der Stellvertreterin seine MUTTER. Er hebt kurz den Blick, sieht sie an, senkt wieder den Blick: „Ich will dich nicht sehen! Ich komm' schon zu dir, aber in dem Bereich hier – das passt nicht ... Geh, du musst net überall dabei sein ... Ich komm am Sonntag zum Mittagessen, ich versprech's." Zwischen beiden ist eine starke Verbindung, dass kann man sehen und spüren. FALCO zum STATUS/STATUSSYMBOL: „Darf ich Ihna meine Frau MAMA vorstellen?", fühlt sich aber sichtlich nicht mehr so wohl und spricht merklich leiser zu seiner Begleiterin: „Jetzt macht's mir nicht mehr so viel Spaß. Ich glaub, dass is jetzt nimmer unser Party heut. Ich hab a paar gute Sachen daham, können a bisserl Musik hör'n. Was trinken ... Also wir könnten jetzt ..." Unausgesprochen bleibt das Wort „gehen". Er wendet sich zur Tür. STATUS/STATUSSYMBOL folgt ihm, mit etwas Abstand. FALCO winkt beim Rausgehen ins Publikum. „Macht's guat ...", hält dem STATUS/STATUSSYMBOL die Tür auf, lässt sie vor sich aus der Tür gehen, verneigt sich und verlässt ebenfalls den Raum. Das „Szenario Spielcasino" wirkt wie ein Theaterstück, dessen erster Akt vorbei ist, nachdem der Hauptdarsteller den Raum verlassen hat.

Kommentar

„Falco war der einzige internationale Musiker, der es zu etwas gebracht hat."
Niki Lauda

„Ein musikalisches Genie."
Helmut Zilk, Ex-Bürgermeister von Wien

Die Bewegungen der Aufstellungen lassen vielfältige Parallelen zu Falcos Biografie erkennen. Im Kontext des Drehbuches ist es wichtig, die Tiefe einer Rolle zu erforschen. Um zu zeigen, dass die Szenische Aufstellung hier wertvolle Hinweise liefern kann, stellen wir biografische Inhalte von Falco den Aussagen/dem Verhalten des Stellvertreters gegenüber:

Mit Mitte 20 ist Falco der erste Österreicher seit Anton Karas mit seinem „Der dritte Mann“, der die US-Single-Charts anführt. Das Album „Falco 3“ hält sich überraschend lange in den amerikanischen Charts, obwohl es überwiegend deutschsprachig ist. FALCO: „Man spricht in Amerika immer noch Englisch, man hört aber zunehmend deutschsprachige Popsongs, nämlich meine!“

„Rock Me Amadeus“ wird in vielen Ländern Nummer eins. Weltweit werden über drei Millionen Platten verkauft. Falco wird mit 24 Jahren Dollarmillionär. Aber der Erfolg hat seinen Preis.

„Wir saßen in einem Wiener Innenstadtlokal, als die Nachricht kam, Billboard Charts Nummer eins, ‚Amadeus‘, das erste Mal überhaupt eine deutschsprachige Nummer. Wir haben uns gefreut – Champagner her – gab es keinen – Sekt hat es auch getan –, der einzige, der traurig war und immer trauriger wurde, war der Hans. ‚Hans, was is? Freu dich, freu dich …‘
Hans: ‚Na, i kann mi da net freun. Das werde ich nie mehr schaffen …‘ – Nämlich noch mal schaffen, er hat sich daran gemessen, gemeint, das war der Höhepunkt und sein ganzes Leben muss er jetzt kämpfen, um das noch mal zu Wege zu bringen.“
Hans Mahr (Manager zur „Amadeus“-Zeit)

„Ich war gar nicht gut drauf, als ich hörte, Nummer eins in Amerika. Weil ich wusste, was das für eine Belastung ist, und ich habe fast fünf Jahre gebraucht, um sie einigermaßen loszuwerden. Sie kommt natürlich immer mal wieder hinterfotzig zurück … Na, bist du keine Nummer eins mehr in Amerika …?“
Falco

Ein Teufelskreislauf begann: Erfolgsdruck und der Drang, ihn zu kompensieren …

Sein und Haben – Falco und die „dark sides of success“

„Die letzte Instanz des Musikgeschäfts ist die Ladenkasse.“
Horst Bork

„Schon mancher kam als Adler und ging als Suppenhuhn.“
Peter Leopold, Wiener Journalist

Nach dem ersten Karriereknick stieg Hans Hölzels Anfälligkeit für Suchtstoffe. Falco beginnt, seine Ängste auf vielfältige Weise zu betäuben:

„FALCO 3“, die LP mit „Rock Me Amadeus“, verkaufte weltweit mehr als drei Millionen Stück, die nächste nur noch 500.000, die übernächste ging gerade 200.000 Mal über den Ladentisch. Des Künstlers FALCO Spirale nach unten zog auch den Menschen Hansi Hölzel mit sich. Sein Alkoholproblem verschärfte sich, … andere Stoffe, die Gott und die Polizei verboten hatten, kamen dazu, der künstlerische Output konnte mit dem drogentechnischen Input nicht mehr mithalten …“
Hans Mahr, Manager

Zum Erfolgsdruck gesellte sich der Alkohol – und das, wie alles bei Falco, exzessiv.

Die Geschwindigkeit, mit der Falco eine Whiskeyflasche leeren konnte?

„Eine halbe Flasche in fünf Minuten war der traurige Rekord …“
Horst Bork

Der steigende Druck braucht seine Ventile …

„Falco zerlegte das komplette Hotelzimmer, von den Vorhängen angefangen bis zur Polstergarnitur, bis er dann im Morgengrauen vor Erschöpfung einschlief. Der neue Tag hielt das immer gleiche Ritual bereit … „Horsti, habe ich mich gestern danebenbenommen, bei wem muss ich mich entschuldigen?“, lautete Hans' Standardfrage. Meine

Antwort war schon mehr Routine: „Nicht mehr als üblich, es war nur teurer als sonst.“ Ich hatte mir angewöhnt, penibel Buch über aus der Fasson geratene Hotelzimmer und andere Nebengeräusche zu führen und die Quersummen mit Hans stets sofort abzugleichen. Seine immergleiche Antwort auf meine Vorhaltungen und addierten Kollateralschäden: „Say yes to another excess!“
Horst Bork

Hans Hölzel reflektierte das Problem – Falco war nicht in der Lage, es zu lösen.

„Die Alkoholprobleme haben mit dem Erfolg, mit der Kohle begonnen. Wenn der Erfolg schneller wächst, als die Seele mitwachsen kann, hat man Probleme … Der Erfolgszwang ist das Verteufelte an unserer Arbeit. Es wird immer mehr und mehr erwartet. Oft bin ich schon dagesessen und habe mich gewundert, wieso ich mich über einen Erfolg nicht freue … Der Leistungsdruck pendelt sich nicht ein, der wird immer größer … Mir ging es beschissen, als ich getrunken habe, und mir ging es beschissen, als ich nicht getrunken habe, also saufe ich jetzt wieder … Mein Lebensgefühl schwankt zwischen Depression und Größenwahn …“
Falco

Ständige Beziehungskonflikte verschlimmerten die Probleme. Der einzige Halt blieb die Mutter …

Die Beziehung zur Mutter und den Frauen

„Was ich bei keiner einzigen Frau der Welt noch gefunden habe und bei ihr habe, ist eine einzigartige Loyalität. Aber ich glaube, die hat man auch nur als Sohn bei der Mutter.“
Falco

Gescheiterte Ehe, viele Liebschaften, die Beziehung zur Mutter war immer eng. Hans Hölzel war der einzig Überlebende von Drillingen, das einzige Kind seiner Mutter. Die Eltern hatten sich früh scheiden lassen. Am 17. Juni 1988 heiratete Hans Hölzel Isabella Vitkovic –

nach 309 Ehetagen die Scheidung. 1993 der Vaterschaftstest – Falco ist nicht der Vater von Katharina Bianca:

„Es war das Ärgste, was ihm in seinem ganzen Leben passiert ist. Das hat er bis zu seiner letzten Stunde nicht verkraftet. Eigentlich hat er sich immer nach einer Familie gesehnt."
Billy Filanowski, Falcos Freund

„Ich bewege mich immer auf einem Drahtseil, zwischen Sein und Nichtsein, Aufstieg und Absturz, dazwischen gibt es irgendwie nichts und cool genug bin ich nicht, das so rüberzubringen, dass das eine versteht …"
Falco

Aufstellung Phase 2: Falco wird Hans

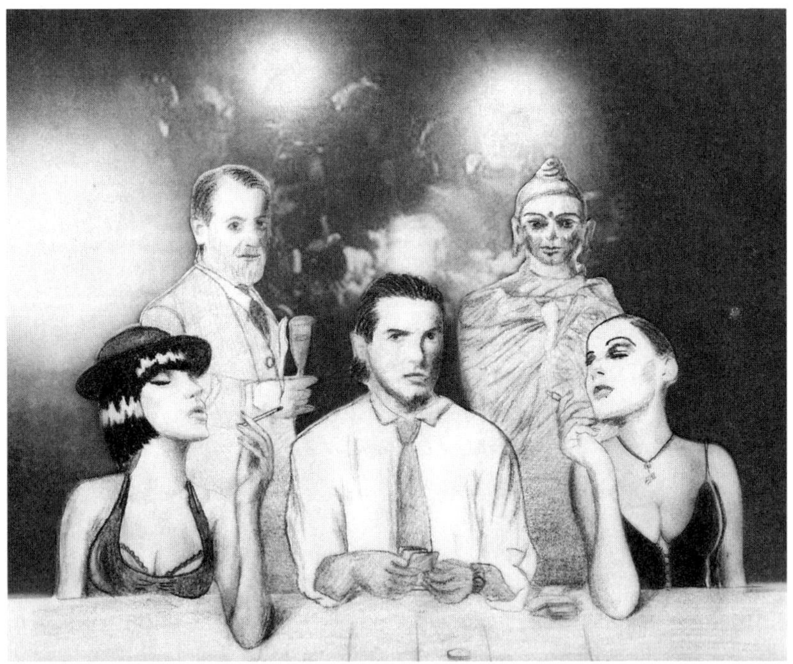

Abbildung 13: „Falco im Spielcasino", Illustration von Julia Diehl.

Bis dato wusste keiner der Stellvertreter außer FALCO, für wen / was er steht, jetzt werden die Rollen aufgedeckt.

FALCO und STATUS / STATUSSYMBOL kommen wieder in den Raum (beide mit einem Glas in der Hand). FALCO (scherzend): „Wir haben es ohne euch nicht lange ausgehalten. STATUS / STATUSSYMBOL sagt, sie gehe überall dorthin, wo ich hingehe – da habe ich gesagt, dann gehen wir wieder rein." Nimmt wieder einen Schluck aus seinem Glas.

Die MUTTER (vorher BANK / CASINO) zu FALCO (ernsthaft): „Ich bin immer bei dir, ob du draußen bist in der Welt oder hier drin." FALCO ist jetzt nur noch auf seine MUTTER fokussiert. Der IDEALISMUS will, dass er die GIER anschaut. Aber FALCO sagt etwas, was er normalerweise nicht sagen würde: „STATUS / STATUSSYMBOL ist eigentlich beliebig austauschbar." DR. FREUD spürt sein Herz noch immer nicht. FALCO (jetzt nachdenklich werdend): „Dieses ganze Drumherum hier hilft mir, mich nicht zu spüren. Denn eigentlich bin ich immer noch in einer völlig schrägen (Körper-) Haltung, außerdem bekomme ich jetzt Kopfschmerzen." Katerstimmung – er hält sich den schmerzenden Kopf. Jetzt ist es wirklich mal Zeit, das Glas wegzustellen. Der IDEALISMUS würde FALCO am liebsten schütteln, dass er aufwacht und empört sich über sein Statement der Austauschbarkeit. Die MUTTER meint zu FALCO: „Ich habe die ganze Verantwortung hier. Die anderen sind alle sehr leichtfertig. Es darf auch mal lustig sein, aber insgesamt muss es a bisserl ernster werden!" Die Frau, die für STATUS / STATUSSYMBOL steht, ist vom IDEALISMUS unheimlich genervt. FALCO vollzieht einen Rollenwechsel: „Ich bin jetzt der Hans. Das ist wie zwei Welten. Das mit der BANK macht auch Sinn, wir (deutet auf seine MUTTER) kommen aus ärmlichen Verhältnissen, das Geld ist mir wichtig! Jetzt ist Sonntagmittag und ich komme zum Essen nach Hause." HANS / FALCO stellt sich rechts neben seine MUTTER, in der Familienaufstellung eigentlich der Platz des Vaters. Dort hat er auch Kontakt zum IDEALISMUS. Die Gier will auf sich aufmerksam machen, aber HANS / FALCO kann sie nicht wahrnehmen. Die Stellvertreterin für STATUS / STATUSSYMBOL geht zu DR. FREUD.

Kommentar: „Ich stehe auf dem Platz des Vaters." Diese vom Stellvertreter geäußerte Aussage basiert auf Erfahrungswerten der Familienaufstellung. In einer „klassischen Ordnung" steht der Vater oft rechts neben der Frau und die Kinder stehen gegenüber. Ist der Vater nicht da, weil er früh gestorben ist, die Eltern geschieden sind etc., stellt sich manchmal ein Kind auf dessen Platz (oft der älteste Sohn) und nimmt damit symbolisch dessen Rolle ein. Zugleich besetzt die Mutter den Platz der potentiellen Partnerin. Diese Positionierungen in der Aufstellung spiegeln sich in der biografischen Familiengeschichte von Hans Hölzel wider.

HANS / FALCO: „Das Mädel von gestern ist bei Dr. Freud ... Net traurig sein, es hätt eh net passt. Du bist zu jung." Die Frau, die STATUS / STATUSSYMBOL spielt, seufzt traurig: „Ah, schade ..." Die MUTTER von HANS / FALCO spürt eine ganz tiefe, innige Liebe zu ihrem Sohn, sieht ihn liebevoll an und greift sich ans Herz. HANS / FALCO äußert: „Ich habe das Gefühl, da kommt keiner ran – jetzt wäre ich am liebsten raus aus dem Kamerafokus." Die aufzeichnende Kamera steht synonym für Medien und Öffentlichkeit. HANS / FALCO sucht in seinem Textstapel vergeblich ein spezielles Lied, er hat „so viel vergessen". Die MUTTER ermahnt ihn: „Du solltest weniger trinken."

Die Stellvertreterin von STATUS / STATUSSYMBOL prostet HANS / FALCO zu, nimmt selbst einen tiefen Schluck.

HANS / FALCO: „Ich weiß doch, Mama. Ich habe es im Griff." MUTTER: „Das haben alle gesagt ..." HANS / FALCO: „Ich wollte auf keinen Fall vor dir gehen!" (Zeigt vor sich auf den Boden.) „Aber, irgendwas zieht mich da runter. Ich will nur noch schlafen." Er setzt sich auf den Boden. Legt sich dann hin. MUTTER: „Ich habe das immer gespürt." Die Darstellerin des STATUS / STATUSSYMBOL gibt im Hintergrund ein lallendes Seufzen von sich.

Kommentar: Ein auf dem Boden liegender Stellvertreter kann als ein Hinweis auf das Thema Tod oder Todessehnsucht gedeutet werden. Hat HANS / FALCO eine Todesahnung?

Kommentar

„Ich habe keine Familie, ich habe noch einen Vater, aber mit dem verstehe ich mich nicht besonders. Meine einzige Familie ist meine Mutter, die ist 71 Jahre.“
Falco im seinem letzten TV-Interview

Wie wurde Hans Hölzel zu Falco?

Auf den Namen Falco stößt Hans Hölzel im Fernsehen:

„1976 sah Falco in einer Fernsehübertragung den legendären DDR-Springer Falko Weißpflog. Der Fernsehkommentar: ‚Der fliegt wie ein Falke durch die Luft‘ löste bei Hans eine Initialzündung aus, er mutierte von Hans Hölzel zu Falco.“
(Lanz 2007)

Diskrepanz zwischen Falco und Hans Hölzel

„Ich möchte nie, dass die Leute sagen: Wer ist das? Ich möchte immer, dass sie sagen, was ist er? Was tut er? Was macht er, was sagt er …?
Aha, interessant, Skandal, Schlagzeile. Das ist gut! Das ist Showbiz!
Mein Ruf in der Branche geht von: sehr schwierig bis absolute definitive asshole.
Und diesen Ruf gilt es mit aller Macht zu verteidigen.
Denn ich bin ein Unangepasster in einem angepassten Geschäft.“
Falco

Der Wechsel der Rollen zwischen Hans Hölzel und Falco beschäftigte Zeit seines Lebens die Öffentlichkeit und Menschen, die ihn kannten.

„Ich wollte mit diesem arroganten Zyniker eigentlich nichts mehr zu tun haben. Er war mir überhaupt nicht sympathisch.“ Später revidierte sie ihre Meinung: *„Ich habe nie zuvor und nie wieder einen Menschen getroffen, zwischen dessen wahrem Ich und der Person, die er in der*

Öffentlichkeit darstellte, eine ähnlich große Diskrepanz herrschte. Sogar seine Gesichtszüge veränderten sich mit seiner Rolle. Je länger ich Hans Hölzel kannte, desto mehr öffnete er sich allerdings und ließ seine verletzliche, weiche, empfindsame Seite erkennen. Aber es gab auch dann noch immer wieder Abende, wo man einfach nicht an ihn herankam, weil er in die Gestalt des coolen Falken geschlüpft war."
Conny Bischofberger, Journalistin

War das coole Outfit des „Falken" eine Tarnung für den sensiblen Hans?

„Hans Hölzel hat diese Äußerlichkeiten des FALCO gebraucht. Praktisch als Schutz vor sich selber. Er baute eine Mauer zwischen sich und der Welt auf."
Horst Bork

Hans, der Gefühlsmensch, beherrschte die hohe Kunst der Selbstzerfleischung.

„Hans war von einer unglaublichen Zerrissenheit geprägt. Da war sein Innenleben das, was ihn als Mensch ausmachte, und das, was er nach außen hin repräsentierte, die Kunstfigur Falco."
Katharina Bianca Vitkovic

Aufstellung Phase 3: Auf der Couch bei Dr. Freud

„Ich war zwei Jahre im Höhenkoller, und nicht nur, weil ich 160.000 Flugkilometer hatte. Ich sag dir, wenn du als Newcomer antrittst und so wie ich plötzlich einen Welthit hast – dann bist du ein Fall für den Psychiater."
Falco

Falco legt sich in der Aufstellung auf den Boden. DR. FREUD nimmt Platz auf einem Stuhl neben FALCO, in seiner charakteristischen Sitzposition am Kopfende des Patienten.

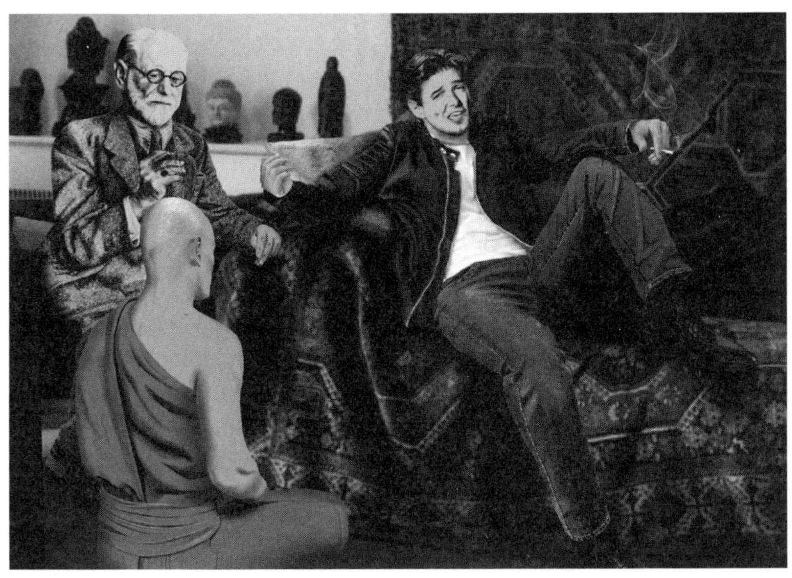

Abbildung 14: „Falco, auf der Couch bei Dr. Freud", Illustration von Julia Diehl.

FALCO: „Dr. Freud, analysieren Sie!"

DR. FREUD (*seufzend*): „Es ist nicht einfach."

FALCO: „Bin ich ein schwerer Fall?" Ein leichter Stolz schwingt in der Stimme mit.

DR. FREUD: „Einer der schwersten."

MUTTER (aus dem Hintergrund): „Er is ganz in Ordnung, wie er is. Er is halt Künstler …"

DR. FREUD: „Das sagt die Mama. Willst du einen Sohn haben oder ein Genie?"

FALCO: „Ich hab' in der Schule schon gesagt, ich werde Popstar."

Die MUTTER bestätigt das. Die Stellvertreter versammeln sich um den am Boden liegenden Falco. IDEALISMUS und GIER würden ihn gerne wecken. Die Stellvertreterin für STATUS / STATUSSYMBOL sinniert mit dem Glas in der Hand vor sich hin. FALCO klagt den IDEALISMUS an: „Das, was ich geschrieben habe, hast du nie verstanden. (Steht auf, provoziert) Ich hab' über's Leben geschrieben." Der IDEALISMUS stellt sich auf einen Stuhl, winkt ab, als ob er FALCO nicht ernst nimmt. Die Rollenspielerin STATUS / STATUSSYMBOL wirft lallend ein: „Ich hab' es verstanden" und gibt FALCO ein Glas.

FALCO: „Ich weiß." Nimmt einen tiefen Schluck – verkneift sich mühsam das Grinsen über die groteske Lächerlichkeit der Szene – und weiß, sie hat nichts verstanden …

DR. FREUD: „Und ich habe es analysiert."

FALCO (*mit schmeichelndem Unterton*): „Zu Ihnen wär ich hinganga." Zum IDEALISMUS zischelt er: „Abschießen müsste man's"

Dann lässt die Stellvertreterin STATUS / STATUSSYMBOL FALCO aus ihrem Glas trinken. Seine MUTTER kommentiert das wortlos mit strafenden Blicken.

FALCO: „Ach komm, Mama, *(trinkt),* sie ist o. k., sie hat mich erkannt!" Dabei grinst er breit und macht sich offensichtlich lustig über sie.

Der IDEALISMUS rauft sich genervt die Haare, steigt vom Stuhl, „Ich geh …"

FALCO: „Ich merke, solange ich zwischen den beiden (MUTTER und STATUS / STATUSSYMBOL) stehe, erkenne ich nix. Ich muss noch mal zu Dr. Freud."

IDEALISMUS applaudiert: „Eine Erkenntnis."

FALCO setzt sich auf den Boden vor DR. FREUD, der in typischer Pose am Kopfende auf einem Stuhl sitzt. FALCO sieht ihn fragend an.

DR. FREUD: „Wie ist das denn so mit den Drogen?", klopft dabei FALCO väterlich auf die Schulter.

FALCO *(lausbübisch):* „Haben Sie nicht auch ein bisschen geraucht?"

DR. FREUD: „Darum verstehe ich es ja." Lachen in der Gruppe.

FALCO: „Sie werden lachen, bei meinem ersten Lied habe ich auch an Sie gedacht. Kein Schmäh! „Weil Sie wissen, wo wir sind. Wir sind in Wien!"

Kommentar: Falcos erste eigene Nummer. Skandal und Durchbruch als Solosänger: „Ganz Wien", 1980.

Ganz Wien
Ist heut auf Heroin
…
Greift auch zu Kokain
Überhaupt in der Ballsaison
Man sieht ganz Wien
Is so herrlich hin, hin, hin
Falco, „Ganz Wien“, 1980

FALCO steht auf, holt seinen Songtext und setzt sich wieder vor DR. FREUD auf den Boden, versenkt sich in seinen Text, als würde er ihn zum ersten Mal wirklich lesen.

FALCO: „Genau! Das ist es! Es ist genial. Und Sie waren mit dabei. Sie sind mir bei diesem Lied Pate gestanden.“ Die rechte Hand bewegt sich, wie wenn er komponiert. Stille in der Gruppe. Er schließt die Augen, zittert plötzlich am ganzen Körper. FALCO: „Ich glaube, ich weiß gar nicht, wo ich manchmal gewesen bin, wenn ich das geschrieben habe … Wahnvorstellungen … Aber das ist geniale Kunst!“ Auf sein Glas in der Hand blickend: „Es geht nicht ohne!“

Wieder entsteht ein Gerangel zwischen IDEALISMUS, der FALCO das Glas wegnehmen will, und Stellvertreterin für STATUS / STATUSSYMBOL. FALCO leert sein Glas: „Alle haben es gemacht, die vor mir genial waren, alle, es gehört mit dazu …“

MUTTER: „Könntest du nicht genial sein ohne Drogen?“

FALCO: „Ich habe mich das später auch gefragt … Aber ich habe keine Antwort gefunden – nicht hier in Wien – ich muss hier raus!“

Zu DR. FREUD: „Sie verstehen mich?“

Kommentar
Falco und Dr. Freud: What is the connection?

Zur Erstellung eines Drehbuches gehört auch, die Beziehungsstrukturen der Darsteller zueinander zu analysieren. Nachfolgend eine verkürzte Analyse zentraler Themen von Falco und Dr. Freud, aus denen man eine Story generieren kann (vgl. Klein / Linder-Hofmann 2010).

Das grundlegende Feeling Freuds Falco gegenüber war nach Rückmeldung der Stellvertreterin Dr. Freuds zwar nicht herzlich, aber interessiert, verständnisvoll, mitmenschlich und durchaus auch als eine Art „Solidarität der Sünder" zu interpretieren. „Dem Tanz" mit den Statussymbolen war Dr. Freud nicht abgeneigt. Beim Anstoßen mit Falco war so etwas wie eine Gemeinschaft im Geiste spürbar. Hatte Freud doch selbst seinen Kokainskandal erlebt und bekam seine Sucht, das Rauchen, lebenslang nicht in den Griff, selbst nicht, nachdem er Kehlkopfkrebs hatte. Weiters verband beide eine gewisse „Hass-Liebe" mit der Stadt Wien, die auch etwas mit der „Geltungssucht", berühmt werden zu wollen und dem dazugehörigen ständigen Kampf um Anerkennung, zu tun hatte. „Wiener Eintagsfliege" war noch einer der netteren Journalisten-Bezeichnungen für Falco.

„Ich habe mir an jeder Hausecke in Wien etwas zu beweisen … Man verblutet hier relativ schnell …"
Falco

„Doch das vergeben mir die Wiener nicht, dass ich um ein Spektakel sie betrog."
Aus Schillers „Wallenstein", von Freud zitiert in Bezug auf Wien.

„Krank sind die meisten. Aber nur wenige wissen, dass sie sich darauf etwas einbilden können. Das sind die Psychoanalytiker… Ihm (Freud) gebührt das Verdienst, in die Anarchie des Traumes eine Verfassung eingeführt zu haben … Aber es geht darin zu wie in Österreich."
Karl Kraus, Kritiker Freuds, spöttelt und erklärt die Psychoanalyse selbst zur Geisteskrankheit.

Für Falco war das Thema Kokain (Drogen) der Durchbruch zum ersten Hit, Dr. Freud musste „Coca-Koller", wie er ihn nannte, den Vortritt lassen, dem Mann, der ihm die Krone und das große Geld raubte. Carl Koller führte Operationen mit Lokalanästhesie unter Kokain durch, die Patienten waren schmerzfrei, er erlangte damit Berühmtheit, während Freud mit seinen Versuchen scheiterte. Ruhm hat auch mit Geld zu tun. Wie Falco kam auch Dr. Freud aus eher

„ärmlichen Verhältnissen". In Freuds Familie gab es oft Streitigkeiten wegen Geld. Als er im September 1886 seine Frau Martha heiratete, dachte er (zwangsläufig) nur noch ans Finanzielle. Was es brauchte, um eine Wohnung einzurichten, besaß er nicht. In einem Brief an Wilhelm Fließ schrieb er 1899:*„Aus meiner Jugend weiß ich, dass die wilden Pferde in den Pampas, die einmal mit dem Lasso gefangen worden sind, ihr Leben über etwas Ängstliches behalten. So habe ich die hilflose Armut kennengelernt und fürchte mich beständig vor ihr."*

Falco ist ohne Vater aufgewachsen. Wenn Falco tatsächlich bei Dr. Freud auf der Couch gelegen hätte, wäre vielleicht eine Vater-Sohn-Thematik interessant geworden. Kannte Freud die Dynamik „Sich-zum-Sohn-machen" und „Den-Vater-dafür-hassen" doch bestens von seinen „Kronprinzen" aus der Psychoanalytischen Vereinigung (Jung, Rank u. a.).

Dr. Freud und das Kokain

„Ein abseitiges, aber tief gehendes Interesse hatte mich 1884 veranlasst, mir das damals wenig bekannte Alkaloid Kokain von Merck kommen zu lassen …"
Freud

Dr. Freuds Plan

„Es ist ein therapeutischer Versuch. Ich lese vom Cocain, dem wirksamen Bestandteil der Cocablätter, welche manche Indianerstämme kauen, um sich kräftig für Entbehrungen und Strapazen zu machen. Ein Deutscher hat nun dieses Mittel bei Soldaten versucht und wirklich angegeben, dass es wunderbar kräftig und leistungsfähig mache. Ich will mir nun dieses Mittel kommen lassen und es bei Herzkrankheiten, ferner bei nervösen Schwächezuständen, insbesondere bei dem elenden Zustande bei der Morphiumentziehung versuchen … das Versuchen will ich nicht unterlassen und Du weißt, was man oft versucht und immer will, das gelingt dann einmal. Mehr als einen solchen glücklichen Wurf brauchen wir nicht, um an unsere Hauseinrichtung denken zu dürfen …"
Brief von Freud an seine Braut, 21. April 1884

Dr. Freud im Coca-Selbstversuch und als Anstifter

Bei einigen von Freuds Briefen kann man aufgrund der angeregten Ausdrucksweise den Einfluss der Droge annehmen.

„Ich küsse Dich ganz rot und füttere Dich ganz dick, und wenn Du unartig bist, wirst Du sehen, wer stärker ist, ein kleines sanftes Mädchen, das nicht isst, oder ein großer wilder Mann, der Cocain im Leib hat. In meiner letzten schweren Verstimmung habe ich wieder Coca genommen und mich mit einer Kleinigkeit wunderbar in die Höhe gehoben. Ich bin eben beschäftigt, für das Loblied auf dieses Zaubermittel Literatur zu sammeln."
Brief von Freud an seine Braut, 2. April 1884

Warum verwendete Freud das Kokain selbst? Was Freud an der Kokapflanze fesselte, war ihr Ruf, sie steigere ohne schädliche Nachwirkungen die körperliche und geistige Leistungsfähigkeit.

„Er (Dr. Freud) schickte Martha kleine Dosen, ‚um sie stark und kräftig zu machen', drängte Cocain seinen Freunden und Kollegen für sie selber und für ihre Patienten auf, er gab es seinen Schwestern. Kurz, vom Standpunkt unseres heutigen Wissens aus gesehen, war er auf dem besten Weg, gemeingefährlich zu werden."
(Jones 1987)

Erleichterte die Rauschdroge Freud den Zugang zum eigenen Unbewussten? Im Buch der Bücher von Dr. Freud, der „Traumdeutung", finden sich „allein vier Träume aus jenen Jahren" (1888–1898), bei denen Freud das Kokain selbst erwähnt.

Freud selbst erlebt im Kokainselbstversuch eine große Steigerung seiner Leistungsfähigkeit und ein besseres Allgemeinbefinden: *„Eine plötzliche Aufheiterung und ein Gefühl von Leichtigkeit … anhaltende Euphorie, die sich von der normalen Euphorie des gesunden Menschen in gar nichts unterscheidet. Man fühlt eine Zunahme der Selbstbeherrschung, fühlt sich lebenskräftiger und arbeitsfähiger … die wunderbare stimulierende Wirkung … Ich habe diese gegen Hunger, Schlaf und Er-*

müdung schützende und zur geistigen Arbeit stählende Wirkung der Coca etwa ein Dutzend Mal an mir selbst erprobt." (Scheidt, 1973)

Noch hoffte er auf Berühmtheit und Reichtum. Aber seine Testpersonen reagierten sehr unterschiedlich. Einige berichten über Unbehagen und Verwirrung. Heilungserfolge in den angewendeten Feldern (zum Beispiel Experimente bei Zuckerkranken) blieben aus.

Der große Rückschlag

Freud verschrieb im Mai 1884 das Alkaloid seinem Freund und Vorbild Ernst Fleischl von Marxow und glaubte bis 1887, ihn vom Morphinismus geheilt zu haben. Erst einige Jahre später bemerkte er entsetzt, dass er den Freund nur in eine neue Sucht gelenkt und seinen Untergang beschleunigt hatte. Im Beisein Freuds kam es zu einer Krise, die für den Kokain-Forscher zur *„furchtbarsten Nacht seines Lebens"* wurde (ebenda).

Freud fühlte sich später am tragischen Tod seines verehrten Freundes mitschuldig: *„Die Empfehlung des Kokains, die 1885 von mir ausging, hat mir auch schwerwiegende Vorwürfe eingetragen. Ein treuer, 1895 schon verstorbener Freund hatte durch den Missbrauch dieses Mittels seinen Untergang beschleunigt.*" (Ebenda)

In Medizinischen Kreisen wurde Kokain zwischenzeitlich nach Alkohol und Morphium als *„dritte Geißel der Menschheit"* bezeichnet. Freud tritt den Rückzug an. In der „Traumdeutung" erinnerte sich Freud noch lange danach, dass seine Empfehlung des Kokains in Wien zu *„schwerwiegenden Vorwürfen"* gegen ihn geführt habe.

Fazit

Wenn es stimmt, dass Dr. Freud beim Hit „Ganz Wien" Pate gestanden hat, ist Falco mit Kokain berühmter geworden als Dr. Freud.

Falco und das Kokain

Nach „Ganz Wien" zieht sich das Motiv Droge immer wieder durch Falcos Lieder, zum Beispiel „Hoch wie nie" oder …

Es wurde einst das schwarze Gold der Ruhr genannt.
Es spendete Wärme, Behaglichkeit und Energie
…
Mutter, Oh, Mutter Hah Hah Hah
…
Ich hab' kein Geld und Du hast kein Geld,
wer hat den Mann mit dem Koks bestellt?
…
Das schwarze Gold ist weiß geworden.
Man nehme eine einfache Rezeptur
und aus Koks wird wieder Kohle
Falco, „Mutter, der Mann mit dem Koks ist da", 1995

„Ich habe zugegebenerweise eine gewisse Affinität zu jeder Art von Dingen, denen man sich mit Exzess hingeben kann. Das ist ein Bestandteil meines Lebens und auch unseres Lebens, wenn man sich so umschaut … Man ist von einer Sekunde zur anderen aufgefordert auf 180 zu sein. Man sucht ein gewisses Level der Entspannung, das bringt der Beruf mit sich."
Falco

Der Song „Ganz Wien" war Falcos erste selbst geschriebene Nummer. Sie kursierte in der Wiener Künstlerszene im Untergrund, wurde im Radio verboten und sorgte dann für erste Aufmerksamkeit für Falco.

„Sie war Synonym der Wiener Szene. Kokain und bewusstseinsverändernde Stoffe gehörten bei der Schickeria dazu. Wer etwas auf sich hielt, steckte seine Nase hinein." (Lanz 2007)

„‚Ganz Wien' war definitiv eine Reaktion auf Erlebtes, weil wir damals miteinander einige Leute haben sterben sehen …"
Thomas Rabitsch, Bandkollege und Freund

Dr. Freud und das Rauchen

Dr. Freuds „Hauptsucht" war das Rauchen. Schon als 24-Jähriger hatte Freud angefangen, zunächst Zigaretten, bald nur noch Zigarren zu rauchen. Bis zum 81. Lebensjahr blieb er diesem Laster treu, selbst als ihm von den Ärzten aufgrund einer Krebsdiagnose das Rauchen verboten wurde. Bei der Entfernung einer Geschwulst im Februar 1923 an Freuds Oberkiefer wurde die Diagnose Krebs gestellt. Danach begann eine lange, qualvolle Leidenszeit, die erst 16 Jahre später enden sollte. Dem ersten chirurgischen Eingriff folgten 32 weitere Operationen. Kiefer und Gaumen der erkrankten Seite wurden schließlich entfernt. Der Knochendefekt erforderte eine Prothese von erschreckender Größe. Freud gab ihr den Namen „das Ungeheuer". Sie verursachte manchmal unerträgliche Schmerzen. Obwohl der Zigarrengenuss die Krankheit wohl verursacht hatte, war das Rauchen für Freud längst eine Notwendigkeit geworden und er konnte nur für kurze Zeit darauf verzichten.

„Im Sanatorium erfuhr ich, dass die Gesundheit für ein gewisses Opfer wieder zu haben ist … zahlte ich den Preis. Das heißt, ich habe das Rauchen völlig aufgegeben, nachdem es mir genau 50 Jahre lang als Schutz und Waffe im Kampf mit dem Leben gedient hat. Ich bin also jetzt wohler als vorhin, nicht glücklicher." (Freud 1933)

Rauchen / Schreiben

„Seitdem ich nicht mehr frei rauchen kann, will ich auch nichts mehr schreiben." (Freud 1933)

Fazit

Die von der Dr.-Freud-Stellvertreterin in der Aufstellung wahrgenommene „Solidarität der Sünder" zwischen Freud und Falco deckt sich mit dem „biografischen Wissen".

Falco, Freud und ihre Mütter

Nicht minder spannend wäre ein gemeinsames Kaffeetrinken mit Dr. Freud, Falco und ihren Müttern. Im Alter von 70 Jahren wohnte Freuds Mutter nur 400 Meter entfernt. Amalia Freud dominiert mit ihren bald 90 Jahren Freuds Leben nach wie vor. Fast täglich schaut Freud bei seiner Mutter vorbei, auf jeden Fall aber besuchte er sie am Sonntag und brachte ihr Blumen mit. (Bauer 2008.)

Bei ihrer Beerdigung lässt sich Freud von *„Tochter Anna vertreten"*. *„Kein Schmerz, keine Trauer"*, bekennt er, *„... dabei ein Gefühl der Befreiung, der Losgesprochenheit, das ich auch zu verstehen glaube. Ich durfte ja nicht sterben, solange sie am Leben war, und jetzt darf ich."* (Ebenda) Bezüglich seiner Mutter scheut es den Analytiker vor der Analyse: Bis zu seinem Tod wird Freud es vermeiden, die eigene Mutterbeziehung zu analysieren. Freud: *„Ich werde über alles frei reden, aber lassen Sie meine Frau Mutter aus dem Spiel."* (Ebenda) Sich auf die Couch zu legen, war Dr. Freud also genauso unangenehm wie Falco.

Freud schrieb lieber über Mutter-Sohn-Beziehungen als solche: *„Nur das Verhältnis zum Sohn bringt der Mutter uneingeschränkte Befriedigung; es ist überhaupt die vollkommenste, am ehesten ambivalenzfreie aller menschlichen Beziehungen."* (Freud 1933)

Aufstellung Phase 4: „Muss ich denn sterben, um zu leben?"

„Wenn ich morgen meinem Gott gegenübertrete, kann ich ihm sagen, ich bin unschuldig, ich habe niemandem etwas getan. Außer mir selber und das verzeiht er mir hoffentlich."
Falco, in einem der letzten Interviews, zitiert von seiner Mutter in der Todesanzeige

HANS / FALCO steht auf und setzt sich auf der gegenüberliegenden Raumseite auf einen Stuhl vor eine Zimmerpflanze. Er hat Wien verlassen, ist jetzt in der Dominikanischen Republik.

HANS / FALCO: „Ich brauche Überblick … Zeit zum Lesen, für Gefühle, raus aus der inneren Anspannung, Wege aus der Abhängigkeit. Ich komme wieder. Und dann mache ich etwas anderes, ganz was anderes. Ich bin zu alt für das Ganze hier. Mache doch mit 50 nicht immer noch den Kasper." Er nimmt seine Liedtexte zur Hand, schaut zu seiner MUTTER, dann in den Kreis der anderen Stellvertreterinnen: „Ihr habt mich alle noch gar nicht gesehen, keiner hat mich gesehen."

MUTTER: „Ich schon!" HANS / FALCO nickt und scheint plötzlich etwas Tiefes verstanden zu haben: „Und ich hab euch auch zu wenig gesehen." Dann zu DR. FREUD: „Sie sind ein guter Mann, sie verstehen mich!"

DR. FREUD: „Ich habe zu viel gesehen. Darum habe ich kein Herz mehr."

HANS / FALCO: „Noch einmal zurück in dieses Wien? Das ganze Theater, den ganzen Zirkus … Noch einmal alles von vorn? Ich weiß es net. Eigentlich will ich nur Liebe!"

Die Frau, die das STATUS / STATUSSYMBOL darstellt, lallt: „Ju, ich liebe dich!" Dann nimmt sie den nächsten tiefen Schluck. DR. FREUD und MUTTER müssen grinsen …

HANS / FALCO (*kopfschüttelnd, diesmal aber ohne Zynismus lächelnd*): „Naa, ich meine wirklich LIEBE! Verstehst?" Streckt die Arme aus, ringt nach Worten, wiederholt: „Ich meine diesmal wirklich LIEBE!"

MUTTER: „Du bist mein Lebensinhalt. Ich geb dir meine ganze Liebe."

HANS / FALCO: „Ich weiß, MAMA, nichts gegen dich, aber ich weiß auch, es gibt noch irgendetwas anders. Ich spüre es. Kann ich schon etwas darüber schreiben?" Hört in sich hinein, schüttelt dann leicht den Kopf …

„Aber ich spüre es, es kommt noch etwas anderes. Es waren halt viele Enttäuschungen zwischen uns und dem Leben gestanden. Ich muss da – *(sieht seine Mutter an)* – wir müssen da erst wieder hinkommen."

MUTTER: „Egal, was du tust, ich stehe hinter dir."

DR. FREUD: „Und sie will immer nur dein Bestes!"

5. Lösungsbild

Falcos „Abschlussplädoyer"

HANS / FALCO: „Irgendetwas verändert sich. Ich muss raus aus dem Ganzen!" *Sinniert, weiter dasitzend, vor sich hin.* „Habe ich überhaupt jemals gelebt? Alles Scheinwelten. Es kommt irgendetwas ganz Neues. Ich sehe einen Lichtpunkt. Ich fühle mich frei." *Schließt die Augen, faltet die Hände.* „Danke, dass ihr alle da wart und mich begleitet habt. Ob ihr mich jetzt gemocht habt, oder nicht … Aber ein Teil von mir lebt in der Musik weiter. Das ist schön. Schön, dass sich noch jemand für mich interessiert. Schade, dass ich erst gehen musste, um das wahrzunehmen. Die Erfahrung nehm' ich mit, für das nächste Mal.

Ich komm' wieder. Und dann mach ich was anderes. Aber ich habe viel gelernt. Es war eine gute Zeit, vielen Dank. Aber es dauert noch …"

FALCO ist jetzt wieder ganz zu HANS geworden. Zum Abschluss geht er zu seiner MUTTER, beide umarmen sich innig, reden leise und sichtlich gerührt. Diese Worte sind sehr persönlich, die Kamera kann sie nicht einfangen. Nach einiger Zeit lösen sie sich von einander. Lachen und Heiterkeit machen sich in der Gruppe breit.

„Der letzte Ton in einem Konzert ist verklungen und die Leute gehen nach Hause und es ist vorbei."
Falco

Kommentar

Biografisches über Falcos Übersiedlung in die Dominikanische Republik

„Ich habe acht Jahre auf einer Achterbahn verbracht, mit Höhen und Tiefen, die ich unter anderen Vorzeichen, in einem anderen Jahrzehnt, mit einer anderen Frisur oder wie immer, wahrscheinlich nur in 20, 25 oder 30 Jahren hinter mich gebracht hätte. Kein Wunder, dass ich dann

irgendwann 1988 sagen musste, eigentlich möchte ich mein Leben neu positionieren, nur sehe ich vor lauter Rauch und lauter Asche nicht mehr klar, also muss ich versuchen, an den Grundfesten etwas zu verändern, also weg, abtauchen … Die Frage ist nicht, was ich dort mache, sondern was lasse ich hier für einen Blödsinn aus. Und ich denke, da gibt es einigen Blödsinn auszulassen."
Falco

Im Frühjahr 1996 übersiedelt Falco in die dominikanische Republik. Nach Ansicht mancher Wegbegleiter eine Flucht.

„Gründe dafür hatte er genügend anzuführen: ‚Die langen Winter in Österreich machen mir zu schaffen' und ‚die Steuern sind dort auch niedriger' waren die plakativsten. Egal welches Argument auch immer er nannte: Es war nichts anderes als eine Flucht … Eine Flucht vor allem, was ihn störte, belastete und deprimierte. Und auch vor den Exzessen … In diesem Moment wurde mir wieder mal bewusst, dass Hans eigentlich immer auf der Flucht war, Hans versuchte in diesem Fall Falco zu entkommen, raus aus dem Fokus des allgegenwärtigen Interesses zu etwas mehr Anonymität und Unauffälligkeit."
Horst Bork

„Die Leute werden mich ohnehin erst wieder richtig gern haben, wenn ich ganz tot bin!"
Falco

Er sollte recht behalten …

Falcos Tod: „Out of the Dark"

„Letztendlich war es ein Song übers Gift, wie ‚Ganz Wien', und er wollte wieder etwas formulieren über Leute, die in einer ausweglosen Situation stehen."
Thomas Rabitsch

Ich bin bereit
Denn es ist Zeit
Für unseren Pakt über die Ewigkeit
Du bist schon da
Ganz nah
Ich kann Dich spüren
Lass' mich verführen, lass' mich entführen
Heute Nacht zum letzten Mal
Ergeben Deiner Macht
Reich mir die Hand
Mein Leben, nenn' mir den Preis
Ich schenk' Dir Gestern, Heut' und Morgen
Dann schließt sich der Kreis
Falco, „Out of the Dark", 1998

Die Medien werden nicht müde, den Text als Todesahnung zu interpretieren.

Falcos Tod, 6. Februar 1998: Bei subtropischen Temperaturen saß Hans in seinem Auto und machte sich Notizen für die neue Platte. Vermutlich schlief er vollgepumpt mit Drogen ein, wachte auf und fuhr los. Dabei übersah er an der Ausfahrt den heranrasenden Bus. Ortszeit 16.40 Uhr – Hans Hölzel war auf der Stelle tot. Die Untersuchung des Leichnams ergab: 1,5 Promille Restalkohol, Kokain, Reste von Marihuana und Psychopharmaka in beträchtlicher Dosis.

„Das war ein schrecklicher Unfall. Und zugleich war es auch das letzte Kapitel aus der Endlosschleife ‚Alkohol und Drogen'. Ich bin mir absolut sicher: Hans hat keine Minute über Selbstmord nachgedacht. Trotzdem war sein tragischer Tod nichts anderes als indirekter Selbstmord in Raten, er wurde sein eigenes Opfer."
Horst Bork

„So wie es jetzt war, ist er ohne Schuld schuldig. Aber es war die Uhr abgelaufen, und er hat dort sein müssen, dass ihm der reinfahren kann. Aber ich hatte immer in Angst, in Sorge um ihn gelebt und so komisch es

klingen mag, seitdem ich weiß, dass er nicht mehr ist, bin ich irgendwo so ruhig und gelassen, und trag das alles um vieles leichter als vielleicht Freunde von ihm."
Maria Hölzel

Mit „Out of the Dark", posthum veröffentlicht, wird er wieder die Nummer eins.

Ehrengrab am Zentralfriedhof

Stimmen des Abschieds

„Ein Mensch, der alle Höhen, die höchsten Höhen hat und Tiefen, Geld, Liebe und Erfolg – und gleichzeitig so tief – auch menschlich – immer wieder gefallen ist. Wie er mal gesagt hat: Man muss von den Höhen runterfallen, nur wenn man unten ist, versteht man das Leben und die Welt und sich selber, man sollte nicht dem Leben mehr Jahre geben, sondern den Jahren mehr Leben. Und das hat er getan."
Helmut Zilk, Ex-Bürgermeister von Wien, in seiner Begräbnisrede

„Mein Wunsch wäre, alle Freunde und Fans, die ihn geliebt haben, sollen ihn in Liebe weiterbehalten. Und die Presse, die ihn nicht immer so behandelt haben, wie er es verdient hatte, die möchte ich ersuchen, ihn in Ruhe ruhen zu lassen."
Maria Hölzel

6. Nacharbeit

Die Teilnehmer erlebten die Phase 1 der Aufstellung als sehr anstrengend und extrem ermüdend. Als ob FALCO in der Mitte der Aufstellung die ganze Energie aus der Gruppe aufgesogen hätte. Dieser Zustand erinnerte an „die Erschöpfung danach", wenn die Wirkung von Alkohol / Drogen nachlässt. Die Stellvertreter von FALCO und FRAU STATUS / STATUSSYMBOL bestätigten, dass sie in der Aufstellung vom Wasser high waren: „Die Energie der Rolle war Whisky pur."

Die Stellvertreterin DR. FREUD hatte eine Phase, in der sie „einen richtigen Hass auf die Mutter hatte". MUTTER: „Ich hatte den Eindruck, DR. FREUD gibt mir die Schuld für einfach alles, obwohl ich HANS / FALCO immer nur Liebe gegeben habe!"

Die Stellvertreterin für STATUS / STATUSSYMBOL: „Das wahrgenommene Spektrum meiner Rolle war: die Wiener Schicki-Micki-Gesellschaft mit den Drogen, den Frauen inklusive Fangemeinschaft – die ich aber aus der Rolle heraus geliebt habe. Bei DR. FREUD hatte ich eine ähnliche Energie der Faszination, bei FALCO natürlich schillernder, medial wirksamer. Wir haben euch (DR. FREUD, FALCO) geliebt …"

Stellvertreter HANS / FALCO: „Ich hatte im Vorfeld viel über Falco gelesen. Das war in der Rolle weg. Vor der Aufstellung hatte ich nie die Idee, dass Hans Hölzel bei seinem ersten Lied ‚Ganz Wien' an Sigmund Freud gedacht haben könnte. Aber aus der Rolle heraus war klar: Das war so … Bei der MUTTER konnte ich HANS sein. Da habe ich eine tiefe Annahme gespürt. In der Öffentlichkeit hatte ich das Gefühl, ich muss den Leuten den Kasper machen, den sie haben wollen – sehr ermüdend! Ich wollte endlich wieder HANS sein. Dann gab es noch den Wunsch, von einer Frau angenommen zu sein, die nicht meine Mutter ist. Aber da war der Zweifel: Gleichberechtigte Liebe … jo, fasziniert mi … vielleicht erfohr i's im nächst'n Leben … Der IDEALISMUS und die GIER kamen mir teilweise vor wie meine eigenen inneren Anteile im Außen, mit denen ich ‚Schattenboxen' veranstaltete. Die Spießer wollte ich (in der Rolle SPIEL-CASINO / BANK) nicht anschauen, erst durch die Aussage der Mutter: ‚Ich bin ein Teil von dir', konnte ich die ‚Spiegelung' erkennen, dass auch ich ein Kind, ein Teil dieser Gesellschaft bin und ebenfalls meinen ‚Spießeranteil' habe. Mehr als mir lieb ist und ich bereit war zu akzeptieren. Da war es leichter, sich abzulenken … Die GIER habe ich nicht wahrgenommen. Aber unterschwellig lief sie immer mit. GIER nach Erfolg, nach Drogen, nach Leben – oder dem, was ich für das Leben gehalten habe – nach Exzess. Ich war zu sehr in der GIER gefangen, als dass ich sie hätte sehen können. Erst in Phase 4 konnte ich mich mehr spüren, mit mehr Abstand – im Anhalten. Mittendrin konnte ich die GIER nicht als GIER identifizieren. Dadurch entstand auch die Kreiselbewegung (Phase 1). Eigentlich bin ich um mich selbst gekreist. Viele Menschen haben Angst davor an- und innezuhalten, weil sie dann beginnen, sich selbst zu begegnen … Der Abstand, den ich in Phase 4 gebraucht habe, war für mich identisch mit der Umsiedlung in die Dominikanische Republik. Im gewohnten Umfeld (Wien) hätte ich den Zirkus, den Rummel um meine Person gar nicht abstellen können …

Am Ende wollte ich nicht mehr mitspielen, weil ich wusste, ich komme wieder in endlose alte Wiederholungsschleifen … Damit sind wir bei der Überschrift der Aufstellung: Sein und Haben. Das Leben in einer Scheingesellschaft … Aber mein eigenes Leben hat mich auch zum genialen Schaffen getrieben …

Am Ende war der ehrliche Wunsch da, authentisch zu sein. Und ein großes Fragezeichen: Wie soll das gehen? In der Rolle hatte ich nicht das Gefühl, sterben zu wollen, kein Gedanke an Selbstmord, wie in den Medien oftmals spekuliert wurde, aber der Wunsch nach Transformation, nur ich wusste nicht: Wie soll das gehen? Alles loslassen? Dann hatte ich das Gefühl, meine Aufgabe ist für dieses Leben einfach erfüllt …"

Ort des Geschehens: das Spielcasino

Die Kulisse war das Spielcasino – in seiner Doppeldeutigkeit steht es auch für die Bank, in Verbindung mit dem aktuellen Zeitgeist. Im Spielcasino dreht es sich nicht darum, wie es einem wirklich geht, sondern wie man sich zeigt, wie man sich gibt. An diesem Ort geht es um den Schein. Um die äußere Form – statt dem Sein, der inneren Form.

7. Expertenkommentar Reflexion der Ergebnisse

Von den bisherigen Ergebnissen von Szenischen Aufstellungen seien folgende Beispiele genannt:

Bewusstseinsentwicklung / Schauspieltraining

Selbst die professionell vorbereiteten Stellvertreter (zum Beispiel der Stellvertreter von Falco) erhielten durch die Aufstellung neue Erkenntnisse, die über das bisherige Studium ihrer Rollenbilder hinausgingen, zum Beispiel zu Glaubenssätzen und Einstellungen, zu inneren Haltungen und zur Fähigkeit, feine Unterschiede in den Repräsentationssystemen (visuell, auditiv, kinästhetisch, olfaktorisch, gustatorisch) wahrzunehmen. Dies ist die Voraussetzung für Schauspieltraining und für „Modeling von Spitzenleistungen" (siehe auch Kommentar Petra Bernhardt weiter unten).

Optimierung von Arbeitsergebnissen

Ein Regisseur holte sich für seine Interpretation des Stückes „Fräulein Julie" durch den „Kontakt" mit dem Autor August Strindberg wichtige Hinweise, die er bisher übersehen hatte.

Kunst

Eine Schriftstellerin schrieb auf Basis der Dramaturgie der Aufstellung „Sein und Haben" eine Kurzgeschichte „Freud liebt mich nicht" über die fiktive Begegnung von Falco und Dr. Freud im Wien des 21. Jahrhunderts.

Modeling: Bewusstsein für bisher ungeahnte Talente

Einer der Autoren des Plots bekam über seine Aufstellungserfahrungen einen kreativen Zugang zur Kunstform des Gedichts und begann, Gedichte zu schreiben.

Bewusstseinsentwicklung

Einer Teilnehmerin verhalf die Stellvertreter-Rolle von Buddha, im Rahmen des Projektes „Buddha, Freud und Falco" (Klein / Linder-

Hofmann 2010) zu nachhaltiger innere Ruhe und Ausgeglichenheit und zu einem tiefen Gefühl, in der eigenen Mitte zu sein.

Ein Stellvertreter von Dr. Freud ließ sich motivieren, über Parallelen zu seinem eigenem Leben zu reflektieren, vor allem zu den Themen Ehrgeiz und Perfektion, die zwar einen hohen persönlichen Arbeitseinsatz ermöglichen, aber auch der Gesundheit schaden.

Schauspiel und Psychoanalyse – „Private Momente"

Kommentar zur Aufstellung „Sein und Haben" von Schauspielerin und Schauspielcoach Petra Bernhardt

Der Stellvertreter von Falco war in der Aufstellung in verschiedenen Phasen in unterschiedlicher Tiefe „in der Rolle". Dabei lassen sich Parallelen zum Hollywood-Schauspiel ziehen. In Hollywood wird fast ausschließlich im Method-Schauspiel gearbeitet, wenn sich ein Schauspieler eine Rolle erschließt. Dabei gibt es circa 20 sehr komplexe Übungsgruppen, die ein Schauspieler durchlebt, um einen möglichst hohen Grad an Rollen-Authentizität zu erreichen. Am Ende der Aufstellung „Sein und Haben" geschah etwas ganz Besonderes. Der Falco-Stellvertreter hat den sogenannten „Character Private Moment" durchlebt, deutlich zu erkennen am Monolog, gewissermaßen aus dem Inneren kommend. Das ist eine der anspruchvollsten und tiefsten Schauspielübungen, die es gibt. Der Sinn der Übung ist, die Intimität des Charakters zu erforschen und komplett zu durchleben. Der Stellvertreter beginnt mit der Übung „Public Persona" und verschmilzt letztlich mit der Intimität seines Rollenvorbildes. Für mich, als Schauspielerin, in Praxis und Coaching eine Notwendigkeit, aber im Kontext einer Aufstellung eine außergewöhnliche Erfahrung.

8. Reflexion
Methode

Anwendungsfelder Szenischer Aufstellungen:

- Bewusstseinsentwicklung durch Resonanz mit hoch entwickelten Persönlichkeiten (zum Beispiel Buddha, Gandhi)
- Modeling von Spitzenleistungen
- Transzendenz-Erfahrung in gruppendynamischen Prozessen
- Entwicklung von persönlichen Fähigkeiten und Fertigkeiten durch Erleben des inneren Prozesses von Spitzenkönnern (Modeling)
- Lernen aus der Geschichte durch gezielte Resonanz mit Geschichtsereignissen
- Inspirationen für Kunst und Kultur.

Über die Chancen und Grenzen der Methode wird weiter zu forschen sein.

Szenische Aufstellungen (im Lehrsystem Innere Form©)

10 Hypothesen

1. Szenische Aufstellungen beschreiben, dass auch bei Drehbuchaufstellungen meist „Szene für Szene" und nicht das gesamte Drehbuch aufgestellt wird.
2. Einige Paradigmen der bisherigen Aufstellungsarbeit werden infrage gestellt:
   a) „Je weniger Information ein Leiter und ein Stellvertreter haben, desto besser."
   b) „Jeder Stellvertreter kann (gleichwertig) jede Rolle stellvertreten."
   c) „Es ist besser, nach den Aufstellungen über das Geschehene nicht zu reden."
   d) „Je weniger verortet wird, desto ‚systemischer' ist die Vorgehensweise."

   Grundsätzlich sind für uns folgende Paradigmen denkbar:

a) Der Aufstellungsleiter / Stellvertreter entwickelt seine „Kosmische Adresse“ (Perspektiven und Bewusstseinsebene), Wahrnehmungstiefe und Reflexionstiefe (= Heldenreise des Aufstellungsleiters) und erhöht damit sein Spektrum, Aufstellungen zu leiten.
b) Eine (Szenische) Aufstellung kann an Qualität gewinnen, wenn sich Aufstellungsleiter / Stellvertreter im Vorfeld in das Szenario und die Rollen vertiefen …
c) … und lernen, das Verinnerlichte mit meditativen Verfahren wieder loszulassen, einen Zustand des achtsamen Gewahrseins im Hier und Jetzt einzunehmen (Zeugenbewusstsein).
d) Die Bewusstseinsqualität von Aufstellungsleiter, Klient, Stellvertreter und der ganzen Gruppe beeinflusst, welche Phänomene sich in einer Aufstellung zeigen, ob sie wahrgenommen und verortet werden können.
e) Die Verortung und die Reflexion sind wichtige Bestandteile der Aufstellungsarbeit in Verbindung mit Bewusstseinsentwicklung.

3. Die Szenische Aufstellung kann analog zur Drehbuchaufstellung im Kontext Kunst genutzt werden oder in anderen Kontexten mit anderen Zielsetzungen.
4. Szenische Aufstellungen können neben der klassischen Problemlösung auch die Zielsetzung des Modelings und der Bewusstseinsentwicklung haben.
5. Durch die Stellvertreterrolle in einer Szenischen Aufstellung können gezielte, qualitativ wertvolle Erfahrungen für Modeling gemacht werden.
6. Dabei reflektieren wir die Grenzen des Modelings kritisch durch explizite Unterscheidungen, zum Beispiel von Bewusstsein, Fähigkeiten / Fertigkeiten und Talent.
7. Durch die Loslösung der Szenischen Aufstellung vom Kontext der Kunst (im Vergleich zur Drehbuchaufstellung), betrachten wir prinzipiell die Zielsetzung von Aufstellungen neu (zum Beispiel im Kontext Bewusstseinsentwicklung).

8. Wir gehen davon aus, dass durch Szenische Aufstellungen, wie im Beispiel „Finanzkrise", das kollektive Bewusstsein sichtbar werden kann.
9. Auch in den anderen Aufstellungsverfahren werden Wirkungen des kollektiven Bewusstseins sichtbar, nur wurde dies bisher (von anderen Aufstellungsleitern) wenig differenziert reflektiert.
10. Durch erlebte Zustandserfahrungen in Aufstellungen kann schneller eine neue Bewusstseinsebene, das heißt eine höhere Qualität an Bewusstsein, gewonnen werden. Ken Wilber hat eine ähnliche These in Verbindung mit regelmäßiger Meditation aufgestellt (vgl. Wilber, 2007).

6.2. Kollektive Bewusstseinsaufstellung – Finanzkrise

Buddha könnte recht haben, wenn er sagt: Alles ist mit allem verbunden!

Die kollektive Bewusstseinsaufstellung ist eine neue Methode, die Peter Klein, Sigrid Limberg-Strohmaier und ihr Team in den zurückliegenden Jahren für übergeordnete Themen entwickelt haben. Diese Form der Aufstellung kennt – anders als gemeinhin bei Aufstellungen üblich – keinen Einzelklienten, der ein persönliches Anliegen hat, die Stellvertreter auswählt und aufstellt. Dies ist ein Paradigmenbruch mit der bisherigen Lehrmeinung: Eine Aufstellung benötigt einen Klienten und ein Anliegen. Dass eine Aufstellung auch ohne Klienten „funktioniert", wirft daher auch neue Fragen auf, was beim Geschehen einer Aufstellung passiert. Thema in dieser Aufstellungsform ist das Anliegen eines Kollektivs, etwas, das für eine ganze Gruppe von Menschen oder von globalem Interesse ist.

Das kollektive Unbewusste

Das „kollektive Bewusstsein" ist für uns ein Sammelbecken aller menschlichen Erfahrungen, eine riesige Schatzkammer des menschlichen Bewusstseins, aus der die kollektive Erfahrung aus mehreren Generationen gespeist wird. Wir sind der Überzeugung, dass ein Kollektiv durch jeden Einzelnen lernt, ohne auf den Einzelnen zu fokussieren. Carl Gustav Jung schreibt, dass eine *„gewissermaßen oberflächliche Schicht des Unbewussten zweifelsohne persönlich"* ist. Wir nennen sie das persönliche Unbewusste. Das jedoch ruht auf einer tieferen Schicht, welche nicht mehr der rein persönlichen Erfahrung entstammt. Wir meinen, dass dieses kollektive Unbewusste in der kollektiven Bewusstseinsaufstellung sichtbar und damit bewusst werden kann. (Vgl. Jung 2001).

Kollektive Bewusstseinsaufstellungen können etwa die Bewältigung von Kriegsvergangenheit oder anderen globalen Katastrophen (zum Beispiel Tsunami und GAU in Japan 2011) unterstützen oder zur Erhellung von philosophischen oder gesellschaftspolitischen Fragen dienen, zum Beispiel des sozialen Geschehens rund um die Finanzkrise (2008 bis 2012). Im Sport sprechen wir vom „Mannschaftsgeist". In der Unternehmensberatung kann in kollektiven Aufstellungen der „Geist des Hauses" erlebbar werden.

Erste Experimente in diese Richtung wurden von Peter Klein, Bernd Linder-Hofmann, Arno Aschauer und Sigrid Limberg-Strohmaier bereits vor einigen Jahren gestartet: In Anlehnung an Drehbuchaufstellungen wurden Personen der Geistes- und Kunstgeschichte in Szenischen Aufstellungen (siehe Kapitel 6.1.) in Bezug zueinander gestellt. In diesen fiktiven Begegnungen entstanden Inspirationen, Dialoge und Interaktionen, die als Ideen Vorlagen für zum Beispiel Drehbücher, Romane, Filme liefern können. Auch ein erlebnispädagogischer Geschichtsunterricht wäre in dieser Form im 21. Jahrhundert denkbar (Klein / Linder-Hofmann 2009, 2010, 2011).

Das „Heilige Theater"

Wie im Bereich Drehbuch- und Szenische Aufstellungen beschrieben, entstehen auch bei der kollektiven Bewusstseinsaufstellung archetypische Geschichten auf der Aufstellungsbühne. Peter Brook sagt über die Theaterbühne: *„Ich nenne es der Kürze halber das heilige Theater, aber man könnte es auch das „sichtbar gemachte unsichtbare*

Theater" nennen. Die Idee, dass die Bühne ein Ort ist, wo das Unsichtbare erscheinen kann, hält unsere Gedanken gefangen. Wir sind uns alle bewusst, dass der größte Teil des Lebens unseren Sinnen entgeht … Das heilige Theater zeigt nicht nur das Unsichtbare, sondern bietet auch die Bedingungen, die die Wahrnehmung ermöglichen … Das Verhalten von Menschen, Massen und der Geschichte unterliegt wiederkehrenden Mustern, die wir erst erkennen, wenn sie sich in Rhythmen und Formen äußert." (Brook 2009)

Dies kann man auch als Analogie zur Aufstellungsbühne betrachten.

Gut hundert solcher kollektiven Bewusstseinsaufstellungen haben inzwischen gezeigt, wie im Prozessverlauf kollektiver Bewusstseinsaufstellungen Erkenntnisse und Ideen reifen, die Einzelne in ihrem realen Denken, Fühlen und Handeln voranbringen und damit auch Kollektive verändern können, indem sie unerwartete neue Handlungsoptionen bewusst machen, die bis jetzt unbeachtet in der „Schatzkiste" des Unbewussten verborgen waren.

Stellvertretersuche – verschlüsselte Positionen

In kollektiven Aufstellungen werden die Stellvertreter mittels einer Methodenkombination aus offenem Brainstorming und kinesiologischem Muskelreaktionstest gefunden: Leiter und Co-Leiter erstellen vor der Aufstellung eine erste Liste möglicher Stellvertreterpositionen, die dann gemeinsam mit den Teilnehmern vor Ort in einem assoziativen Brainstorming ergänzt wird. So fließen Ideen und Vorschläge der Anwesenden in das potenzielle Feld der Stellvertreter ein. Die fertige Liste kann bisweilen über 80 Optionen für Stellvertreterpositionen umfassen. Kollektive Aufstellungen lassen sich daher auch ideal mit Fachvorträgen oder Diskussionsrunden kombinieren.

Die „Auslese" der für die spezifische Fragestellung passenden Repräsentanten läuft in Folge über eine Abfrage mit dem kinesiologischen Muskeltest ab: Die Positionen auf der Liste werden von der Aufstellungsleitung mit Nummern oder Buchstabencodes verschlüsselt, ähnlich wie man es aus verdeckten Aufstellungen kennt, bei denen die Stellvertreter ebenfalls anfangs nicht wissen, für wen oder was sie aufgestellt sind. Die Aufstellung ist damit zunächst „anonymisiert“, nur die Leitung kennt die Code-Liste und kann den Nummern die jeweilige Stellvertreterposition zuordnen.

Ein beliebiges Mitglied aus der Zuschauergruppe, das die Nummerncodes nicht kennt, stellt sich als Testperson zur Verfügung. Die Muskelreaktionen der Testperson zeigen an, welche Positionen für das gewählte Thema der Aufstellung hier und jetzt relevant sind. Dann werden die Repräsentanten für die Aufstellung den Rollen zugetestet. In der Regel führen wir öffentliche kollektive Bewusstseinsaufstellungen nur mit „professionellen“ Stellvertretern durch, Teilnehmern einer Integralen Coach-Gruppe, die Erfahrung im Setting haben und in der Ausbildung gelernt haben, das eigene Glaubenssystem durch Meditationstechniken in einer Aufstellung zurückzunehmen.

Durch die Verschlüsselung der Positionen wissen die Stellvertreter im Anfangsbild nicht, für wen sie stehen. Die Aufstellung wird also nicht durch ihre persönliche Meinung und ihr Glaubenssystem „verfälscht“. Die Rollen werden erst in weiterer Folge durch die Leiter aufgedeckt, um Teilnehmern und Zuschauern zu ermöglichen, im Ablauf einen Sinn zu erkennen.

Meditation als Einstimmung

Die Aufstellung wird mit einer kurzen Meditation im Sitzen eingeleitet – eine Gelegenheit für Teilnehmer wie Zuschauer, ihre Wahrnehmung nach „innen“ zu intensivieren und in Kontakt mit ihrer Intuition, ihrer inneren Stimme und mit dem kollektiven Bewusstseinsfeld zu kommen.

Die Aufstellung beginnt frei und offen

Die Stellvertreter positionieren sich dann frei nach ihren Impulsen im Raum. Jeder Stellvertreter startet seine Bewegung zu genau dem Zeitpunkt, der für ihn stimmig ist. Die Leitung greift hier nicht ein. Manche Stellvertreter bleiben am Anfang auch einfach noch auf ihren Plätzen sitzen.

Auch wenn die Stellvertreter anfangs nicht wissen, für was oder wen sie sich aufstellen, sind innere Impulse der Bewegung, der Emotion und Interaktion deutlich zu erkennen. Auch die Zuschauer nehmen wahr, dass das, was hier passiert, nicht beliebig ist. Denn die Atmosphäre im Raum verändert und „verdichtet" sich von Anfang an.

In weitere Folge kann die Aufstellung geleitet oder geführt oder auch einem offenen freien Fluss im Spiel der Kräfte überlassen werden. Die kollektiven Bewusstseinsaufstellungen können je nach Fragestellung und Gruppenkonstellation bzw. -größe auf unterschiedlichste Weise genutzt werden.

Muster in Krisensituationen durchschauen

„Wahnsinn ist, immer wieder dieselben Dinge zu tun und dabei neue Lösungsqualitäten zu erwarten …"

Aus dem Krisenmanagement ist bekannt, dass unter Stress nur Teilaspekte gesehen werden können. Die Forschung geht hier im Extrem von nur mehr zehn Prozent unserer Ressourcen aus, die uns zur Verfügung stehen (Beispiel Prüfungsblackout). Durch Ohnmachtsgefühle entsteht sowohl beim Einzelnen als auch bei ganzen Gruppen bzw. Nationen Passivität in der Handlung. Wichtig ist stattdessen, im Fall einer Krise genau hinzusehen, was sind die Auslöser, die Verhaltensinteraktionen – welche neuen kreativen Lösungsmöglichkeiten gibt es? Eine kollektive Bewusstseinsaufstellung kann helfen, die Muster, die sich in der Krisensituation zeigen, zu erkennen und zu durchschauen und dadurch den Teilnehmern aus diesem Wissen heraus die Fähigkeit zu geben, beherzt zu handeln, damit sich die Rollenmuster nicht wiederholen und neue Wege gegangen werden können.

Die Haltung des Leiters

Der / die Aufstellungsleiter nehmen in kollektiven Bewusstseinsaufstellungen nach unserem Verständnis eine eher moderierende Position ein. Das soll helfen, eine Vielzahl von Möglichkeiten sichtbar zu machen, die sich aus den Interaktionen der Stellvertreter aus der Aufstellung heraus entwickeln. Hier sind Parallelen erkennbar zum „neuen Familienstellen“ Bert Hellingers. Der Leiter begleitet die Bewegungen, die sich im Feld der Aufstellung zeigen, und greift nur minimalistisch ins Geschehen ein, wenn sich seine Intuition meldet. Analog zur eingestimmten Haltung eines Dirigenten auf der Theaterbühne (Brook 2009): *„Wir bauen um den Dirigenten einen Persönlichkeitskult, aber wir sind uns bewusst, dass nicht er eigentlich die Musik macht, sie macht ihn – wenn er entspannt, offen und eingestimmt ist, ergreift das Unsichtbare von ihm Besitz: durch ihn erreicht es uns.“*

Der / die Leiter bieten nach der Aufstellung den Raum für Reflexion und Interpretation, das, was sich zeigt, einzuordnen. Apodiktische Standpunkte („So ist es“) werden dabei vermieden. Der Lernprozess für das Kollektiv steht im Vordergrund. Die Leiter weisen darauf hin, dass es keine „objektiven“ Stellvertreter und damit keine „objektive“ Aufstellung gibt. Wir werden diesen Punkt in der Betrachtung über die Grenzen der Methode noch ausführlicher beleuchten.

Das „Geschehen“ in der Aufstellung

Manchmal entstehen in kollektiven Bewusstseinsaufstellungen historische „Zeitreisen“, das heißt, es zeigt sich vom Ursprung, in der Vergangenheit die Entwicklung eines Themas entlang einer Zeitschiene in die Gegenwart und weiter bis hin zu einer möglichen Zukunft. Es finden auch Rituale statt, wie sie von anderen Aufstellungsformen bekannt sind (Blickkontakt, lösende Sätze, Positionsveränderungen etc.).

Das Lösungsbild – Loslassen als Lösung

Eine Lösung steht oft für Los-Lassen, dafür, alte Muster aufzulösen, Verhaltensweisen zu verändern. Am Ende einer kollektiven Bewusstseinsaufstellung findet sich entweder ein „Lösungsbild“, das heißt ein Bild, in dem die Stellvertreter und die Zuseher Einsichten in Bezug auf die Fragestellung erhalten und eine deutliche emotionale Entspannung im Raum erfahrbar wird. Oder es ist das Empfinden der Gruppe, dass es keiner eindeutigen Lösung bedarf, bei der alle zufrieden sind. Dies ist bei komplexen Themen auch nicht zu erwarten. Stattdessen nimmt die Arbeitsenergie ab, die Energie des Aufstellungsprozesses, die Anspannung löst sich allmählich im wahrsten Sinne des Wortes auf. Dann gilt es, die Informationen aus dem Aufstellungsprozess demütig anzunehmen, Teillösungen und den Prozess, der sich in der Aufstellung gezeigt hat, in seiner Entwicklungsabfolge zu würdigen und gemeinsam zu reflektieren, mit dem Ziel des erlebnispädagogischen Lernens.

Reflexion als Gruppennacharbeit

Das Geschehen der Aufstellung und die individuellen Lernerfahrungen werden daher im Anschluss mit Stellvertretern und Zuschauern intensiver reflektiert, als es bei herkömmlichen Aufstellungen der Fall wäre. Was hat sich gezeigt, was hatten die Teilnehmer erwartet, was war neu? Welche Erfahrungen (Innenperspektive) hatte der einzelne Stellvertreter, die ihn selbst überraschten, die über sein „Alltagsbewusstsein" hinausgingen? Wie ließe sich das Verhalten der einzelnen Stellvertreter von außen interpretieren? Was könnte das für den Betrachter professionell und auch ganz persönlich bedeuten – was für die Gruppe, das Kollektiv? Dabei geht es nicht darum, auf eine einheitliche Meinungsbildung hinzuarbeiten, sondern gerade die multiperspektivischen Sichtweisen wertzuschätzen. Wir greifen deshalb gern auf die Methode des Dialogs zurück. Diese Form der Gruppenreflexion lebt davon, dass die verschiedenen Wahrnehmungen, Meinungen, individuellen Erkenntnisse nebeneinander – sozusagen ebenbürtig – stehen bleiben. Durch diese Art der Reflexion entsteht Raum für das gegenseitige Zuhören und für neue Gedanken und Erkenntnisse.

Es gibt also keine „objektive" Reflexion einer kollektiven Bewusstseinsaufstellung. Jeder, der schon mal mit Freunden über einen gemeinsam besuchten Kinofilm diskutiert hat, kennt das Phänomen, dass man glaubt, der andere sei im „falschen Film" gewesen. Aus einem konstruktivistischen Standpunkt heraus hat jeder Mensch seine eigene Wirklichkeit. Die Aufstellung wird durch die Brille des Teilnehmers (Stellvertreter), Betrachters und Leiters individuell unterschiedlich erlebt. Daher ist für das Zusammentragen von Ergebnissen statt einer Diskussion oder einer einseitigen Verortung durch einen Leiter oder Experten eher ein Zusammentragen unterschiedlicher Perspektiven (Expertendialoge) geeignet.

Beispiele für Rückmeldungen aus Kollektivaufstellungen:

„Mir ist bewusst geworden, dass ich auch als Einzelner die Möglichkeit habe, etwas zu verändern." „Wir dürfen uns nicht hinter der Krise verstecken. Jeder Einzelne kann Verantwortung übernehmen, um etwas zu verändern." „Ich habe Zusammenhänge gesehen, die mir vorher nicht klar waren." „Die unterschiedlichen Sichtweisen aus unserem Unternehmen sind sehr deutlich geworden."

Die Teilnehmer erleben, wie sehr es bei globalen Fragestellungen auf die individuelle Perspektive, auf den persönlichen Standpunkt, auf den Einzelnen ankommt. Der Einzelne ist es, der gemeinsam mit den anderen Einzelnen eine neue Gesamtsicht der Dinge ermöglichen und damit das Kollektiv verändern kann.

Ein gemeinsames kollektives (Un-)Bewusstes beginnt, sobald zwei Menschen zusammentreffen.

Zusammenfassung der wichtigsten Hypothesen, auf der Basis von circa 100 Kollektivaufstellungen

Kollektive Bewusstseinsaufstellungen können ein Mittel sein, das gemeinschaftliche (unbewusste) Wissen als Schatzkammer abzurufen und auf breiterer Basis zugänglich zu machen. Bewusstseinsentwicklung entsteht in Wechselwirkung der Arbeit am Unterbewusstsein und Bewusstsein.

Nach Annahme von Gruppendynamikern findet sich eine Gruppe nicht zufällig zusammen, sondern hat immer eine unbewusste gemeinsame Lernaufgabe. In kollektiven Bewusstseinsaufstellungen werden diese Lernaufgaben und dazugehörige Lösungen sichtbar.

Kairos (altgriechisch): Zur richtigen Zeit am richtigen Ort! In kollektiven Aufstellungen zeigen sich günstige Zeitfenster für Veränderungen besonders deutlich.

Mit kollektiven Bewusstseinsaufstellungen lässt sich die Vergangenheit erforschen, lassen sich Prognosen aufstellen und prüfen, wie sich eine Handlung (Haltung) der Gegenwart auf die Zukunft auswirken würde.

So wie es nicht die „objektive" Aufstellung an sich gibt, so gibt es ebenfalls keine „objektive" kollektive Bewusstseinsaufstellung. Alle Beteiligten beeinflussen den Prozessverlauf und die Reflexion der Ergebnisse auch auf subjektive Art und Weise.

Anwendungsfelder sind: erlebnispädagogisches Lernen, Unternehmensberatung, Krisensituationen beleuchten, Geschichtsunterricht der Zukunft („Lernen aus der Geschichte"), Sozialstudien, Geistes- und Kunstgeschichte, Generieren von „genialem Stoff" für Drehbücher, Romane, Filme etc.

6.3. „Es braucht noch viel Heilung ..." Kollektive Bewusstseinsaufstellung: Finanzkrise – Symptom einer Systemkrise?

Die Finanzkrise – ein prädestiniertes Thema für eine kollektive Bewusstseinsaufstellung. „Geld regiert die Welt" – Schon lange und für alle Zeiten? Noch nie gab es so viel Geld wie heute und trotzdem scheint es an allen Ecken und Enden zu fehlen. Themen wie Arbeitslosigkeit, Umweltzerstörung, soziale Gerechtigkeit sind eng mit dem Thema Geld verbunden. In irgendeiner Form betrifft die Finanzkrise uns alle – als Anleger, als Konsumenten (Marktpreise), gesellschaftlich (Arbeitsplatzsicherheit), in sozialen Umgangsformen, als Teilnehmer politischer Systeme. Wenn uns die Zukunft unserer Kinder, des Planeten sowie die Demokratie am Herzen liegen, können wir uns um eine kritische Reflexion von Geld- und Finanzsystem nicht mehr herummogeln. „Money makes the world go round" – Geld hält die Welt nicht nur in Schwung, sondern verursacht auch immer wieder Krisen, die zu Kriegen und Zerstörung führen. 2011 war ein Jahr mit vielen politischen Umstürzen, und die Presse titelte fast täglich über die „Finanzkrise". Ist Griechenland finanziell zu retten

(Rettungsschirme, Schuldenerlass)? Zerbricht der Euro? Zentrale Frage: Gefährdet der „freie Markt" die Demokratie? Es wird hitzig diskutiert, dabei nicht immer fair. Eine griechische Zeitung zeigt die deutsche Bundeskanzlerin Angela Merkel in einer Fotomontage in Naziuniform. „Gauleiterin Merkel" steht unter dem Bild. Der nächste Kollektivschatten, alte Energien aus der Zeit des Zweiten Weltkrieges vergiften das Gesprächsklima. Griechische Zeitungen fordern 80 Milliarden Euro aus Deutschland. Geld, das die Nazis angeblich im Zweiten Weltkrieg von griechischen Banken geraubt hätten. Wo ist das „Licht am Ende des Tunnels"? Der scheidende EZB-Bank-Chef Trichet spricht von der Finanzkrise als „Systemkrise".

Wir formulieren unsere Frage an die Aufstellung noch weitreichender: Sind die weltweiten Krisen in Ökonomie, Ökologie, Bildung, Gesellschaft, Geldsystem usw. vielleicht nur Symptome einer Bewusstseinskrise? Steht ein Paradigmenwechsel an – eine große Transformation / Veränderung in der Menschheitsgeschichte? Was wären die Konsequenzen für die Gesellschaft und den Einzelnen? Wollen wir diesen Wandel? Wie sieht er aus? Was wäre die Alternative? Haben wir überhaupt eine Wahl? Wir hoffen, mit 200 Menschen, die extra zu diesem Thema gekommen sind, in der FH-Wien, Währinger Straße, zu dieser Frage – in Inspiration durch die Aufstellung – Antworten und tiefere Einsichten im Übergang auf das Jahr 2012 zu finden.

Bereits in zwei vorangegangenen Aufstellungen zur Finanzkrise (März und Juni 2011) haben sich Themen und Entwicklungen gezeigt, die dann auf erstaunliche Art und Weise ein paar Wochen später Realität wurden.

So hat Josef Redl, Vorsitzender des Finanz-Marketing Verbandes Österreich, in seinem Feedback zu der ersten Veranstaltung mit der Raiffeisen-Bank, Loos-Haus Wien, mit Managern aus Banken und Versicherungen: (Kollektive Bewusstseinsaufstellung: Finanzkrise (1)) folgenden Kommentar abgegeben:

„Die in Kooperation mit Peter Klein im März dieses Jahres vom Finanz-Marketing Verband Österreich organisierte systemische Aufstellung der Finanzkrise und ihrer Folgen hat aus meiner Sicht sehr anschaulich gezeigt, wie Entwicklungen in Finanzinstitutionen auseinan-

derlaufen können und welche Bedingungen innerhalb eines Unternehmens gegeben sein müssen, um das Vertrauen der Kunden nach den schweren Erschütterungen ab 2008 wieder zurückzugewinnen. Ein gelungenes Experiment jedenfalls, sich auch auf diese Weise mit der Finanzkrise auseinanderzusetzen!"

Inhalt und Programm der Veranstaltung am 05.12.2011: Finanzkrise (3)

Nach einem Einleitungsvortrag eines Finanzexperten der Wiener Universität stellt Peter Klein die kollektive Bewusstseinsaufstellung vor und berichtet über die Ergebnisse der ersten beiden Aufstellungen zur Finanzkrise. Danach leiten Peter Klein und Ramona Wanzenböck die kollektive Bewusstseinsaufstellung zur Finanzkrise an. Es folgt ein Abschlussdialog der Vortragenden mit dem Publikum.

1. Vorbereitung, Auswahl der Stellvertreter

Einige Tage zuvor haben Peter Klein und Ramona Wanzenböck im Brainstorming eine Liste mit potenziell über 80 Stellvertretern erstellt, dann einen Kompass und die Stellvertreter für ein Anfangsbild kinesiologisch ausgetestet.

Stellvertreter

Geld	A
Menschen	B
Finanzkrise	C
Systemkrise	D
2012	E
Ohnmacht	28
Trauer	22
Griechenland	9
Gold	7

2. Der Kompass für Entfaltung

Es stimmt etwas nicht mit dem Geldsystem. Es ist abgekoppelt und gleichgültig gegenüber den Menschen. Es ist Zeit, sich auf neue Lösungen einzustellen, die genauer eingestimmt sind auf sanfte und achtsame Lösungen für alle Beteiligten – eine echte Harmonie. Die Menschen spüren zunehmend bewusster, es wird ihnen etwas vorenthalten und das schafft ein Klima der Feindseligkeit, das an alte, unbewusste, kollektive Urteile und Vorurteile anknüpft. Die bisherigen Lösungsstrategien sind unbrauchbar geworden und führen zu Widerständen in der Entwicklung. Durch die offene Auseinandersetzung und Überprüfung der üblichen Strategien sowie die Prüfung neuer Konzepte auf ihre Akzeptanz kann neues Vertrauen geschaffen werden. Anstelle der Gier braucht es die neue Haltung gegenseitiger Annahme, ein neues Bewusstsein, das offen ist für neue Lösungen und die Interessen der Menschen national und international im Blick hat.

Kompass zur kollektiven Bewusstseinsaufstellung „Finanzkrise"

Bewusst:	von	Widerstand
	zu	Akzeptanz
Unterbewusst:	von	Feindseligkeit
	zu	Begeisterung
Körper:	von	Gleichgültigkeit
	zu	Harmonie

* Priorität

3. Anfangsbild

Zu Beginn der Aufstellung sind alle Stellvertreter verdeckt aufgestellt. Nur die beiden Leiter wissen, wer für welche Rolle steht. Um den Text in weiterer Folge besser lesbar zu machen, fügen wir bereits hier die Namen der Stellvertreter ein. In der Aufstellung werden sie in dieser Phase mit kodierten Nummern oder Buchstaben angesprochen.

Zuerst wird die TRAUER aktiv. Die MENSCHEN betreten die Bühne. GRIECHENLAND setzt sich auf. Das GOLD stellt sich an den Rand. Auch 2012 ist aufgestanden. Viele Stellvertreter bleiben noch auf ihren Plätzen sitzen. Die MENSCHEN haben „extremes Herzrasen", aber den Impuls, sich zu zeigen. 2012 hat ein schweres Herz, würde sich am liebsten verstecken. GRIECHENLAND fühlt sich wenig geerdet, bei der TRAUER wird ihm übel, dass Wort „frei" fasziniert es. Die TRAUER ist aufgebracht, wie ein „Tier im Käfig" – den MENSCHEN und dem Publikum der Aufstellung im Auditorium zugewandt: „Wieso sitzt ihr alle da und keiner tut etwas? Ihr sitzt nur herum und schaut. Ich habe das Gefühl, alle müssen rauf auf die Bühne und sich bewegen, etwas tun. Diese Passivität macht mich ganz krank. Ich bin am Überlegen, ob ich irgendwen einfach packen soll. Ich bin richtig aggressiv."

Die Stimmung der Szene passt zu einer Wutrede des bekannten österreichischen Kabarettisten Roland Düringer, die einige Tage später im ORF gesendet werden wird (Roland Düringer: „Wir sind wütend!", 08. 12. 2011).

Die SYSTEMKRISE ist auf das GOLD fixiert. Die TRAUER ist ihr zu nah, sie spürt einen Druck im Nacken. Die OHNMACHT ist unruhig, kann aber nicht aufstehen. Die FINANZKRISE versteckt sich neben der Bühne des Hörsaals auf der Treppe, als würde sie nicht dazugehören. Sie hat Herz- und Nierenschmerzen, ist unruhig und nervös, es fehlt die Kraft, aufzustehen. 2012 will ausbrechen, es hat Angst, die Augen aufzumachen, und will nichts mit der TRAUER zu tun haben. GRIECHENLAND bittet die TRAUER, es auf die Bühne zu tragen: „Alleine schaffe ich das nicht." Jetzt steht es neben dem GOLD und der TRAUER. Die MENSCHEN geben sich betont locker, finden lächerlich, „was da rennt", beobachten und fühlen sich überhaupt nicht berührt durch die ganze Geschichte: „Alles ziemlich lässig." GRIECHENLAND wird auf die MENSCHEN „jetzt wirklich aggressiv". Die TRAUER hat es erst noch gestützt, jetzt legt sich die Angst, neue Energie entsteht.

Kommentar: Während einer kollektiven Bewusstseinsaufstellung ist es unser Verständnis als Leiter, eher zu moderieren und uns mit Interpretationen zurückzuhalten. Bis jetzt waren die Rollen verdeckt, das heißt, nicht einmal die Stellvertreter wussten, für wen oder was sie aufgestellt waren. Die bisherigen Aussagen konnten also auch nicht durch die indi-

viduellen Glaubenssysteme der Stellvertreter gefiltert werden. Spannend, dass unter zehn potenziellen Ländern auf der Code-Liste ausgerechnet GRIECHENLAND ausgetestet wurde, das in den letzten Monaten des Jahres 2011 permanent medial präsent war. Die Stimmung der Aufstellung erinnert an die vielen Demonstrationen in den letzten Monaten, nicht nur in Griechenland, auch in Ägypten, Libyen, durch Occupy an der Wall Street (Protestschild, 28.09.2011; „Niemand ist mehr Sklave, als der sich für frei hält, ohne es zu sein." – Goethe). usw.

Der griechische Weg – Demokratie ist Ramsch

Wer das Volk fragt, wird zur Bedrohung Europas. Das ist die Botschaft der Märkte und seit vierundzwanzig Stunden auch der Politik ... Denn schon in Deutschland kann, wer als frei gewählter Abgeordneter seinem Gewissen folgt, sicher sein, das man seine „Fresse" nicht mehr sehen will.
Frank Schirrmacher, FAZ, 01.11.2011

Aus der Psychologie wissen wir: Wird Trauer nicht ausgedrückt, schlägt sie oft in Wut um. Die TRAUER fordert Stellvertreter und Publikum auf, aktiv zu werden. In weiterer Folge der Aufstellung taucht die These auf: Das GOLD steht nicht nur für das Edelmetall, sondern symbolisiert auch die Kultur alter Werte. Wir testen kinesiologisch aus, dass die Rollen jetzt aufgedeckt werden sollen. Und noch zwei Stellvertreter werden dazugeholt: das HERZ und der MUT.

4. Aufstellungsverlauf

Es bildet sich eine Vierergruppe: SYSTEMKRISE, GOLD, GRIECHENLAND, OHNMACHT.

Die SYSTEMKRISE ist am GOLD interessiert, vor allem „in Verbindung mit GRIECHENLAND". GRIECHENLAND denkt, ohne die TRAUER falle es um, dann wird es allerdings vom GOLD gestützt. GRIECHENLAND zu den MENSCHEN: „Ihr sitzt hier herum. Steht auf. Tut etwas!" Der Ton wird aggressiver. GRIECHENLAND kippt die MENSCHEN aus dem Sessel. MENSCHEN: „So sicher nicht! Ich lasse mich nicht unter Druck setzen.

Die MENSCHEN haben extremes Herzrasen, „Stress wie vor einer Prüfung." Nach außen geben sie sich zwar „lässig", aber eine Erkenntnis reift. MENSCHEN: „An der TRAUER kommen wir nicht vorbei und das GELD nervt total."

Kommentar: Wenn etwas zu Ende geht, muss getrauert werden. Zeigt sich hier ein Stirb-und-Werde-Prinzip? Sterben hier alte Teile eines Systems, das jahrelang getragen hat? Kann daraus ein Nährboden für etwas Neues entstehen? Dies scheint nur möglich zu sein, wenn wir bereit sind, die Trauer zu spüren. Bezug zum Kompass: Annahme: offen, das heißt, offen zu sein für das, was im Hier und Jetzt ist, auch für die Emotionen.

Das GELD fühlt sich „total missverstanden". Es weist darauf hin, dass es genommen und auch für „Gutes" verwendet werden kann. Die FINANZKRISE sitzt außen am Rand: „Das macht mir ein Grinsen. Ich fühle mich nervös, zittere als Aufrüttler, bin unruhig, aber eigentlich ist mir ziemlich wurscht, was mit den anderen passiert." Die TRAUER würde die FINANZKRISE am liebsten als Scharlatan entlarven. Der Stellvertreter der FINANZKRISE ist komplett schwarz angezogen, mit blank geputzten Schuhen, sauber und adrett. Zwischen dem MUT und 2012 herrscht eine starke Anziehungskraft. GRIECHENLAND verfällt in Resignation mit der OHNMACHT. Die MENSCHEN sitzen jetzt neben der TRAUER, ihnen wird „diese Emotion jetzt bewusst" und sie nehmen Kontakt mit der FINANZKRISE auf. TRAUER: „Jetzt glaubt endlich wer an sie (die FINANZKRISE)."

SYSTEMKRISE: „Was ich höre, regt mich immer mehr auf. Ich würde am liebsten die MENSCHEN mobilisieren, geradezu heimsuchen." Jetzt wird dem HERZ „ziemlich bange". „Ich muss in den Mittelpunkt. Ins Rampenlicht, ich sehe viele MENSCHEN, MENSCHEN, MENSCHEN ... Mir ist eiskalt, aber ich stehe fest und bin da." Das HERZ blickt ins Auditorium, hat die 200 Menschen im Hörsaal im Fokus.

Die FINANZKRISE steht auf, geht von einem Rand der Bühne zum anderen. Das GELD steht isoliert. Die MENSCHEN stehen jetzt zwischen der SYSTEMKRISE und der TRAUER. Die TRAUER hängt sich an die Menschen an und drückt sie hinunter

„um sie in Aktion zu bringen". FINANZKRISE: „Ich habe mich bewegt, weil mich 2012 und der MUT ständig fixiert und angegafft haben. Es geht keinen etwas an, was ich mache, und ich bin wieder da, wo ich hingehöre, im Hintergrund, weit weg von dem ganzen Geschehen auf der Bühne. Am meisten zieht mich das GELD an, aber letztlich ist mir das egal, ich mache mir das GELD selbst."

Kommentar: In dieser Phase der Aufstellung wird der Stellvertreter der FINANZKRISE von anderen Stellvertretern wie eine Personengruppe, wie Hinter- oder Schattenmänner der Finanzkrise wahrgenommen. Der Stellvertreter, komplett in Schwarz gekleidet, wird jetzt als „SCHWARZER MANN" angesprochen.

Investmentbanker packt aus: Nichts als Kunden-Abzocke bei Goldman Sachs?

Es ist ein Schlag für die Investmentbranche: Der Banker Smith schrieb seine Kündigung quasi per Zeitungskommentar. In der „New York Times" beschrieb er Interna seines Arbeitgebers Goldman Sachs: Es gehe nur noch um Kunden-Abzocke. An der Wall Street kann sich Smith nicht mehr sehen lassen. Führende Goldman-Sachs-Banker, schreibt Smith, rühmten sich mittlerweile intern damit, wie sie Kunden abgezockt hätten. Er habe mehrfach erlebt, wie Bank-Manager Anleger als „Vollidioten" bezeichnet hätten. „Es macht mich krank, wie kaltschnäuzig die Leute darüber reden, wie sie ihre Kunden ausnehmen", schreibt Smith.
Thomas Schmidt, ARD-Hörfunkstudio New York, 15.03.2012

In der Zwischenzeit hat sich eine neue Gruppe gebildet: Die MENSCHEN – hinten an den Schultern hängt die TRAUER, dabei stehen das GOLD, 2012, MUT, HERZ und SYSTEMKRISE. Die MENSCHEN sind „glücklich und dankbar, dass die TRAUER da ist. Zum ersten Mal nehme ich das HERZ wahr, mit einem warmen Gefühl." TRAUER: „Ich bin nur da, damit die MENSCHEN sich bewegen … dann können sie mich wieder abschütteln." Der MUT stützt die MENSCHEN. Die SYSTEMKRISE erlebt in Verbindung mit dem HERZ einen Heilungsprozess, den 2012 als „warm und sanft spürt". – MUT, HERZ und GOLD stehen hinter 2012.

Kommentar: Das HERZ kann hier für die Liebe, die Herzenskraft und eine neue Form der Herzqualität stehen. Eine Bedeutung der Trauer kann auch die Ent-Täuschung sein – Wo haben sich die Menschen bisher täuschen lassen. Durch das Finanzsystem? Die Politik? Die Medien? Eine Ent-Täuschung ist wichtig, um andere Sichtweisen, Plätze und Standpunkte im Leben einnehmen zu können. Das GOLD kann nicht nur für das Edelmetall, sondern symbolisch auch für immaterielle Werte stehen.

Wir testen kinesiologisch aus, noch ein neuer Stellvertreter wird gebraucht: Der NÄCHSTE SCHRITT.

Kommentar: Erfahrungsgemäß zeigt der Stellvertreter NÄCHSTER SCHRITT oft auf, was in der Aufstellung zu tun wäre, welches Gefühl noch nicht ausgedrückt wird, wo eine Blockade sitzt usw.

Der NÄCHSTE SCHRITT zieht sich die Schuhe aus, um stabil geerdet zu sein, bevor er in die Aufstellung geht. Dann stellt er sich nahe zu GRIECHENLAND, mit dem Fokus auf die MENSCHEN. Das HERZ und die OHNMACHT nehmen sich in den Arm. Jetzt fühlt sich die OHNMACHT als MACHT, „die in jedem einzelnen Selbst steckt." Die Menschen sind erleichtert, haben „genug getrauert" und bilden einen Kreis mit den anderen Stellvertretern.

Kommentar: Manchmal switchen die Stellvertreter in ihren Rollen. Ist der gefühlte Wandel der OHNMACHT zur MACHT ein Hinweis auf einen anstehenden Paradigmenwechsel? Eine Bewusstseinsentwicklung der Menschen? Einen Transformationsprozess, den jeder Einzelne für sich vollziehen kann?

GRIECHENLAND spürt die FINANZKRISE immer noch im Nacken: „Der Blick ist unerträglich. Sie führt etwas im Schilde …" 2012 wird vom GOLD hinter sich gestützt.

SCHWARZER MANN / FINANZKRISE: „Mich stört DER NÄCHSTE SCHRITT, überhaupt die ganze Konstellation der Menschengruppe. Aber ich bin mir sicher, dass ich GRIECHENLAND und das GELD wieder in den Griff bekomme …"

Kommentar: Das Szenario wirkt jetzt wie ein Machtkampf. Die MENSCHEN werden sich in Verbindung mit dem HERZEN ihrer MACHT bewusst. Aber die FINANZKRISE gibt die Gegenkraft. Von der OHNMACHT zur Macht zum Machtkampf? Dabei kann es sich um einen inneren Kampf, einen Konflikt oder auch um einen Kampf im Außen handeln.

SCHWARZER MANN / FINANZKRISE: „Ich brauche einen Bezug zu GRIECHENLAND. Damit mache ich GELD. Aus. Und ich lasse mich nicht erwischen."

Kommentar: Wieder wirkt es so, als ob finstere Schattenmänner der Bildung einer neuen Bewusstseins- und Emotionskultur entgegenwirken wollten.

Goldman Sachs regiert die Welt

Börsenspekulant Alessio Rastani prophezeit im BBC-Interview, dass Millionen Menschen ihr Erspartes verlieren werden... „Seit drei Jahren habe ich von einem solchen Moment geträumt... Ich gehe jeden Abend ins Bett und träume von einer neuen Rezession." Denn wenn der Markt zusammenbreche, wenn es einen Crash gebe und man wisse, was zu tun sei, dann könne man damit jede Menge Geld verdienen... er hat letztlich nur das ausgesprochen, was offenbar viele ohnehin schon immer gedacht und vermutet haben. Er spricht aus, was die Herren in Anzug und Krawatte in den Bankentürmen nach Meinung vieler Menschen denken...
Spekulant im BBC-Interview, Autor: Frank Stocker, 28.09.2011

Das HERZ wird beim SCHWARZEN MANN / FINANZKRISE nervös, fühlt sich dabei „überhaupt nicht wahrgenommen". Es bleibt eine gute Verbindung zu 2012. Alle Stellvertreter bilden nun einen großen Kreis – alle außer dem SCHWARZEN MANN / FINANZKRISE. 2012 würde ihn gerne konfrontieren, aber das GOLD hängt an ihr. Das macht sie unfrei.

Kommentar: Vielleicht deutet sich hier an, dass es um keine materielle Lösung, sondern um eine immaterielle Lösung geht.

GELD: „Die Gruppe der MENSCHEN und Emotionen ist mir viel lieber als der SCHWARZE MANN / FINANZKRISE. Ihr müsst mich nur nutzen. Ich bin ein Tauschmittel, mit dem man viel reparieren und Spaß haben kann."

5. Lösungsbild

Wir testen erneut kinesiologisch aus – die Aufstellung benötigt keinen neuen Stellvertreter mehr, wir befragen nochmals alle Stellvertreter. Im Halbkreis stehen: MUT, MENSCHEN, GRIECHENLAND, NÄCHSTER SCHRITT, SYSTEMKRISE, MACHT, HERZ, GELD, GOLD ... Etwas versetzt hinter GRIECHENLAND stehen DER NÄCHSTE SCHRITT und die TRAUER. Nur 2012 und die FINANZKRISE sind außerhalb dieses Kreises. 2012 spürt die Konfrontation mit der FINANZKRISE, die Aufmerksamkeit, sie in Grenzen zu halten, „damit sie nicht tun und lassen kann, was sie will." Die FINANZKRISE ist genervt. OHNMACHT/MACHT: „Mir geht es gut als MACHT." GRIECHENLAND ist es wichtig, bei der TRAUER zu sein: „Was ist aus mir geworden ... dass mich die MENSCHEN jetzt anlächeln und dass das HERZ da ist, macht mich freier. Mutige MENSCHEN machen mir Hoffnung."

NÄCHSTER SCHRITT: „Ich stehe bei GRIECHENLAND sehr sicher, es fühlt sich an wie mein Heimatboden." Die FINANZKRISE lacht demonstrativ laut. Unbeeindruckt spricht der NÄCHSTE SCHRITT weiter: „Ich besinne mich auf die Erde zurück, spüre mich mit den Menschen verbunden, möchte ihnen die Qualität der Heimat wieder zeigen. Das Lachen (der FINANZKRISE) ist nur eine Ablenkung vom Wesentlichen."

Kommentar: Die Rückkehr zur Verbundenheit mit der Erde war bereits eine zentrale Botschaft im Schlussbild der Aufstellung zur Finanzkrise (2) im Juni 2011.

MENSCHEN: „Ich bin total überrascht, dass ich neben GRIECHENLAND stehe und es als angenehm empfinde. Ich fühle mich sehr hingezogen. Die FINANZKRISE, die uns auslacht, lässt mich jetzt unbeeindruckt. In diesem Kreis fühle ich mich sicher und gut verankert, um glücklich zu sein." Die SYSTEMKRISE spürt sich jetzt als „Heilungschance". Der MUT fühlt sich von den Menschen angenommen. Das GOLD hat sich jetzt von 2012 gelöst, das sich in den Kreis der Menschengruppe integriert.

2012 fühlt sich durch „das Spielchen mit dem SCHWARZEN MANN“ von wesentlichen Dingen abgehalten. Wenn das HERZ spricht, ist es „von GRIECHENLAND fasziniert“. GELD: „Das GOLD dieser Erde ist begrenzt. Aber GELD wird immer geschöpft werden. Wenn MENSCHEN mit MENSCHEN friedlich und demokratisch handeln, dann werde ich immer wieder entstehen und auch wieder weg sein. Aber spielen sollte man nicht mit mir.“ Der letzte Satz geht in Richtung FINANZKRISE. Das HERZ braucht Platz und Raum.

Kommentar: Das HERZ kann nicht geklammert und vereinnahmt werden. Aber seine Präsenz tut allen Stellvertretern gut, die damit in Resonanz gehen. Das HERZ steht als Energieform allen zur Verfügung.

Die TRAUER resümiert, sie kann sowohl eine Stütze sein, aber auch Druck ausüben, wenn sich jemand nicht bewegt: „Die MENSCHEN können in TRAUER verharren oder sie abschütteln, um aktiv zu werden. Ich will sie aufrütteln, damit sie nach vorne gehen. Die FINANZKRISE ist ein Luftballon, der davon lebt, dass man ihn anschaut und ihm Aufmerksamkeit schenkt. In dem Moment, in dem man sich nicht um ihn kümmert, spielt er auch keine Rolle mehr.“ Die MENSCHEN sind froh, dass 2012 glücklich aussieht und Zuversicht und Frieden ausstrahlt. 2012: „Ich kann nur sagen, es bedarf noch viel Heilung.“

HERZ: „Aber es ist möglich.“ Das GOLD spürt den NÄCHSTEN SCHRITT, wenn es als die „wahren Werte“ angesprochen wird. GRIECHENLAND hat jetzt vor dem SCHWARZEN MANN / FINANZKRISE keine Angst mehr. TRAUER: „Ich spüre den SCHWARZEN MANN / FINANZKRISE auch als eine Gruppe von Menschen, die das neue Energiefeld des Bewusstseins, das sich hier auftut, nicht betreten will. Ich kann nur meine Einladung aussprechen. Ich stehe auch ihm zur Verfügung, die TRAUER wahrzunehmen. Ich würde auch ihn wachrütteln, aber er will noch nichts spüren. Er braucht mich noch nicht. Ich möchte ihm sagen: „Es gibt etwas anderes, aber dafür muss man in sich hineinfühlen, und die TRAUER zulassen.“ Der SCHWARZE MANN / FINANZKRISE lacht die TRAUER aus.

SYSTEMKRISE: „Wenn er lacht, stehe ich als SYSTEMKRISE wieder zur Verfügung, und wir können das Ganze wieder von vorne beginnen." Das GELD stellt sich wieder zum SCHWARZEN MANN / FINANZKRISE. GELD: „Ich bin da, wo man mich benutzt, mir ist es egal."

Leiter Peter: „Diese Polarität der Kraftpole ist heute nicht aufzulösen." Die Leiter testen mit dem kinesiologischen Muskeltest nach. – Dies ist das Schlussbild der Aufstellung.

6. Nacharbeit

In kollektiven Aufstellungen besteht die Nacharbeit aus einer anschließenden Gruppenreflexion und -diskussion vor Ort, in die sowohl die Stellvertreter als auch das Publikum eingebunden sind, ergänzt durch mögliche schriftliche Kommentare der Teilnehmer in den Tagen danach. Bei Bedarf wird darüber hinaus auch Einzelnacharbeit angeboten.

7. Expertenkommentare

Aktuelle Wirtschaftszitate

„Irgendwann zwischen jetzt und 2014 werden die Märkte die USA als großes Griechenland erkennen."
„Deutschlands weisester Volkswirt, Norbert Walter"; Wirtschaftsblatt, 10.11.2012

„Griechenland ist uns 20 Jahre voraus. Das heißt, wenn wir nichts ändern, sind wir in 20 Jahren alle an dem Punkt, an dem Griechenland jetzt ist … Mit der Rettung erkaufen wir uns Zeit – nicht nur für Griechenland, sondern für ganz Europa, um uns langsam umzuschichten, und zu einem anderen Modell zu kommen."
Star-Ökonom Tomáš Sedláček, „In 20 Jahren sind wir alle Griechen.", Wiener Zeitung, 9. März, 2012.

Griechenland könnte symbolisch auch als Sitz, als Ursprung der Demokratie gesehen werden und damit auch als Wegweiser für eine Rückbesinnung auf Heimat und Tradition.

Im Buddhismus heißt es: Die Schleier der Maya lichten sich, das heißt, Scheinwelten, Illusionen, Konstrukte, Wahrheiten, die andere (Menschen oder Systeme) uns suggeriert haben, lösen sich auf. Ziel ist, die Welt mit wachen, klaren Augen zu sehen. Geht es bei der Finanzkrise auch darum, durch die Krise aufgerüttelt zu werden, um wahre Werte und die Erde als Heimat wieder zu entdecken?

„Wo die Gefahr ist, ist das Rettende auch."
Hölderlin

„Eigentlich ist es gut, dass die Menschen der Nation unser Banken- und Geldsystem nicht verstehen. Würden sie es nämlich, so hätten wir eine Revolution noch vor morgen früh."
Henry Ford, Gründer der Ford Motor Company

„Bankraub ist eine Initiative von Dilettanten. Wahre Profis gründen eine Bank."
Bertolt Brecht

Expertenkommentar von Manfred Totzauer, international erfolgreicher Investment- und Privatbanker mit über 30 Jahren Berufserfahrung

Das Geschehen der Aufstellung gibt die Finanzmarktlage im Übergang 2011/2012 sehr treffend wieder. Griechenland ist derzeit pleite. Ein Haircut von 50 Prozent würde nicht reichen, Griechenland zu retten. Gleichzeitig wird das Volk weitere Sparmaßnahmen nur schwer ertragen. Es staut sich ein unheimlicher Volkszorn an, der zu Aufständen und Generalstreiks führen kann. Die Ohnmacht, Trauer und Wut waren in der Aufstellung gut sichtbar. Europa wird sich neu definieren müssen. Viele Optionen sind denkbar: Entsteht ein neuer Euro, der Kerneuro, welchem Deutschland, Holland, Österreich, Frankreich, Finnland, Dänemark angehören? Wie würde eine neue

Währung für Griechenland strukturiert? Wie würde Griechenland bei einem Neustart von den starken Ländern unterstützt? Die Zentralbanken werden alles versuchen, um Zeit zu gewinnen. Solange die Systemkrise nicht nachhaltig gelöst ist, wird der Goldpreis weiter steigen. Das Vertrauen in den Euro und das Geld ist im Allgemeinen gesunken. Der Finanzkapitalismus versucht derzeit, mit aller Macht seine Interessen durchzusetzen. Den USA und England hilft die Eurokrise, um von der eigenen Verschuldungs- und US-Dollarkrise abzulenken. Die Finanzkrise offenbart als Wachmacher die sehr negativen Machenschaften des Finanzkapitalismus klar und deutlich. Zu den Verwerfungen gehört auch, dass die Machthaber an einem Niedergang von Griechenland und der EU verdienen würden. Dieser Umstand wurde durch den „Schwarzen Mann" in der Aufstellung ausgedrückt. Europa bietet sich die bedeutende geschichtliche Chance, dem kranken Finanzkapitalismus, von USA und England gesteuert, zu entsagen und eine neue, ökosoziale nachhaltige Finanz- und Wirtschaftspolitik zu etablieren. Dabei wird der Mut 2012 eine Schlüsselrolle für die Politiker, Banken und Menschen spielen. Ich persönlich sehe eine Chance in der Neugründung von echten „grünen Banken". Vielen Menschen in Europa ist die Bedeutung der Finanzkrise, über Griechenland hinaus, auch für ihr Leben noch nicht bewusst.

Zur Systemkrise: Immer mehr wichtigen Institutionen wird klar, dass wir nicht nur eine Finanz- und Bankenkrise, sondern eine Systemkrise haben. Vielleicht steht eine bedeutende gesellschaftliche Transformation bevor, wie sie sich nur alle paar Jahrhunderte einstellt. Wenn wir nicht grundsätzlich etwas am System verändern, haben wir nur Zeit gekauft. Auch eine Griechenlandrettung Anfang 2012 kann ins Wanken geraten, wenn im Laufe des Jahres Wahlen sind. Noch immer gibt es Analysten, die 2012 oder in den folgenden Jahren mit dem Austritt von Griechenland aus dem Euro rechnen. Der Euro gerät weiter unter Druck, wenn die Probleme von Ländern wie Portugal, Spanien oder Italien hochkommen.

„Jeder der glaubt, dass das exponentielles Wachstum in einer endlichen Welt für immer weitergehen kann, ist entweder verrückt oder ein Wirtschaftswissenschaftler."
Kenneth Ewart Boulding, US-amerikanischer Wirtschaftswissenschaftler

Interpretationen aus einem Dialog mit einem weiteren Wirtschaftsexperten

Nachdem die Beteiligten der Aufstellung dachten, es sei bereits ein gutes Lösungsbild gefunden, sorgte der Stellvertreter der Finanzkrise, der „schwarze Mann", mit Interaktionen immer wieder dafür, dass die Aufstellung in ihrer wahrgenommenen Kraft zurückfiel.

Positives Denken, so zu tun, als ob es gar keine Krise gäbe, war hier anscheinend keine sinnvolle Lösung. Nachdem der „schwarze Mann" die Gruppe hinderte, seine Existenz zu verdrängen, waren alle Beteiligten gezwungen, immer wieder hinzuschauen.

Dies kann unterschiedlich interpretiert werden. Beim „schwarzen Mann" könnte es sich symbolisch um eine Gruppe von Menschen handeln, die im Hintergrund vom Geldsystem profitieren und aus dem Schatten heraus manipulieren. Es kann aber auch der grundsätzliche innere Anteil der Menschen sein, außerhalb des Wachbewusstseins, der sich ins kollektive Unterbewusstsein hineinschiebt, inneren Bilder und Vorstellungen, die Menschen nicht im Griff haben, die sie nicht loswerden. Dieser Anteil müsste – symbolisch gesprochen – transformiert werden. Im Buddhismus geht man davon aus, dass die Ursache der Leiden Gier, Hass und Verblendung sind. Zeigt sich hier eine Art Archetypus der Verblendung, der in jedem von uns steckt? Die Gier gipfelt dann in der Aussage des Stellvertreters: „Ist mir doch egal, was mit Griechenland ist, Hauptsache, ich verdiene Geld damit." Wenn wir den „schwarzen Mann" auf der institutionellen Ebene betrachten – ohne die Hilfe einer amerikanischen Bank wäre Griechenland wahrscheinlich gar nicht in die Euro-Währung hineingekommen.

Goldman Sachs – schmutzige Hilfe für Trickser aus Athen

„Goldman Sachs half Griechenland dabei, seine Misere zu verschleiern – und verdiente gut daran. Das zeigt, wie anfällig unregulierte Finanzmärkte sind. Goldman bot den Griechen ein Kreditderivat an … Dabei überschrieb Athen der Bank künftige Einnahmen aus dem Betrieb von Flughäfen, Autobahnen und Lotterien im Gegenzug für dringend benötigtes Geld. Gemäß den europäischen Buchhaltungsregeln tauchte diese spezielle Verschuldungsform nicht in den griechischen Staatsbilanzen auf."
Moritz Koch, Süddeutsche Zeitung, New York, 14.02.2010

Noch weiter reichende Thesen gehen davon aus, dass es außer den „offiziellen Banken", auch „Schattenbanken" gibt, die zum Steuerungszweck der Märkte erdacht wurden. Unkontrolliert würde dort ein Vielfaches des Geldes bewegt, das in den offiziellen Banken unterwegs ist. In einer weiteren Veranstaltung zur Finanzkrise (4): „1929 und 2012 – Parallelen und Unterschiede" wurde die These aufgestellt, dass sich am Glauben des Menschen an das ewige Wachstum wenig geändert hat. Demnach stecken wir immer noch im gleichen geistigen Geldsystem. Was könnte der Unterschied sein? Mit Kreativität, Empathie und Netzwerken könnten wir versuchen, die materielle Krise auf einer immateriellen Ebene zu lösen. 1929 gab es auf der geistigen Ebene dafür noch wenig Bewusstsein. Um den kollektiven Archetypus zu verändern, müssen einzelne Individuen beginnen, gegen den Strom zu schwimmen. Wünschenswert wäre, dass die alten Informationsmuster schwächer werden, je mehr Menschen gemeinsam ihre Haltung korrigieren. Solche kollektiven Transformationen sind anfangs immer sehr ungewohnt und schmerzhaft. Alles im Menschen wehrt sich instinktiv gegen die neue Erfahrung. Es ist wie ein Geburtsschmerz. Vielleicht entsteht auf der geistigen Ebene damit ein kollektiver Beitrag für ein neues Geld- und Gesellschaftssystem.

„Denn wir stehen rund um die Welt einer monolithischen und ruchlosen Verschwörung gegenüber, die sich vor allem auf verdeckte Mittel stützt, um ihre Einflusssphäre auszudehnen. Auf Infiltrieren, anstatt

Invasion. Auf Unterwanderung, anstatt Wahlen. Auf Einschüchterung, statt freier Wahl.“
J. F. Kennedy, ehemaliger US-Präsident

8. Reflexion

Bei der Reflexion einer kollektiven Bewusstseinsaufstellung wird nie belegbar sein, ob es sich um persönliche Gedanken, Gefühle und Perspektiven handelt oder um generelle Feststellungen, aus denen wir etwas, in unserem Beispiel Allgemeines zur Finanzkrise ableiten können. Stehen die persönlichen Erfahrungen der Menschen in der Aufstellung im Vordergrund? Und / oder zeigt sich über die Vergabe der Rolle etwas, was über diese persönliche Erfahrung hinausgeht? Wenn dem so wäre, woran könnte man das erkennen? So wie C. G. Jung das kollektive Unbewusste als „tiefere Schicht“ beschreibt, ist dies wohl nicht möglich. Eine Hypothese ist, dass das, was der Stellvertreter in einer kollektiven Bewusstseinsaufstellung zeigt, ein „Mischausdruck“ ist, von individuellen eigenen Erfahrungen und von etwas, was durch die Rolle über das eigene Alltagsbewusstsein hinausgeht, im Kontext der anwesenden Personen im Raum, dem Ort, zu einer bestimmten Zeit, zu einem bestimmten Thema. Eine spannende Frage ist, ob bei einer kollektiven Bewusstseinsaufstellung das Gruppenbewusstsein und die Gruppenintelligenz höher ist als die Summe des Bewusstseins der einzelnen Menschen? Die Aufstellung ist immer individuell, verschieden und nicht reproduzierbar. Sie dient als gemeinschaftliches Erlebnis, mit idealerweise versöhnlichen und heilenden Einsichten für die Beteiligten. Daraus können dann auch weiterführende, allgemeine Aussagen formuliert werden, im Sinne von Empfehlungen, Hoffnungen und Wünschen. Die Aufstellung kann die Grundlage für einen gemeinsamen Expertendialog geben. Aber auch, was der einzelne Experte in der Vorlage der Aufstellung sieht, hängt von seinem subjektiven Menschen- und Weltbild ab.

Ein Beispiel:

In der Aufstellung „verwandelte“ sich die FINANZKRISE im zweiten Teil in einen SCHWARZEN MANN. Wie ist der SCHWARZE MANN interpretierbar?

„Das ist der Schatten“, sagt der Jungianer.
„Das sind die Banken“, sagt der Antikapitalist.
„Das ist der Verfall der guten Sitten und Werte“, sagt der Traditionalist.
„Das ist der Neoliberalismus“, sagt der Sozialist.
„Das ist die verdrängte Sexualität“, sagt der Psychologe.
„Das ist die autoritäre Struktur“, sagt der Antiautoritäre.
„Das ist das Weltjudentum“, sagt der Antisemit.
„Das sind die sieben Todsünden“, sagt der Christ.
„Das ist das Patriarchat“, sagt die Feministin.
„Das ist der Mangel an integralem Bewusstsein“, sagt der Integrale.

Gerade bei kollektiven Aufstellungen, bei denen es um heikle finanzielle, politische und gesellschaftliche Themen geht, ist darauf zu achten, dass subjektive Aussagen nicht mit allgemeingültigen verwechselt werden. Bewusst oder unbewusst findet oft eine selektive Wahrnehmung statt, das heißt, man sieht vor allem das oder interpretiert in die Richtung, was die eigene vorherrschende Meinung bestätigt. Auch die Gefahr der bewussten Manipulation besteht, wenn Aufstellungsdialoge politisch eingesetzt werden („die Aufstellung hat gezeigt … also sollten wir …“). Besonders wichtig sind daher die Haltung und die Bewusstheit des Leiters. Die Leitung dieser Aufstellungsform erfordert große Erfahrung im Umgang mit Gruppen, Bewusstseinsarbeit, Klarheit, die Fähigkeit, sich zu erden und in der eigenen Mitte präsent zu sein. Es besteht immer die Gefahr, dass persönliche Schattenthemen die individuelle Brille trüben. Doppelleitungen, das heißt zwei Aufstellungsleiter, sind hier zur Qualitätsoptimierung empfohlen. Auch sollte beachtet werden, dass keine Kategorienverwechslungen stattfinden (zum Beispiel dass von Gefühlen von Stellvertretern keine Wirtschaftsdaten abzuleiten sind). Im integralen Expertendialog findet ein interdisziplinärer Austausch statt, dabei ist aber zu unterscheiden, ob es sich um eine „finanztechnische“ oder eine „soziologische“ Interpretation des Geschehens handelt.

Die Möglichkeiten und Grenzen der Aussagekraft einer Aufstellung, in Abhängigkeit vom Bewusstsein der Beteiligten (Leiter und Stellvertreter), werden wir im Ausblick vertiefend reflektieren.

Wirkung der Kollektivaufstellung über den Ort des Geschehens hinaus

Meditationsstudie

Können kollektive Veranstaltungen wie Gebetskreise, Friedensmeditationen, Gedenkveranstaltungen, Massenmeditationen, kollektive Bewusstseinsaufstellungen dazu beitragen, dass sich im Feld des kollektiven Unbewussten oder Bewussten etwas verändert? (Siehe dazu Kapitel 2.5., Studie Washington DC)

Objektivierungsversuche der Ergebnisse

Wenn wir, wie im Beispiel der Aufstellungen zur Finanzkrise, mehrere Aufstellungen zum selben Thema durchführen, ist es möglich, die Inhalte und Verläufe der einzelnen Aufstellungen zu vergleichen. Das, was sich mehrfach zeigt, könnten wir als einen „roten Faden" des momentanen Bewusstseins zum Thema betrachten. Eine Objektivierung im wissenschaftlichen Sinne könnte ein Experiment sein, das wir für die Zukunft andenken. Parallele Aufstellungen zum gleichen Thema, gleichzeitig, mit verschiedenen Leitern, Stellvertretern, Gruppen aus unterschiedlichen Gesellschaftsschichten, verschiedener Nationen an anderen Orten, als eine Art Doppel-(Mehrfach-) Blindstudie. Auch bei diesem Experiment ist es interessant, ob sich ein „roter Faden" im kollektiven Bewusstsein zeigt.

Zukunftsprognosen auf der Basis von kollektiven Bewusstseinsaufstellungen

„Ganz Österreich ist eine Aufstellung."
Peter Klein, in Anlehnung an Thomas Bernhard („Ganz Österreich ist eine Bühne.")

Aus der Langzeitforschung mit Aufstellungen wissen wir, dass zum Beispiel in der Unternehmensberatung in Aufstellungen Hinweise auf die Zukunft sichtbar wurden. (Siehe Klein / Limberg-Strohmaier / Linder-Hofmann / Zink 2011: Band 2, S. 169: Nutzen von Aufstellungen in Unternehmen: Ein Orakel von Delphi?) Ein Berater kommentierte eine Videoanalyse ein Jahr nach seiner Aufstellung: „Das ist ja wie das Orakel von Delphi. Wenn man die Zeichen richtig gedeutet hätte, wären Zukunftstendenzen sichtbar gewesen ...“ Die Schlussfolgerung liegt nahe und weist gleichzeitig auf die Begrenzungen hin:

Wie lassen sich Hinweise aus Aufstellungen deuten?

Wie hoch ist der „Relativierungsfaktor“ durch subjektive Aussagen der Stellvertreter, Leiter etc.?

Ist die Zukunft bereits disponiert oder veränderbar?

Aus unserer Sicht liefert eine Aufstellung wertvolle Informationen für das Erstellen einer multiperspektivischen Ist-Analyse. Es zeigen sich Probleme, Tendenzen, die zu Entscheidungen und Dynamiken führen können. Die Aufstellung ist ein Ausblick in eine mögliche Zukunft, die umso wahrscheinlicher wird, wenn keine Bewusstseinsentwicklung stattfindet, die zu besseren und neuen Entscheidungen führt. Die „äußere Form“ folgt der „inneren Form“. Die Materie folgt dem Bewusstsein. Dabei ist darauf zu achten, dass aus der Interpretation einer Aufstellung keine „sich selbst erfüllenden Prophezeiungen“ entstehen.

Im Film „Matrix“ kommt Neo (Keanu Reeves) zum ersten Mal zum Orakel, das zu ihm sagt: „Mach dir keine Gedanken um die Vase.“ In diesem Moment stößt Neo an die Vase, sie fällt herunter und zerbricht. Daraufhin sagt das Orakel: „Es ist nicht schlimm, dass die Vase zerbrochen ist, die wesentliche Frage ist, hättest du sie auch heruntergeworfen, wenn ich nichts gesagt hätte?“

Die Phänomene, die sich in Aufstellungen zeigen, unterliegen (auch) der Subjektivität der Stellvertreter und der Interpretation der Betrachter. Unserer Meinung nach ist die Zukunft veränderbar. Vermeintlich eindeutige Zukunftsprognosen müssen nicht eintreten, wenn, vielleicht sogar auf Basis einer Aufstellung, Menschen beginnen, ihr Denken, Fühlen und Handeln zu reflektieren und zu verändern.

Gerade bei der Arbeit mit abstrakten Stellvertretern, wie bei kollektiven Aufstellungen üblich, zeigt sich eine Vielzahl von Deutungsebenen. Da das kollektive Bewusstsein ein weites Feld ist, das ALLES beinhaltet, wird eine Vielzahl von Strömungen sichtbar. Vergleichbar mit der Analyse von Träumen („Ein Bild sagt mehr als 1000 Worte") gibt es viele Interpretationsmöglichkeiten. Archetypische Geschichten entstehen im Verlauf: „Gut trifft auf Böse", „Entstehen und Vergehen". Die kollektive Bewusstseinsaufstellung spiegelt den Fluss des Lebens wieder, auf einer Bühne, die sich in ein „Magisches Theater" verwandelt.

Schon seit Jahrtausenden ist „die Bühne" ein Spiegel für den Einzelnen und die Gesellschaft, eine Projektionsfläche für Hoffnungen, Wünsche, Träume und Gefühle. Für den einen dienlich zur Zusammenkunft und Unterhaltung, für den anderen Anregung zur (Selbst-) Erkenntnis und Neu(er)findung.

Aufarbeitung von „Kollektivschuld" – Wichtiges Zukunftsfeld der kollektiven Bewusstseinsaufstellung

Nach C. G. Jung ist eine Kollektivschuld eine psychologische Schuld, die durch die Zugehörigkeit zu einer Gruppe entsteht und nicht mit einer juristisch-moralischen Schuld verwechselt werden darf. Der psychologische Schuldbegriff beschreibt das irrationale Vorhandensein eines subjektiven Schuldgefühls. Beispiel: Jemand ist Mitglied einer Familie, in der es einen Mörder gibt. Obwohl keine persönliche Schuld vorliegt, kann eine atmosphärische Schuld bestehen, sodass jemandem der eigene Familienname wie geschändet vorkommt und es ihn peinlich berührt, wenn er ihn von Fremden ausgesprochen hört. Würde man in einem Hotel ein Zimmer mieten, von dem man wüsste, dass einige Tage zuvor ein Mensch darin umgebracht wurde? Wird man ein besonderes Vergnügen dabei empfinden, die Schwester oder Tochter eines Verbrechers zu heiraten?

C. G. Jung: *„Die psychologische Kollektivschuld ist ein tragisches Verhängnis; sie trifft alle, Gerechte und Ungerechte, die zum Beispiel in der Nähe eines Ortes waren, wo das Furchtbare geschah."* (Jung 1995)

Die Kollektivschuld ist irrational, aber als psychisches Phänomen rational wirksam, sie kann sich auf eine gesamte Nation auswirken, wie wir in der therapeutischen Arbeit sehen, zum Beispiel bei der Arbeit mit Klienten, in deren Familien es Themen in Verbindung mit dem Zweiten Weltkrieg / Nationalsozialismus gab, obwohl die Klienten selbst damit nichts zu tun hatten.

Die kollektive Bewusstseinsaufstellung kann in der Friedensarbeit ein Bild für den gemeinsamen Dialog schaffen. Heilungsrituale können von der Aufstellung auf Einzelne ausstrahlen und damit auch im Kollektiv etwas verändern.

7. Möglichkeiten und Grenzen der Aufstellung

Eine Frage des Bewusstseins

Aufstellungen und Evolution

Aufstellungen sind heute, wie bei ihrer Entstehung, etwas „Evolvierendes“ und kein fertiges Produkt, dem nichts mehr hinzuzufügen ist. In der Physik wurde Anfang des 20. Jahrhunderts vehement vertreten, dass es in dieser Königsdisziplin der Wissenschaft nichts mehr zu entdecken gebe, alles Wesentliche sei bereits erforscht. Wie sehr die Experten damals irrten, zeigen uns die bahnbrechenden Ergebnisse aus der Quantenphysik knapp 100 Jahre später. Nicht nur die „Aufsteller“ sollten bereit sein, aus diesem Beispiel der Physik zu lernen.

In Aufstellungen zeigen sich Phänomene, die innere Prozesse im Außen abbilden. Verändern oder vertiefen sich Themen, mit denen Menschen sich in ihrer Entwicklung beschäftigen, entstehen auch andere Formen und Inhalte in Aufstellungen. Eine höhere Komplexität im Inneren zeigt sich im Außen und bedingt auch eine Reflektion und Weiterentwicklung der Methode selbst. Dies ist ein sich ständig weiter entfaltender Prozess, der auch für alle anderen Gebiete des Lebens gilt.

Beispiel: Die von Freud entwickelte Psychologie um das Jahr 1900 herum hat als eine Hauptwurzel des Übels menschlichen Leidens Verdrängungen rund um die Sexualität identifiziert. Natürlich gibt es auch heute immer noch Klienten, bei denen sich Symptome auf verdrängte Sexualität zurückführen lassen, aber nicht bei jedem spielt diese Thematik eine so tragende Rolle. Man mag geneigt sein zu denken, der gute Freud hat es mit seiner Ursachenforschung einseitig etwas zu weit getrieben, der Sexualität in Verbindung mit dem Unterbewusstsein einen zu hohen Stellenwert eingeräumt. Beziehen wir aber die Zeitqualität mit ein und bedenken den Einfluss von Erziehung, Kirche und Moral, kann es gut sein, dass für eine Vielzahl der Patienten von Dr. Freud dieser Ansatz genau der richtige war, weil die Verdrängung der Sexualität „das" kollektive Thema dieser Zeit in diesem Kontext gewesen ist.

Solange Menschen, Gesellschaftsformen und die Welt sich weiterentwickeln, werden also auch Wissenschaften, Geistesansätze und Methoden evolvieren. Was bedeutet das für die Methode des Aufstellens?

Erfolgreiche Weiterentwicklung von Aufstellungsarbeit und die Qualität von Aufstellern wird sich nach unserer Prognose, bei aller notwendigen und sinnvollen Weiterentwicklung von Methoden, Instrumenten und Formaten, in der Zukunft weniger an den grundsätzlichen Fertigkeiten und Fähigkeiten im Sinne des „Handwerkskoffers" – der äußeren Form – entscheiden, sondern vielmehr, und das zeigen uns seit einigen Jahren die vielversprechenden Ergebnisse und Rückmeldungen mit der Aufstellung der Inneren Form®, in der Entwicklung von Bewusstsein und der Haltung der Aufsteller selbst – der Inneren Form.

Professionelle Beratung, egal welcher Art und Form, ist durch drei zentrale Merkmale gekennzeichnet:

1. Die grundlegenden Fähigkeiten, Fertigkeiten und Techniken, die ein Berater benötigt, um eine fundierte Beratung durchzuführen.
2. Die notwendige Konzentration und Kraft – die Energie –, um in der Beratungssituation präsent zu sein. Ohne Präsenz findet keine Wirkung statt.
3. Das Bewusstsein, die eigene Einstellung, die Grundhaltung, mit der die Beratung stattfindet, die Haltung zum Klienten, zum Thema und die Haltung zu sich selbst.

Aufstellung und Wahrnehmung – Wahrnehmung ist subjektiv

Beispiel: Was siehst du?

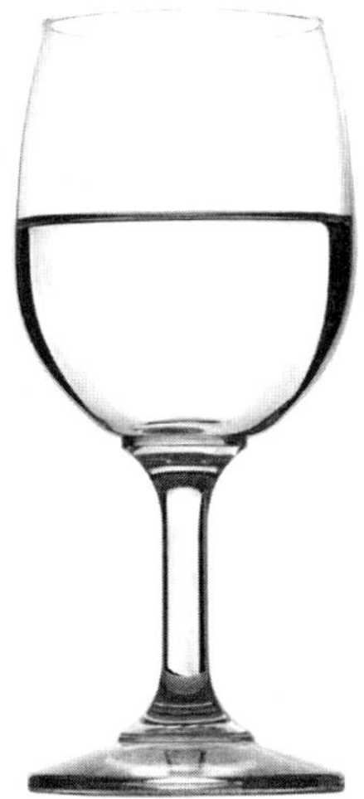

Abbildung 15: Wasserglas

Ein Wasserglas steht auf dem Tisch und jemand sagt: „Das Glas ist halb voll." Jemand anderes sagt: „Das Glas ist halb leer." Ein und dasselbe (phänomenologische) Wahrnehmungsphänomen, ein und dieselbe Situation und (mindestens) zwei sehr unterschiedliche (konstruktivistische) Wahrnehmungen und Perspektiven. Wie kann das sein? Es gibt nicht die Wirklichkeit, die von allen gleich wahrgenommen und erkannt und gewissermaßen nur gespiegelt und reflektiert wird (das Reflexionsparadigma), sondern der Akt der Wahrnehmung miterschafft das Wahrgenommene (das Konstruktionsparadigma). Wirklichkeit ist nicht einfach nur objektiv gegeben (der „Mythos des Gegebenen"), sie ist aber auch nicht völlig subjektiv und beliebig, sondern Wirklichkeit hat sowohl objektive wie subjektive Komponenten. Die subjektiven Komponenten entstehen dadurch, dass Menschen (wie alle Lebewesen) psychologisch (und biologisch, soziologisch und kulturell) strukturierte Wesen sind, und durch diese Strukturen, die ihnen meistens nicht bewusst sind, Wirklichkeit im Akt der Wahrnehmung mitgestalten. Am einfachen Beispiel des Wasserglases: Für einen Menschen mit einer optimistischen Persönlichkeitsstruktur ist das Glas „halb voll", für jemanden mit einer pessimistischen Persönlichkeitsstruktur ist das Glas „halb leer". Wer hat recht? Beide, und es gibt noch viele weitere Perspektiven auf das Glas, die jeweils andere Persönlichkeitsaspekte aufzeigen. Das Wasserglas selbst zeigt die Hintergrundstrukturen unserer Wahrnehmung nicht an, sondern erweckt den Eindruck, es wäre das, als was es sich einem zeigt. (Habecker / Klein 2011)

Es gibt keine Sichtweise von nirgendwo

Dies gilt nicht nur für das Wasserglasbeispiel, sondern für alles von uns Wahrgenommene, also auch eine Aufstellungssituation. Bei der Betrachtung einer Aufstellung, egal ob als Beobachter, als Teilnehmer, als Aufstellender oder als Leiter, verbinden sich phänomenologische Wahrnehmung und konstruierende Interpretation miteinander, und was auf den ersten Blick als etwas Gegebenes erscheint, ist in Wahrheit von mir (und dir und allen anderen) mit-konstruiert. Dies bedeutet, dass es, wie dies der Philosoph Thomas Nagel beschrieben hat, keine „Sichtweise von nirgendwo" gibt, sondern dass auch Aufstellungsbetrachtungen oder Interventionen die „aus dem Sein", „aus der Präsenz", „dem wissenden Feld", oder „aus der Leerheit" kommen, immer noch von einer konkreten Person getätigt und von dieser geprägt sind. (Nagel 2012)

Fazit: Die Zukunft der Aufstellung ist die Bewusstseinsentwicklung

Wenn wir uns also fragen, wohin sich die Aufstellungsarbeit weiterentwickeln könnte, wird die Antwort parallel verlaufen mit der Frage: Wohin entwickelt sich das menschliche Bewusstsein? Antworten darauf könnte aus unserer Sicht die Integrale Bewusstseinsforschung geben.

Integrale Landkarte und Kosmische Adresse

Was ist Integral?

Der Kern der Integralen Vision ist eine neue globale Erkenntnisperspektive der Bewusstseinsentwicklung, in allen Bereichen des Lebens. Ein Ringen um neue Antworten in der Epoche, in der wir gerade leben. Ursprünglich bedeutet „integral" die Vollständigkeit, die gelungene Wiederherstellung als Heilung im Äußeren wie im Inneren, als Basis für eine weitere evolvierende Entwicklung. Dabei ist das Ziel, eine neue Qualität der objektiven Ganzheitlichkeit zu erreichen, indem verschiedene Bereiche (wieder) in Einheit miteinander betrachtet werden.

Beispiele

- Wissenschaftlich: die Aufhebung der Spaltung wissenschaftlicher Teildisziplinen, insbesondere der Natur und Geisteswissenschaften
- Gesellschaftlich: Aufhebung der Spaltung von Wirtschaft und Kultur
- Ontologisch: Aufhebung der Spaltung von Materie, Leben und Geist
- Menschlich: Aufhebung der Spaltung von Körper, Psyche und Geist

Die Mehrzahl der Nobelpreise wurde bereits in den letzten Jahren für Forschungsergebnisse verliehen, die durch interdisziplinäre Betrachtungen, der Verbindung von verschieden Bereichen (Wissensgebieten) erreicht wurden.

Integrale Netzwerke – gemeinsames Lernen und praktische Ursache

Es kann kein legitimer Anspruch sein, dass ein einzelner Mensch alleine integral beraten kann. Es ist unmöglich, Topexperte in allen oben genannten Bereichen in einer Person zu sein.

Beispiel: Integrale Medizin

Laut Nachrichtensendungen leiden circa vier Millionen Menschen in Deutschland unter Symptomen eines Burn-Out-Syndroms. Welche Felder des Lebens können hier eine Rolle spielen?

Stress in der Arbeit, private Probleme, Beziehungskonflikte, Zukunftsängste, schlechte Ernährung, zu wenig Bewegung (Sport), medizinische Ursachen, unaufgearbeitete Familiengeschichte usw. In der „Integralen Medizin" arbeitet ein Expertenteam von Spezialisten zusammen, um diese Einflussfaktoren in Wechselwirkung erkennen, behandeln und coachen zu können.

Die gleichwertige Verbindung von Ost und West

Auch westliche Fachleute (Gunther Schmidt, Ken Wilber, Willigis Jäger usw.) bestätigen, dass in der Verbindung von West (zum Beispiel Wissenschaft) und Ost (alte Weisheiten) in einem integralen Ansatz besondere Chancen liegen. Die Idee, dass die Welt eine Einheit ist, ist eher die Landkarte des Ostens („alles ist mit allem verbunden"). Im integralen Lehrsystem der Inneren Form verbinden wir in praktischer Form den Buddhismus (Meditation) mit der Systemik (Aufstellungen) in individueller und gemeinsamer Arbeit in der Sangha (Gemeinschaft). Dabei wird Inneres und Äußeres gleich gewichtet wahrgenommen. Weiters gilt die Vorannahme, dass die Seinsperspektiven des Individuums (Gedanken, Gefühle, Körperlichkeit), die Kultur (das Wir) und die Gesellschaft untrennbar miteinander verwoben sind und immerzu weiter evolvieren. Die individuelle Herausforderung ist, das SELBST im Hier und Jetzt zu realisieren.

Integrale „Landkarten-Spezialisten" werden zu praktizierenden „Lebens-Künstlern"

Eine möglichst exakte integrale Landkarte ist wichtig für die Verortung des Bewusstseins. Dies ermöglicht Klienten, die mit einem Problemlösungsfokus eine Aufstellung machen oder ihr Bewusstsein weiterentwickeln wollen, eine Ist-Analyse bzw. Diagnose, wo sie persönlich stehen. Die Landkarte darf jedoch nicht mit dem Territorium verwechselt werden. Kolumbus suchte eine Seeroute nach Indien und entdeckte dabei zufällig Amerika. Dies zeigt, dass man als Praktizierender sogar mit der falschen Landkarte an ein spannendes Ziel kommen kann. Im Zen-Buddhismus gibt es viele Geschichten über „zufällig Erleuchtete", während andere, die jahrelang nach der Erleuchtung gesucht haben, dieses Ziel nie erreichten. Voraussetzung ist, dass man sich auf den praktischen (praktizierenden) Weg macht. Ein solcher Do (Weg) kann die Arbeit mit Aufstellungen sein. Wie können wir das Bewusstsein „verorten"?

Die „Kosmische Adresse"

Der amerikanische integrale Philosoph Ken Wilber hat den Vorgang der Wahrnehmungsfärbung, dass wir die Welt nie völlig neutral sehen können, in seinem AQALModell (AQAL = Alle Quadranten, alle Ebenen, alle Linien, alle Zustände, alle Typen) beschrieben. Damit sind gemeint:

Die Quadranten-Perspektiven (vgl. Kapitel 2.1.). Ich kann bezüglich irgendetwas eine subjektive, individuelle Perspektive einnehmen, die ich in Ich-Sprache formuliere (Quadrant links oben) oder eine dialogische Perspektive durch den Austausch mit einem anderen Menschen, die ich in Wir-Sprache ausdrücke (Quadrant links unten) oder eine objektivierende Perspektive, die ich in Es-Sprache formuliere (rechtsseitige Quadranten).

- Die Entwicklungshöhe, die Bewusstseinsstufen als der Horizont meiner Wahrnehmung (Modell der innerpsychischen Entwicklung).
- Zustände, dass ich etwas begeistert sehe, oder deprimiert bin.
- Typologien, zum Beispiel männliche oder weibliche Sichtweise.
- Entwicklungslinien, die unterschiedlich ausgeprägt sein können (kognitive, emotionale, spirituelle Entwicklung usw.).

Die bewusste Fähigkeit, die Welt wahrzunehmen, spiegelt sich in der „kosmischen Adresse“ wieder. Welche Perspektiven kann ich im Leben einnehmen?

Entwicklungshöhe und Bewusstseinsstufen

Dabei ist die Entwicklungshöhe des Bewusstseins vielleicht die wichtigste Perspektive für die Bewusstseinsqualität einer Aufstellung. Sowohl der Leiter, der Klient, als auch die Stellvertreter haben eine kosmische Adresse, das heißt, alle am Prozess Beteiligten, und das beeinflusst, welche Phänomene sich in einem Aufstellungsprozess zeigen und wahrgenommen werden können, wie Ereignisse interpretiert und gedeutet werden bzw. welchen Hinweisen man Aufmerksamkeit gibt, wie man sie reflektiert und zuordnen kann. Bewusstseinsstufen sind unser Wahrnehmungshorizont. Es gibt im Deutschen das Sprichwort: „Das ist mir zu hoch“, das heißt, es ist zwar etwas da, es existiert, aber es geht über meinen Kopf hinweg, und ich bekomme es nicht mit. Auf die Aufstellungsarbeit übersetzt: Ich kann als Leiter ein Phänomen, das über meinen Wahrnehmungshorizont hinausgeht, nicht wahrnehmen bzw. reflektieren. Wenn ein Stellvertreter eine höhere kosmische Adresse hat als der Leiter, gibt er vielleicht Hinweise, die der Leiter in seinem Weltbild in ihrer Bedeutung gar nicht zuordnen kann.

Beispiel: Vielleicht hat der Aufstellungsleiter ein festes Weltbild bezüglich Beziehungen, zum Beispiel gleichgeschlechtliche Beziehungen sind für ihn falsch bzw. ein rotes Tuch. Der Leiter kann mit Klienten, die mit diesem Thema kommen, nur schwer umgehen. Er hat zum Beispiel eine Abwehrreaktion, in seiner inneren Welt ist kein Raum dafür. Klient, Stellvertreter, Gruppenmitglieder gehen dann entweder in Dissonanz mit dem Leiter oder lernen, welche Art von Rückmeldungen in dieser Gruppe erwünscht sind und welche nicht, bzw. die Teilnehmer suchen sich einen Leiter, bei dem sie mit ihrer kosmischen Adresse in einem für sie passenden, angemessenen Lernfeld sind. Da der Leiter die zentrale Figur einer Gruppe ist, wird sich das Feld seiner Gruppen wahrscheinlich synchron zu seiner kosmischen Adresse entwickeln.

Die Bewusstseinsstufen und ihre Bedeutung für die Aufstellung
Das Modell der Spiral Dynamics

Die Spiral Dynamics sind ein Modell über die Weiterentwicklung von Menschen, deren Weltsichten und Wertehierarchien und das derzeit bekannteste Modell der integralen Psychologie in diesem Bereich. Das Ursprungsmodell stammt von Clare Graves, einem amerikanischen Professor für Psychologie, der in den 60er- bis 80er-Jahren acht verschiedene Wertehierarchien identifizierte. Nach seiner Theorie haben sich diese Stufen im Lauf der letzten 100.000 Jahre in einer bestimmten Reihenfolge (Entwicklungslinie) herausgebildet. Jeder Mensch startet bei Stufe 1, um dann durch verschiedene Weltsichten, zum Beispiel im Alter von 20 Jahren bei Stufe 4 oder 5 zu sein (Durchschnitt der westlichen Welt). Seine Schüler Don Beck und Christopher Cowan haben das Modell weiterentwickelt. Die Spirale ist symbolisch ein dynamischer Ausdruck natürlicher und kosmischer Kräfte, angefangen von der DNA bis hin zu den spiralförmigen Galaxien unseres Universums. Mit Präsident Bill Clinton erörterte Don Beck Fragen der Rassendiskriminierung, und mit Nelson Mandela tief greifende Strategien der Versöhnung. Für die zentrale Rolle beim friedlichen Aufbau eines demokratischen Südafrika wurde Don Beck 1996 öffentlich geehrt.

Jede der Entwicklungsstufen stellt einen Bewusstseinshorizont dar, der bestimmt, wie weit und tief wir schauen können, und damit unser Weltbild formt. Dieses Weltbild wird uns erst bewusst, wenn wir uns weiterentwickeln, hin zu der nächsthöheren Stufe. Gleichzeitig hat jede Stufe gesunde und ungesunde Ausprägungen oder Licht- und Schattenaspekte, einen individuellen und einen gesellschaftlichen Bezug.

Anhand der Spiral Dynamics möchten wir die Bedeutung der prägenden Entwicklungsstrukturen für das Bewusstsein jedes einzelnen Menschen in Verbindung mit der praktischen Auswirkung auf die Aufstellungsarbeit illustrieren.

Bewusstseinsstufen – Wertesysteme und evolutionäre Entwicklung

Bewusstseinsstufen beinhalten auch Wertesysteme und damit eine Art und Weise des Denkens, die nicht mit den Inhalten des Denkens zu verwechseln ist. Die Wertehaltung beeinflusst, wie Menschen denken: über Religion, den Sinn der menschlichen Existenz, Ökonomie, Politik, Familie, Ausbildung, Gesundheit, Freizeit usw. Jedes Wertesystem hat unterschiedliche Muster der Ethik, Motivation, des Lebensstils, Zielsetzung, Organisation und des Umgangs mit Veränderungen etc.

Die Bewusstseinsstufe ist die aktuell vorherrschende Ebene eines Menschen. In der Integralen Psychologie wird eine evolutionäre Logik, ein mögliches Fortschreiten auf den Bewusstseinsstufen, in einer vorgegebenen Rangfolge unterstellt. Das heißt, das Baby (reaktiv) lernt über die Identifikation des Kleinkindes mit der Familie (tribalistisch) sich abzugrenzen, das eigene Ich zu entwickeln (egozentrisch – Trotzphase) usw. Dabei wird die vorangehende Bewusstseinsebene transzendiert und mit eingeschlossen, das heißt, die Erfahrungen, erworbene Erkenntnisse, Strategien und Handlungsweisen stehen weiter zur Verfügung. Dieses evolutionäre Voranschreiten ist möglich, aber nicht automatisch, weshalb sich nicht jeder Mensch im Laufe seines Lebens von Stufe 1 bis Stufe 8 entwickelt. Jeder Bewusstseinsübergang beinhaltet einen intensiven persönlichen Transformationsprozess. Nachdem die bisherigen Stufenerfahrungen und Verhaltensweisen weiterhin zur Verfügung stehen, bedeutet demnach eine einzelne ich-bezogene Handlung oder Aussage nicht, dass der betreffende Mensch sich dauerhaft auf der egozentrischen Entwicklungsstufe 3 befindet. Dies wäre dann der Fall, wenn die Ich-Bezogenheit unbewusst und unreflektiert ausgedrückt wird. Wird sie bewusst eingesetzt, hat der Mensch die ausschließliche Ich-Bezogenheit bereits überwunden. Analoges gilt für alle Stufen.

Das subjektive Ich wird dabei geprägt durch

a) Stufen, die Strukturen des Bewusstseins, die durch den Entwicklungsstrukturalismus beschrieben werden (zum Beispiel die Spiral-Dynamics-Stufen),
b) Inhalte des Bewusstseins, die phänomenologisch erforscht werden können und
c) Schattenanteile oder Psychodynamiken des Bewusstseins, welche die Psychologie untersucht. Ken Wilber nennt sie die „drei S": States, Stages and Shadows.

Für die Bewusstseinsstufen ab Stufe 3 geben wir kurze Übungsangebote für Aufstellungsleiter. Diese haben das Ziel, dass sich der Aufstellungsleiter noch bewusster werden kann, wo er einseitig Perspektiven bevorzugt und andere ausblendet. Diese Klarheit kann zu einer Zunahme an Bewusstsein und Wahlmöglichkeiten führen. Der Klient oder Teilnehmer kann die Kriterien zur Beobachtung nutzen, um die für sich passende Aufstellungsgruppe zu finden. (Habecker / Klein 2011)

Stufe 1: Reaktiv (archaisches Überleben) – Farbe: Beige

Der Fokus ist die möglichst sofortige Befriedigung der periodisch auftretenden physiologischen Bedürfnisse (Essen, Trinken, Geborgenheit, Sexualität), um das Überleben des Einzelnen und der Art auf existenzieller Ebene zu sichern. In der individuellen Entwicklung ist dies das Baby bzw. der Mensch, der sich selbst versorgt. Der Mensch lebt dabei ganz in der Gegenwart.

Stufe 2: Tribalistisch (magisches Stammesbewusstsein) – Farbe: Violett

Der Stamm und sein Überleben stehen im Mittelpunkt der Aufmerksamkeit. Die eigenen Wünsche werden zugunsten des Herkunftsstammes, des Häuptlings, der Geister geopfert. In der individuellen Entwicklung ist dies das Kleinkind, das, wie in den Dynamiken des Familienstellens beschrieben, bereit ist, für Bindung, Ausgleich und Ordnung im System zu sorgen. (Beispiel: „Wenn ich auf meine Bedürfnisse verzichte, geht es Mama und Papa gut.") In Gemeinschaften ist dies die Form von Stämmen, in denen sich Menschen in ihrer Identität definieren, mit dem Clan, dem jeweiligen Mystizismus, Aberglauben, der Magie, den Geistern, den Überlieferungen der alten Weisen. Den Anweisungen von Schamanen und Häuptlingen wird bedingungslos Folge geleistet.

Stufe 3: Egozentrisch (Kriegerbewusstsein) – Farbe: Rot

Diese Entwicklungsstufe ist weitgehend auf den eigenen Wahrnehmungshorizont beschränkt. Die Perspektiven anderer Menschen werden kaum wahrgenommen, geschweige denn verinnerlicht, andere werden so weit wie möglich in den Dienst der eigenen Interessen gestellt. Verhalten im Geist dieser Entwicklungsstufe ist weitgehend von der Willkür der eigenen Bedürfnisse geprägt: egozentrisch, impulsiv, spontan, dirigistisch und autoritär. In diesem Weltbild ordnet sich jemand nur unter, weil er jemand anderen als den Stärkeren, Mächtigeren identifiziert. Hohe Werte sind Power, Selbstdarstellung, Macht, Abgrenzung, Durchsetzung, aus einer oft narzisstischen Triebfeder heraus. Die egozentrische Phase ist in der individuellen Entwicklung als Kind wichtig (Trotzphase, Pubertät). Das Kind erlebt sich als eigenständiges Ich. Es findet eine entwicklungspsychologisch notwendige Abgrenzung zum Kollektiv (Wir), der Mutter, der Familie, zu den Regeln der Dorfgemeinschaft usw. statt. Viele Neuerer, Pioniere, Revolutionäre, Erfinder, Künstler und Musterbrecher, die ihrer Zeit voraus, Veränderungen vorangetrieben haben, besitzen (notwendigerweise) einen hohen egozentrischen Anteil. Die Schattenseite der Medaille: In ihrer übersteigerten Ausprägung wendet das Ich seine Kraft in schädlicher Weise gegen andere, und / oder die Gesellschaft als Ganzes. Manchmal dabei auch gegen sich selbst, indem es zum Beispiel über die eigenen und die Grenzen anderer geht.

Die egozentrische Ebene in der Aufstellung

Auf dieser Entwicklungsstufe ist es nur sehr beschränkt möglich, sich in andere Menschen einzufühlen und hineinzuversetzen. Die Leitung einer Aufstellung erfolgt eher technisch, an äußeren Kriterien orientiert.

Merkmale der Aufstellungsleitung sind: Der Leiter diktiert durch die Aufstellung. Er bestimmt, wo es langgeht und wer was macht, zum Beispiel wer (Klient, Stellvertreter), wann, wie lange eine Rückmeldung geben darf („Stopp – das ist zu viel Information"). Dabei agiert er oft willkürlich und impulsiv, wenn er eine spontane Eingebung hat („Mir kommt gerade ein wichtiger Impuls"). Die Eingebungen der Teilnehmer werden nicht mit der gleichen Ebenbürtigkeit wie die eigenen gewürdigt. Es könnte sein, dass der Leiter mit den Teilnehmern in Konkurrenz geht, vor allem, wenn seine Position und sein Stil als Leiter in Frage gestellt werden („Ich breche hier ab!", „Du bist im Widerstand", das heißt unausgesprochen gegen mich). Dem Leiter ist die Anerkennung für die gefundenen Lösungen wichtig, die er primär als seine „Ich-Leistung" interpretiert („Meine große Erfahrung als Leiter war hier von Vorteil.")

Dominiert die „Egozentrische Ebene" die Aufstellung über einen längeren Zeitraum, sind Egozentrik, Impulsivität, Selbstdarstellung, Ich-Bezogenheit und Willkür die Merkmale. Der Aufstellungskontext kann zur Bühne für offenen oder verdeckten Narzissmus werden. In der Sprache ist die „Ich"-Perspektive dominant.

Übung für den Aufstellungsleiter: Denken Sie an eine Situation, in der jemand in Opposition geht, Widerspruch äußert, sich weigert oder Sie kritisiert. Wie ist Ihre Wahrnehmung? Nehmen Sie nur noch Ihre eigenen Gefühle wahr und fällt es Ihnen schwer, diese auszuhalten? (Wut, Rechtfertigung, Kritik etc.) Oder ist es Ihnen möglich, sich emotional in Sie selbst, in Ihr Gegenüber und/oder weitere an der Situation Beteiligte einzuspüren? (Beobachter, Gruppenmitglieder etc.)

Stufe 4: Absolutistisch – Farbe: Blau

Das traditionelle, konformistische Bewusstsein: Die Lebensbedingungen sind die einer Welt, die Regeln, Gesetze und Ordnungen braucht, denen sich der Mensch bedingungslos unterzuordnen hat. Es gibt eine klare Vorstellung von richtig und falsch, die Loyalität gegenüber den Regeln und die Einhaltung der Gebote führen zur Erlösung; Gehorsam und Glaube werden gefordert.

Die vorherrschenden Strukturen sind feudalistisch, prägend sind Organisationen, die mit Befehl, Anweisung und Kontrolle arbeiten, der Prototyp ist die bürokratische Organisation. Gesetz und Ordnung definieren die Rahmenbedingungen; der Respekt vor der Autorität und die Einhaltung der bürgerlichen Pflichten („Ruhe ist die erste Bürgerpflicht!") sind entscheidend. Traditionen haben einen hohen Stellenwert, loyale Gruppenmitglieder genießen hohe Wertschätzung und einen tragenden Status.

In ihrer übersteigerten Ausprägung führen diese Denk-Systeme zu rigider Intoleranz, Ausgrenzung durch dogmatischen Fatalismus und Fundamentalismus und Vorurteile gegenüber allen anderen Gruppierungen.

Die absolutistische Ebene in der Aufstellung

Der Leiter agiert oft im Dienst einer übergeordneten und meist unreflektierten Idee oder eines Ideals („… so ist es!") eines festgelegten Weltbildes, auf eher dogmatische Art und Weise.

Beispiel 1: Verabsolutierung einer Schule oder Richtung:

Der Leiter stellt auf „nach Hellinger" oder „nach XY" ohne kritische Reflexion oder eine Berücksichtigung des aktuellen Kontextes. (Die Verantwortung dafür liegt natürlich nicht bei Hellinger oder XY, sondern bei dem Menschen, der eine Aufstellung leitet.)

Beispiel 2: Verabsolutierung einer bestimmten Weltsicht wie quantenphysikalisch, idealistisch, materialistisch, konstruktivistisch:

Die Erläuterungen und Interpretationen des Aufstellungsleiters bekommen den jeweiligen „Geschmack" der Weltsicht. (Jede Weltsicht kann, auch wenn sie auf einer höheren Bewusstseinsebene angelegt ist, verabsolutiert werden.) Am Beispiel einer Verabsolutierung des Konstruktivismus: Der Leiter definiert ein fixiertes Weltbild des Konstruktivismus oder setzt es implizit voraus. Wer dem nicht entspricht, wird kritisiert oder ausgeschlossen. Der darin enthaltene Widerspruch (wenn alle Wahrheit lediglich eine Konstruktion ist, dann gilt dies auch für das konstruktivistische Weltbild) wird nicht bemerkt.

Beispiel 3: Verabsolutierung einer bestimmten Technik/Methode:

Der Leiter stellt nach einer bestimmten Technik (zum Beispiel „immer und grundsätzlich" mit menschlichen Stellvertretern) auf und lehnt alle anderen Aufstellungstechniken ab (zum Beispiel mit nicht-menschlichen Stellvertretungen wie Klötzen oder Papprepräsentanten).

Beispiel 4: Verabsolutierung bestimmter Ordnungsprinzipien:

Da es bei der Aufstellungsarbeit auch um Ordnungen (Familienordnungen, Beziehungsordnungen, Ordnungen zwischen Gott und Mensch, Ordnungen zwischen Täter und Opfer etc.) geht, tendiert diese Entwicklungsstufe dazu, bestimmte Ordnungsprinzipien zu verabsolutieren. Diese Ordnungen sind universell gültig und müssen eingehalten werden, sonst entstehen „leidvolle Verstrickungen". Ausnahmen bestätigen dann lediglich die Regel.

Beispiel 5: Verabsolutierung des „Wissenden Feldes" – „Es" spricht:

Der Leiter ist verbunden mit einem von ihm so definierten „Wissenden Feld" oder einer höheren Intuition, die durch ihn spricht oder handelt („Ich bin Kanal für …"). Die Gruppe wird von einer unangreifbaren höheren Autorität geführt („Das Feld"). Damit sind die Weitergaben des Leiters gegen Kritik immunisiert („Es gibt nur eine Lösung."). Die eigenen Wahrnehmungen werden in der eigenen inneren Wertigkeit höher gestellt als die des Klienten oder der Teilnehmer („Es bin nicht ich, der spricht, sondern die Geistige Welt"). Wenn „das Allerhöchste" spricht, wer kann dagegen etwas sagen? Unausgesprochen: Wer will etwas gegen mich sagen? Die Klienten, Teilnehmer geben die Eigenverantwortung an den Leiter ab. Es findet eine „Gurufizierung“ statt mit der Gefahr der Abhängigkeit. Klienten in solchen Gruppen fühlen sich nicht mehr fähig, eigene Entscheidungen zu treffen.

Auf dieser Bewusstseinsebene bleibt der Aufstellungsleiter mit seinem Weltbild unreflektiert verhaftet. Die Bewusstwerdung des jeweiligen Weltbildes wäre schon der Übergang zur nächsten Stufe.

Übung für den Aufstellungsleiter: Denken Sie an etwas, das Sie gelernt haben, zum Beispiel die Form, wie man eine Aufstellung zu leiten hat, ein Ritual etc. Angenommen, jemand hinterfragt Ihre Überzeugung, welche spontane Reaktion entsteht in Ihnen? Widerspruch und Abwehr? („Nein, das kann nicht sein, dieses Ritual muss auf eine bestimmte Art und Weise gemacht werden.“) Oder die Bereitschaft, sich dialogisch oder experimentell auf eine andere Sichtweise einzulassen? Der emotionale Widerspruch kann ein Hinweis auf absolutistische Themenkomplexe sein.

Gesellschaftliche Entwicklung: die Aufklärung

Aus den Begrenzungen der blauen Stufe 4 ist bereits im 15./16. Jahrhundert die Aufklärung entstanden – der Wunsch, objektivere Erkenntnisse zu erhalten, führte dazu, alle absolutistischen Dogmen, die bis dahin unhinterfragt waren, auf den Prüfstand zu stellen: Im geistigen, im zwischenmenschlichen und im sozialen und politischen Bereich. Das Zeitalter der Aufklärung gilt als eine Epoche der geistigen Entwicklung der westlichen Gesellschaft im 17. und 18. Jahrhundert, die besonders durch das Bestreben geprägt war, das Denken mit den Mitteln der Vernunft von althergebrachten, starren und überholten Vorstellungen, Vorurteilen und Ideologien zu befreien und Akzeptanz für neu erlangtes Wissen zu schaffen.

Unter Aufklärung versteht man einen sowohl individuellen wie gesellschaftlichen geistigen Emanzipationsprozess, der die allein auf dem Glauben an Autoritäten beruhenden Denkweisen kritisch hinterfragt. Es wird gefordert, sich „seines eigenen Verstandes zu bedienen“ (Kant). Der aufgeklärte Mensch soll nicht mehr an die Vorgaben der Obrigkeiten oder Zwänge von Mode und Zeitgeist gebunden sein, sondern sein Leben und Denken selbst bestimmen.

Die moderne europäische Aufklärung verstand sich als Abkehr von einer christlich-mittelalterlichen Lebenshaltung, begann in der Renaissance und wurde von der Reformation (der kirchlichen Erneuerungsbewegung, maßgeblich durch Martin Luther) mit eingeleitet.

Mit der Aufklärung ging ein naturwissenschaftlicher und technischer Erkenntnisfortschritt einher. Wissenschaft und Bildung sollten gefördert und in allen Volksschichten verbreitet werden, das Denken sollte Vorurteilen und religiösem Aberglauben entgegentreten.

Voraussetzungen der Aufklärung waren Ereignisse wie die Entdeckung Amerikas und die technische Entwicklung zum Beispiel des Buchdruckes.

Die Aufklärung wurde durch die Französische Revolution in vielen Aspekten geprägt: Ihre Führer, radikale Anhänger der Aufklärung, schafften den Einfluss der Kirche ab und ordneten Kalender, Uhr, Maße, Geldsystem und Gesetze anhand rein rationaler Kriterien neu. Freiheit statt Absolutismus, Gleichheit und Brüderlichkeit anstelle einer Ständeordnung. Wissenschaftliche Erkenntnisse ersetzten alte Vorurteile und Toleranz sollte an die Stelle des alten Dogmatismus treten. Es wurde davon ausgegangen, dass der Mensch von Natur aus gut ist, man muss es ihm nur zeigen. Im Nachhinein betrachtet, scheiterte dieser Anspruch in vielen Aspekten. Die Revolution fraß ihre Kinder.

Die anfänglich noch vorhandenen religiösen Wurzeln der Aufklärung wurden ab dem 18. Jahrhundert weiter erstickt durch die Anforderung, die neuen Erkenntnisse auch nutzbringend anzuwenden. Mit dem steigenden Interesse an der Wissenschaft und der äußeren Welt begann sich der Mensch über die Natur zu setzen. Eine zunehmende Technisierung der Gesellschaft, die sich in der heutigen Zeit in einer in Mitteleuropa und Amerika stark materialistisch orientierten Welt zeigt, kann als eine Folgeerscheinung der aufklärerischen Ideologie betrachtet werden. Eine weitere Limitierung der Moderne ist eine einseitige Kopflastigkeit. *„Ich denke, also bin ich“* (René Descartes).

Aufklärung und Bewusstseinsebenen

In Bezug auf die Bewusstseinsebenen markiert die Aufklärung den Übergang vom Absolutismus (Stufe 4, Farbe Blau) zum Materialismus (Stufe 5, Moderne, Farbe Orange). Dieser Übergang fand in Wellenbewegungen mit mächtigen Rückschlägen statt. So reflektierten Max Horkheimer und Theodor W. Adorno, als bedeutende Kritiker der Aufklärung im 20. Jahrhundert, in ihrem gemeinsam verfassten Essay „Dialektik der Aufklärung" (1944), unter dem Eindruck der nationalsozialistischen Bewegung, dass sich die Aufklärung in ständiger Gefahr befindet, in ein mythisches Weltbild umzuschlagen, da auch Mittel der Unterdrückung oder etwa Waffentechnologie auf der Basis von Logik und Ratio, den Grundpfeilern der Aufklärung, entstünden. Ende des Zweiten Weltkrieges festigte sich in Europa die Demokratie und damit der Übergang zu Orange.

Stufe 5: Moderne / Materialismus – Farbe: Orange

Auf der Stufe des „modernen" Bewusstseins geht es darum, bessere Lebensbedingungen für den einzelnen Menschen zu schaffen, auch um dem Leiden und damit den unterdrückenden Systemen zu entkommen. Leitgedanken sind das Streben nach Wohlstand, individuelle Autonomie und Unabhängigkeit, Freiheit und mehr Wahlmöglichkeiten für den einzelnen Menschen. Die Arbeit dient dem Fortschritt durch Wissenschaft, Technologie und der Suche nach optimierten Lösungsmöglichkeiten: *„Das Bessere ist der Feind des Guten!"* In der an Leistung orientierten Gesellschaft steht Gewinnen, Konkurrieren und das Ringen um Perfektion – schneller, höher, weiter – an erster Stelle. Strategisches Denken und materielle Orientierung sind die Triebfedern des Fortschritts, die Suche nach der objektiven Wahrheit und der Glaube an die Machbarkeit der technologischen Errungenschaften sind die neuen Götter.

In der übersteigerten Ausprägung führt der Materialismus zu Skrupellosigkeit, Ausbeutung, Selbstbezogenheit und der Förderung der individuellen Gier.

Anfangs wurde der Geist noch gleichwertig mit der Materie betrachtet. Dann entstand die Schattenseite von Orange: Da es einfacher war, das äußerlich Materielle zu untersuchen als das innerlich Geistige, wurde das Geistige immer mehr geleugnet und geriet in den Hintergrund. Der neue Glaube lautete: Nur das Materielle ist wirklich. So entstand der wissenschaftliche Materialismus, bei dem nur die äußerliche Welt und harte Fakten zählen.

Die modern-materialistische Ebene in der Aufstellung

Auf dieser Entwicklungsstufe werden die auf der vorherigen Ebene gemachten Annahmen kritisch hinterfragt, und damit tritt das Prinzip von Wissenschaftlichkeit und Reflexion in den Vordergrund, auch die kritische Selbstreflexion des Aufstellungsleiters selbst. Dies ist ein großer Schritt hin zu mehr Flexibilität und Objektivität bei der Aufstellungsarbeit als eine Grundvoraussetzung für einen kritischen und wissenschaftlichen Diskurs. Aufgrund der unglücklichen Gleichsetzung von Wissenschaft = Naturwissenschaft (unter Ausklammerung der für die Aufstellung so wesentlichen Geisteswissenschaften wie Phänomenologie, Strukturalismus und Psychodynamik) in weiten Teilen der Öffentlichkeit tendiert diese Entwicklungsstufe auf ihrer Schattenseite zu einer äußerlich-funktionalen Sichtweise und vermeidet dann weitestmöglich Innenwahrnehmungen. Die Aufstellungsarbeit bekommt oft einen technisch-funktionalen Geschmack, mit einer klaren Abgrenzung zu der „Gefühlsduselei" und „Unwissenschaftlichkeit" anderer, empathischer Aufstellungsarbeit, mit einem Augenmerk auf Abstände, Verhalten, Bewegungsmuster, Verteilung im Raum, Blickrichtungen usw. Eine derartige Reduktion kann auch durch die Festlegung des Kontextes erfolgen („Wir machen in diesem Kontext nur Organisationsaufstellungen"). Alles, was sich nicht auf den definierten Kontext bezieht, wird ausgeblendet.

Übung für den Aufstellungsleiter: Geben Sie Hypothesen, die nicht naturwissenschaftlich belegt sind, dieselbe Chance auf Überprüfbarkeit wie den wissenschaftlich nachgewiesenen? Neigen Sie zu Komplexität („möglichst alle denkbaren Einflussfaktoren mit einbeziehen") oder zu einer technischen Pragmatik („Entwicklung eines funktionalen Verfahrens, das Ergebnisse bringt")? Wie klingt der Satz für Sie: Die Geisteswissenschaften sind den Naturwissenschaften ebenbürtig. Oder: Bewusstsein und Materie sind zwei Seiten einer Münze?

Gesellschaftliche Entwicklung: die 68er-Bewegung

Unter der 68er-Bewegung werden verschiedene, meist linksgerichtete Studenten- und Bürgerrechtsbewegungen (u. a. die deutsche Studentenbewegung) zusammengefasst, die zeitlich parallel seit Mitte der 60er-Jahre weltweit aktiv waren. Der Name bezieht sich auf das Jahr 1968, in dem einige Konflikte eskalierten, insbesondere in den USA in den Antikriegsdemonstrationen (Vietnamkrieg) und nach der Ermordung Martin Luther Kings, in Europa in diversen intensiven zivilen Auseinandersetzungen.

Unterschiedliche Bewegungen waren u. a. der Protest gegen den laufenden Vietnamkrieg (Ostermarsch- und Friedensbewegung), der Kampf gegen Autorität (insbesondere in der Bildung: „Unter den Talaren – Muff von 1000 Jahren") und Erziehung (Jugendbewegung), die Gleichstellung von Minderheiten sowie der Einsatz für mehr sexuelle Freiheiten (Frauenbewegung, sexuelle Revolution: „Wer zweimal mit derselben pennt, gehört schon zum Establishment."), Schwulenbewegung, Flowerpower- und Hippie-Bewegung.

Als eine Ursache wird das global ungleiche Wirtschaftswachstum seit dem Zweiten Weltkrieg gesehen, das gegen Ende der 60er-Jahre zu stocken begann (Kampf gegen den Klassenkapitalismus); die weltweit zunehmend stärkere Bildungsbeteiligung, insbesondere an der Hochschule; die Dekolonisierung (Auflösung kolonialer Herrschaft), die seit dem Zweiten Weltkrieg und besonders Anfang der 60er stattfand.

Die politische Welt war im Umbruch: „Kubanische Revolution", die chinesische „Große Proletarische Kulturrevolution", der „Prager Frühling", der Vietnamkrieg.

Auch in Deutschland wollten die „Jugendrevolutionäre" das „Establishment" verjagen. In führenden Positionen gab es zu dieser Zeit noch viele Altnazis. 1954, als Deutschland in Bern den Gewinn der Fußballweltmeisterschaft feierte, wurde in Frankfurt nach der Deutschlandhymne, wie zu Zeiten des Nationalsozialismus, das Horst-Wessel-Lied gebrüllt. Es begann gerade erst die intensive Aufarbeitung der Nazivergangenheit (zum Beispiel 1963–65, erster Auschwitz-Prozess).

1969 fand das Woodstock-Festival statt, das als musikalischer Höhepunkt der US-amerikanischen Hippie-Bewegung gilt. Sexuelle Revolution, Drogenkonsum – die alten Konventionen waren im Umbruch. Nach einer Umfrage bereuten es 70 Prozent der 68er, die nicht in Woodstock dabei waren, dieses Festival versäumt zu haben.

Aus Sicht der älteren Generation war diese Jugend „antibürgerlich, antireligiös und hatte antifamiliärer Reflexe" (Verschwinden der guten Manieren, Verfall der guten Sitten).

Wie bei jedem bisherigen Übergang gab es auch hier radikale Tendenzen, wie zum Beispiel die RAF in Deutschland, die vor Mord und Gewalt nicht zurückschreckte, um ihre „höheren Ziele" zu erreichen.

Zusammenfassend aber kann man sagen: Durch die 68er-Bewegung wurde die Welt pluralistischer als zuvor.

68er-Bewegung und Bewusstseinsebenen

Die 68er-Bewegung kann als bisherige Zuspitzung im Übergang auf die postmoderne Stufe 6 (Grün) gesehen werden, teils gegen die Werte einer modernen, kapitalistischen Gesellschaft, wie auf Stufe 5 (Farbe: Orange) beschrieben, teils gegen die Schatten im kollektiven Bewusstsein der vergangenen Stufen (zum Beispiel tabuisierter Nationalsozialismus in Deutschland und Österreich).

Die einseitigen Tendenzen des Materialismus und der Aufklärung wurden erkannt. Die Menschen hatten sich nach Ken Wilbers Modell der Quadranten zu stark an der Außenseite orientiert. Dadurch entstand das Bedürfnis: Wir brauchen wieder mehr Raum für die Innenseite, das heißt, dem inneren Erleben, der Innerlichkeit Raum zu geben. Raum für Vielfältigkeit, um Gefühle auszudrücken, für die Gleichwertigkeit verschiedener Sichtweisen, den Dialog.

Stufe 6: Postmodern – Farbe: Grün

Auf der Stufe des „postmodernen" Bewusstseins geht es um die Begegnung von „Ich und Du", die Schattenseite der Moderne wird thematisiert, das Augenmerk geht wieder mehr auf Innerlichkeit, Dialog und die Erkenntnis, dass Wirklichkeit (auch) einen starken konstruktivistischen Aspekt hat, das heißt, dass Wahrheiten auch relativ sind. Gesellschaftlich werden bisher Benachteiligte und Ausgebeutete mit einbezogen. Prägend ist die Orientierung am Konsens und an der Gleichberechtigung aller; die persönliche Entwicklung der Einzigartigkeit steht im Mittelpunkt, Multikulturen und Vielfalt sind förderungswürdig. Die Verantwortlichkeit für das Ganze, Mitgefühl und Einbeziehung, die deutlichere Anerkennung des Weiblichen und eine größere Sensitivität stehen im Vordergrund. Umweltschutz, Nachhaltigkeit, sinnvolle Nutzung ökologischer Ressourcen und Vorlieben für alles „Natürliche" gewinnen an Bedeutung. Das menschliche Potenzial wird stärker beachtet, spirituelle Freiheit, Kreativität und Intuition prägen menschliches Miteinander. Ein hohes Ideal ist der Weltfrieden.

In der übersteigerten Ausprägung führt das postmoderne Bewusstsein zur Ablehnung von Hierarchie, Geringschätzung der Moderne und der Tradition und zu einem an Beliebigkeit grenzenden Wertrelativismus, der für alles offen ist, aber dadurch für nichts richtig dicht.

Die postmoderne Stufe in der Aufstellung

Die Wahrnehmungsperspektive und das Selbstverständnis des Klienten, für den aufgestellt wird, der teilnehmenden Personen und des Aufstellungsleiters rücken in den Blick und die Gestaltung der Aufstellung, wie sie dem Klienten am besten dient. Im Idealfall werden dabei subjektive wie auch objektive Aspekte, äußerliche wie auch innerliche Merkmale, phänomenologische wie auch konstruktivistische Aspekte berücksichtigt. In der postmodernen Übertreibung führt diese neu gewonnene Pluralität und Vielfalt jedoch leicht zu Beliebigkeit, Egalitarismus und auch Narzissmus, nach dem Motto: „Wo alle Wahrheiten konstruiert sind, gibt es keine Wahrheit mehr" (außer der eigenen postmodernen Sichtweise), was zu Beliebigkeit führt. Aufstellungen aus diesen Schattenaspekten heraus haben den Geschmack von „anything goes", und die Dinge werden ihrem „natürlichen" Lauf überlassen („Was sich zeigt, ist immer richtig, Störungen haben Vorrang"). Der Aufstellungsleiter setzt sich selbst außer

Kraft und wird Teil des Prozesses. Hierarchie, Führung und Leitung werden oft abgelehnt. Dadurch schummelt sich die Egozentrik wieder durch die Hintertür herein – die sogenannte Prä-/Transverwechslung. („Wenn alle Sichtweisen wichtig sind, dann meine ganz besonders!"). Struktur (Stufe 4) und Wissenschaftlichkeit (Stufe 5) gehen verloren (aus Sicht der grünen Stufe ist Wissenschaft auch nur ein kulturelles Konstrukt – „Was soll's? Auch nur eine Meinung. Es gibt diese Wissenschaft, jene Wissenschaft, jeder hat seine … Also: Einfach alles laufen lassen, da man sowieso nichts weiß.") In Ablehnung von Autorität kann jede Meinung relativiert und de-konstruiert werden. Ein Mensch trifft eine Feststellung, die ist relativ, die nächste Feststellung ist auch wieder nur relativ – ist sie ja auch in gewisser Weise –, dann wird das wieder relativiert. Letztendlich landet man in einem Sumpf von Nihilismus und Nirgendwo und lehnt alles ab. Alles? Nicht ganz: Was übrig bleibt in den Trümmern der Dekonstruktion, ist die eigene Position, die klammheimlich außerhalb des Kontextes der Dekonstruktion gestellt wird. Ken Wilber bezeichnet das als „Boomeritis". Der Schatten der grünen Stufe in die „Baby-Boomer"-Generation.

Beispiel: „Der unsichtbare Leiter"

Der Leiter ist lediglich Gastgeber eines Happenings und greift nicht mehr ein. Die Phänomene werden nicht reflektiert und verortet („Der Geist der Gruppe findet die Lösung"). Jedes Ereignis wird als bedeutungsvoll betrachtet („Es gibt keine Zufälle"). Zusammenhänge (Bedeutungen) werden unreflektiert konstruiert: Wenn der Flipchart während der Aufstellung zusammenbricht, war es die Resonanz mit „dem Feld" („Was bedeutet dieses Ereignis in Bezug auf den Klienten?"). Eine weitere Gefahr: Der Klient wird vom Leiter aus falsch verstandener Menschenfreundlichkeit geschont, die wirklich heiklen Themen werden vermieden, es wird drumherum gestellt.

Übung für den Aufstellungsleiter: Wie gehen Sie mit der Verantwortung für die Leitung um? Haben Sie eher die Tendenz, verantwortlich einzugreifen oder eine Aufstellung laufen zu lassen? Wie bewerten Sie dies bei Kollegen? Denken Sie überwiegend in (sich selbst organisierenden) Prozessen und Systemen und nehmen Sie sich selbst dabei heraus? Wie stehen Sie zu Ich-Bezogenheit, Traditionen, Normen und der Wissenschaft?

Bewusstseinsebenen – second-tier thinking

Die ersten sechs Stufen entsprechen einem „Denken des ersten Ranges" (first-tier thinking). Dann folgt eine evolutionäre Verschiebung im Bewusstsein: das „Denken des zweiten Ranges" (second-tier thinking): Stufe 7, Integral (Farbe: Gelb) und Stufe 8, Holistisch (Farbe: Türkis). Der entscheidende Unterschied dabei ist, dass jemand, der das integrale Bewusstsein etabliert, das erste Mal nicht mehr an seine aktuelle Bewusstseinsstufe anhaftet, sondern auch die Wahlmöglichkeit entwickelt, sich auf verschiedenen Bewusstseinsstufen einzuklinken und die Position einer übergeordneten Reflexion, einer Art „Zeugenbewusstsein" einzunehmen.

Nach Schätzungen sind 25 Prozent der amerikanischen Bevölkerung bei Grün (die „kulturell Kreativen") und weniger als 2 Prozent im zweiten Rang, ab Stufe 7.

Clare Graves bezeichnet den Übergang im menschlichen Bewusstsein in das „Zweite-Rang-Denken" als einen „bedeutungsvollen Sprung" („Quantensprung"), bei dem „eine Kluft unvorstellbarer Tiefe überwunden wird".

Jede Ebene ist ein „Transzendieren und Einschießen". Das bedeutet, jede Ebene geht über die vorangegangene(n) hinaus, transzendiert sie und beinhaltet oder umfasst sie zugleich in ihrem Bestand.

Beispiel: Eine Zelle transzendiert und beinhaltet Moleküle, welche Atome transzendieren und beinhalten. Genauso ist jede Bewusstseinsstufe ein grundlegender Bestandteil aller nachfolgenden Stufen, und daher sollte jede geschätzt und anerkannt werden.

Keine der ersten sechs Stufen ist fähig, die Existenz der anderen Stufen voll zu würdigen, denkt, dass ihre Weltsicht die richtige oder beste Perspektive ist und reagiert negativ, wenn diese Sicht angegriffen wird; sie schlägt zurück, unter Verwendung der eigenen Werkzeuge, wann immer sie sich bedroht sieht.

Dies beginnt sich mit der Denkweise des zweiten Ranges zu verändern. Da das Zweite-Rang-Bewusstsein sich der inneren Stufen der Entwicklung voll bewusst ist – selbst wenn es sie noch nicht konkret formulieren kann –, tritt es einen Schritt zurück und erfasst das Gesamtbild, bedenkt, erfasst und würdigt die gesamte Spirale der Existenz.

Stufe 7: Integral – Farbe: Gelb

Die Stufe des „integralen" Bewusstseins beinhaltet neue Einsichten in „das, was die Welt zusammenhält". Aus der Überzeugung vom Potenzial des Evolutionären entsteht eine neue Verantwortlichkeit für die Schöpfung, der Mensch wird als Mitgestalter der Welt gesehen und anerkannt. Einander widersprechende Wahrheiten werden im „Sowohl-als-auch" gesehen und wertgeschätzt, Wissenschaften und Religionen begegnen sich harmonisierend. Ein integrales Bewusstsein vereinigt die Stärken der oben beschriebenen Entwicklungsstufen, ohne mit diesen identisch zu sein. Mitgefühl und Verständnis für alle Weltsichten sind die Basis von Erfahrungen von Einheit. Die Einheit, das Universale wird als das Eigentliche wahrgenommen und die Unterscheidung als das Hergestellte; die Aufhebung der Gegensätzlichkeit in einem übergeordneten Sinn ist das Ziel. Dabei wird jede Struktur und Ordnung als „richtig" anerkannt, die für die jeweiligen Lebensbedingungen adäquat ist und die Entwicklung menschlichen Lebens fördert und unterstützt. Ein hoher Wert ist: „Leben ist Lernen." In der übersteigerten Ausprägung wird integrales Bewusstsein elitär ausgrenzend, abgehoben und unduldsam.

Die integrale Stufe in der Aufstellung

Je nachdem, was für den Klienten und alle Beteiligten insgesamt die meisten Entwicklungsmöglichkeiten bringt, kann der Aufstellungsleiter aus seinem Ich heraus agieren, Traditionen und Werte vertreten, strukturell und prozessorientiert vorgehen und sensitiv, pluralistisch und konstruktivistisch die Aufstellung gestalten. Im Unterschied zu allen vorherigen Entwicklungsebenen identifiziert er sich jedoch mit keiner dieser Weltsichten mehr, sondern integriert sie bewusst, unter Zuhilfenahme seiner Fähigkeiten, der Situation entsprechend.

Praktische Bedeutung der Entwicklungspsychologie für die Aufstellungsarbeit

All dies findet seinen Ausdruck in Aufstellung bei zutreffenden Entscheidungen wie:

- was aus der Erzählung eines Klienten aufgestellt werden soll (Themenauswahl, Aspekte des Themas usw.),
- welche Aufstellungstechnik zum Einsatz kommen soll (Menschen, Pappröhren, Bodenanker usw.),
- die Regeln der Aufstellung (sollen Rückmeldungen von Stellvertretern zugelassen, freie Bewegung im Raum erlaubt werden oder nicht usw.),
- welche Vorstellung von Ordnungsprinzipien (Geschlechterverhältnis, Ausgleichsprinzip von Geben und Nehmen, Opfer / Täter-Dynamiken usw.) der Leiter hat, mit wesentlichem Einfluss auf Gestaltung und Deutung von Aufstellungssituationen,
- die eingenommene Perspektive auf eine Aufstellung. Sie kann mehr auf Äußerliches gerichtet sein, Abstände, Blickrichtungen und Positionen im Raum strukturell beschreibend oder mehr empathisch auf Innerliches (wie Gefühle und Stimmungen), oder beides integrierend.

Aus der Art und Weise, wie aufgestellt und was dabei gesagt und getan wird, lassen sich Rückschlüsse auf den Entwicklungsstand und den gesellschaftlichen Kontext ziehen, in dem die Aufstellung stattfindet.

Daher ist es für einen Aufstellungsleiter unverzichtbar, sich nicht nur auf die eigene phänomenologische Wahrnehmung zu verlassen, auch wenn diese ein wesentliches Arbeitswerkzeug ist, sondern sich auch mit den eigenen Bedingtheiten physiologischer, psychologischer, kultureller und sozialer Art zu befassen, bei sich selbst und den an einer Aufstellung Beteiligten, um sich so der eigenen (und fremden) Wirklichkeitskonstruktionen immer mehr bewusst zu werden.

Als wissenschaftliches Instrumentarium dienen dazu unter anderem

- phänomenologische Erlebnisberichte (aus Aufstellungen, Mystik, Psychologie, und dem Leben allgemein),
- strukturalistisches Wissen, zum Beispiel durch das Studium individueller und kollektiver Entwicklungsmodelle,
- naturwissenschaftliche Perspektiven auf den Menschen wie zum Beispiel die Neurobiologie,
- systemische Betrachtungsweisen aus der Systemtheorie und Kommunikationswissenschaft.

Praktische Maßnahmen

- Unter Zuhilfenahme „integraler Landkarten (siehe dazu zum Beispiel Ken Wilber, „Integrale Vision“) können Phänomene und Methoden in ihrer Gesamtheit besser eingeordnet werden, ohne dabei dogmatisch zu sein.
- Um der Komplexität von Aufstellungen gerecht zu werden, ist es notwendig, dass der Leiter permanent an seinem Horizont der Wahrnehmung, das heißt an seiner Entwicklung arbeitet.
- Neben der Bedeutung technischer Fertigkeiten wird das Bewusstsein des Aufstellungsleiters in den Mittelpunkt von Aus- und Weiterbildungen gestellt.

Bewusstseinsentwicklung hat das Ziel der Erweiterung der bewussten Wahrnehmung, Reflexion und Wahlmöglichkeiten.

Die Zukunftsperspektive – Stufe 8: Holistisch – Farbe: Türkis

Da diese Stufe erst im Entstehen ist, können wir eine mögliche Entwicklung bisher nur erahnen. Mögliche Entwicklungsperspektiven sind:

- Die Ganzheit der Existenz durch Geist und kosmisches Bewusstsein erfahren.
- Die Welt ist ein einziger, dynamischer Organismus mit eigenem, kollektivem Geist.
- Das Selbst ist sowohl ein eigenständiger, als auch ein mit einem größeren, mitfühlenden Ganzen verbundener Teil.
- Alles ist mit allem in ökologischer Ordnung verbunden.
- Energie und Information durchdringen das gesamte Umfeld der Erde.
- Holistisches, intuitives Denken und kooperatives Handeln werden erwartet.

Aufstellung als Methode: individuelle und kollektive Entwicklung

Bei der Szenischen Aufstellung und der Kollektiven Aufstellung haben wir erstmals den Fokus verändert. Nicht ein Einzelklient mit einer „Problem-Lösungs-"Zielsetzung bestimmt die Aufstellung. Erlebnispädagogisches, kollektives Bewusstseinslernen ist der neue Fokus. Dabei beeinflusst die individuelle Entwicklung die kollektive Entwicklung und umgekehrt, beide stehen in einer Wechselwirkung. Wenn sich viele Individuen in ihrem Bewusstsein weiterentwickeln, entsteht ein Sprung im Bewusstsein, den wir auch als gesellschaftliche Entwicklung erfahren können.

8. Ausblick

Die Aufstellung ist „nicht das Ding an sich"

So wie es laut Kant „nicht das Ding an sich" gibt, gibt es auch nicht die Aufstellung an sich. Lange vor Kant formulierte bereits Augustinus: *„Die Dinge existieren nur, wenn sie erlebt werden."* Damit rückt der „Beobachter" in den Mittelpunkt aller Überlegungen und allen Handelns.

Das gilt auch für die Aufstellungsarbeit. Die Art und Weise, wie alle Handelnden als Beobachter Beschreibungen vornehmen, ist nicht die Eigenschaft der Aufstellung an sich, sondern eine Reaktion der Beobachter (als Aufsteller, Stellvertreter, Klient) auf das Beobachtete, und ist in hohem Maß von deren eigenen Konstrukten abhängig.

Die Aufstellung ist ein sich dynamisch entwickelndes System, das keine Wirklichkeits-Standpunkte, sondern vielmehr Wirklichkeits-Fließpunkte zeigt.

Das, was sich in der Aufstellung realisiert, ist vom Bewusstsein aller Beteiligten, auch und vor allem des Aufstellers abhängig. Seine Art der Wahrnehmung, der eigenen und der Wahrnehmung der Aufstellung, der Stellvertreter, des Klienten, die Fähigkeit zur Reflexion dessen, was in der Aufstellung geschieht, die Qualität des Austauschs, des Dialogs, hat Einfluss auf das „SELBST", auf die Identität des Aufstellers, auf die Art und Weise seiner Intervention und beeinflusst damit wesentlich den Verlauf der gesamten Aufstellung.

Dies verdeutlicht die hohe Relevanz der Bewusstseinsarbeit für die Professionalität von Aufstellern. Die bewusste Bewusstseinsarbeit des Aufstellungsleiters bedeutet die Auseinandersetzung mit sich selbst, mit seinen eigenen Grundhaltungen, Annahmen und seinen Wirklichkeitskonstruktionen. Das Einlassen auf sich selbst ist fundamentale Voraussetzung, um sich auf die Menschen und das Thema der Aufstellung einzulassen. Diese Form von Bewusstseinsarbeit als Wissen von sich selbst" (Hegel) und vom Wissen des sich entwickelnden Systems nimmt innerhalb der Lehre der Inneren Form einen breiten Raum ein.

Gleichzeitig kann die Methode des Aufstellens auch über eine Methode der Problemlösung hinaus als erlebnispädagogisches Lernen gesehen werden, in dem alle Beteiligten (Leiter, Stellvertreter, Klienten, Gruppe) neue Erfahrungen der Bewusstseinsentwicklung machen und daraus selbst eine Evolution entsteht.

Aufstellung und das Prinzip der Achtsamkeit

„Es gibt keine Methoden, nur reine Achtsamkeit."
Otto Scharmer

Eines der zentralen Merkmale von Aufstellungsarbeit und der Bewusstseinsarbeit in unserem Verständnis der Inneren Form ist die Achtsamkeit. Ohne Achtsamkeit des Aufstellers kann keine wirklich substanzielle Aufstellung entstehen. Wo Menschen miteinander arbeiten, „aufstellen", müssen sie einander zuhören. Wo Menschen einander zuhören, müssen sie sich selbst hören. Sich selbst hören setzt die Achtsamkeit für sich selbst voraus. Das In-Kontakt-Sein, Verbunden-Sein mit dem eigenen Selbst, das Verweilen im Gewahr-Sein des Augenblicks, diese Form der Achtsamkeit ist unabdingbare Voraussetzung, um in der Aufstellungsarbeit präsent zu sein.

Um mit Virginia Satir zu sprechen, es geht darum, Menschen auf ihrem ureigenen Weg des *„geistig wachen, fühlenden, liebenden, authentischen, kreativen"* Werdens zu begleiten.

Aufstellungen sind nach unserem Verständnis weit weg von dem Prinzip: „Was muss der Klient, was müssen die Aufsteller tun, damit sich der Aufstellungsleiter in seinen Konstruktionen, seinen Annahmen und seinen Wirklichkeiten bestätigt fühlt?" Aufstellung der Inneren Form® ist das Wirken-Lassen der offenen Weite, bedeutet das Vorgefundene – im Verlauf der Aufstellung Sich-Findende –, Konstruierte annehmen, heißt, es „geschehen lassen". Dieses Lassen im Eckart'schen Sinn verwehrt sich gegen jedes „Das ist so". In jedem „Das ist so" schwingt etwas Ausgeschlossenes, Abgrenzendes, Abweisendes, sich der radikalen Offenheit Widersetzendes und lässt darüber hinaus auch keinen Raum für eine Haltung der „Toleranz von Ungewissheit" und des „Nicht-Abgeschlossenen". Der Aspekt des offenen Werdens beinhaltet auch die „Liebe zum Lebendigen", die Biophilie. Dieses Verständnis von Aufstellungsarbeit geht weit über das Wittgenstein'sche *„Die Grenzen meiner Sprache sind die Grenzen meiner Welt"* hinaus. Die Grenzen meiner Sprache sind nur die Grenzen der sprachlichen Mitteilbarkeit meiner Welt (Konstruktionen). In Aufstellungen der Inneren Form werden Erfahrungen auch über das rein Intellektuell-Sprachliche hinaus erfahren und transportiert: Es gibt Erfahrungen, die keiner Worte bedürfen.

Im Buddhismus geht der Meister in völliger Offenheit in eine Übung, auch wenn er sie schon 10.000 Mal gemacht hat, versucht er, wie beim ersten Mal, mit den staunenden Augen eines Kindes zu schauen. In Anlehnung an den Dialog von Bodhidharma, der den Buddhismus nach China brachte, mit dem Kaiser von China vor mehr als 1500 Jahren eine leicht abgewandelte Variante des Gesprächs:

Schüler: „Sag, was ist das Geheimnis einer guten Aufstellung?"
Aufsteller: „Offene Weite, es gibt kein Geheimnis."
Schüler: „Wer bist du eigentlich, dass du so sprichst?"
Aufsteller: „Reine Achtsamkeit."
Manfred Zink

Danksagung

Dieses Buch berichtet von Erkenntnissen und Erfahrungen, die wir mit vielen Menschen gemeinsam gemacht haben. Es ist unmöglich, hier all unsere Klienten, Seminarteilnehmer, Integralen Coaches, alle Netzwerker und Firmenkunden aufzuzählen, die uns mit ihren Fragen, ihrer Kritik und ihrer Begeisterung dazu anspornten, weiterzuforschen und weiterzuentwickeln. Auf diese Weise ist ein Feld von Menschen entstanden, die an ihrer Inneren und Äußeren Form arbeiten und sich als Teil eines größeren Entwicklungsprozesses sehen. All diesen Menschen danken wir, indem wir unser Buch als Information in dieses Feld hineingeben – in der Hoffnung, dass es größer und stärker wird.

Ein besonderes Anliegen ist es uns, uns bei den Begründern der Inneren Form, unseren Kollegen Bernd Linder-Hofmann und Manfred Zink zu bedanken, für die Inspiration und das Ringen um neue integrale Antworten. Von ihnen haben wir gelernt, dass wissenschaftliche Auseinandersetzung genauso wichtig ist wie sich beherzt und staunend von einer Antwort finden zu lassen.

Was die konkrete Texterstellung für das Buch betrifft, haben uns unsere Co-Autoren Sonja Stepanek bei der zeitraubenden Bearbeitung der Aufstellungen sowie Monika Hahn bei den Recherchen und Texten zu Satir, Hellinger und Jung unermüdlich unterstützt, unter der Mitarbeit von Gabriele Burstein, Petra Zirngast und Gabriele Miechtner. Fehler im Rohmanuskript kamen nicht an unseren scharfsichtigen Korrekturleserinnen Veronika Diehl und Anett Gotenfels vorbei.

Herzlicher Dank für das Feedback und die Unterstützung geht an das Team des Braumüller Verlags. Wir haben die aufgeschlossene und entspannte Zusammenarbeit mit Herrn Borovansky (Geschäftsführer), den Lektoren Harald Knill und Anita Luttenberger sowie der Textbearbeiterin Joanna Storm und der Grafikerin Alexandra Schepelmann sehr genossen.

Unsere Partner, Familienangehörigen und Freunde haben uns kontinuierlich den Rücken gestärkt und frei gehalten, obwohl sie oft auf uns verzichten mussten. Herzlichen Dank für eure Geduld und eurer großes Herz.

In unserem Rücken spüren wir den Fluss der Kraft unserer Eltern und Ahnen. Sie gibt uns Halt und Vertrauen auf unserem eigenen Entwicklungsweg.

Im Sinne all der Pioniere, die mit den vorgegebenen Antworten nicht zufrieden waren, sondern sich auf die Suche nach ihren eigenen machten, legen wir unseren Leserinnen und Lesern dankbar die Worte von Einstein ans Herz:

„Wichtig ist, dass man nicht aufhört zu fragen."

Sigrid Limberg-Strohmaier und Peter Klein

Glossar

Achtfacher Pfad

des Buddhismus ist der Pfad, der zur Erlösung vom Leiden führt und der Inhalt der letzten der vier Edlen Wahrheiten. Der Pfad ist nicht als geradliniger Weg zu verstehen, sondern beinhaltet einzelne Stufen, die je nach Fortschritt des Lernenden verwirklicht werden.

Achtsamkeit

auch Mindfulness genannt – ist das absichtslose nicht unterscheidende, nicht wertende, offene und präsente Gewahrsein der Empfindungen, Gefühle, Gedanken und Handlungen in der Gegenwart, im Hier und Jetzt des Augenblicks.

Anfängergeist

Begriff aus dem ZEN, „ShoShin“, der das Unvoreingenommene in der Wahrnehmung bezeichnet, eine „offene Weite“ als Ideal einer Grundhaltung, die möglichst frei von den Filtern der Alltagserfahrung, den Vorerfahrungen, Vorurteilen und Konstruktionen ist und zu einem intuitiven Denken und Handeln führt.

AQAL

Integrale Landkarte, entwickelt vom amerikanischen Philosophen Ken Wilber. AQAL = Alle Quadranten, alle Ebenen, alle Linien, alle Zustände, alle Typen. Damit sind gemeint:

a) Quadranten-Perspektiven: subjektive, individuelle Perspektive, die in Ich-Sprache formuliert ist (Quadrant links oben), eine dialogische Perspektive durch den Austausch mit einem anderen Menschen, die in Wir-Sprache ausgedrückt wird (Quadrant links unten), oder eine objektivierende Perspektive, die in Es-Sprache beschreibt (rechtsseitige Quadranten).
b) Entwicklungshöhe, die Bewusstseinsebenen als die jeweils erreichte stabile Plattform des Bewusstseins und der damit möglichen Ausprägung von Wahrnehmung und Reflexion (→ *Kosmische Adresse*; → *Spiral Dynamics*)
c) Entwicklungslinien (zum Beispiel kognitiv, interpersonell, psychosexuell, emotional, moralisch, spirituell)
d) Zustände des Bewusstseins (zum Beispiel Begeisterung, Depression)
e) Typologien, (zum Beispiel männliche oder weibliche Sichtweise)

Alltagswachbewusstsein

ist die für uns (subjektiv) verbindliche Wirklichkeit (in Anlehnung an Wilfried Belschner). Wir unterscheiden (konstruieren) diese auf der Basis der folgenden Kriterien: dreidimensionaler Raum, lineare Zeit (von der Vergangenheit über die Gegenwart zur Zukunft), Subjekt-/Objekttrennung (Ich und Du sind getrennt), lokale Kausalität (Ursache-/Wirkungszusammenhänge am selben Ort), konsistente Ich-Organisation und Materie als Basis (Bewusstsein ist uns oft nicht bewusst). Wir lernen diese Wahrnehmungs- und Konstruktionsprozesse ab unserem menschlichen Entstehen.

Aufstellung(en)

Aufstellung ist der Sammelbegriff für eine im Anschluss an das Psychodrama (Moreno) aus der Familientherapie stammende Bezeichnung von Formaten, die heute in Beratung, Coaching, Supervision, Familientherapie, Kunst usw. Anwendung finden. Zentrales Merkmal von Aufstellungen ist, dass durch die szenische Darstellung von Personen, Themen, Gruppen im Raum, durch Stellvertreter (Personen und / oder Symbole) verdeckte Themen und unbewusste Muster erkannt werden. Durch die besondere Dynamik sind Aufstellungen eine sehr wirksame Methode der Diagnose und Intervention in der Prozessarbeit, mit besonderen Herausforderungen, sowohl an den Klienten als auch an die Professionalität des Aufstellers selbst.

Aufstellungen Innere Form© (Integral)

sind in spezifischer Weise einerseits eingebunden in einen Methodenkreislauf. Weiteres Merkmal ist die hohe Relevanz der Bewusstseinsarbeit für die Professionalität des Aufstellungsleiters selbst. Für den Leiter gilt: Die Auseinandersetzung mit sich selbst, mit seinen eigenen Grundhaltungen, Annahmen und seinen Wirklichkeitskonstruktionen – das Einlassen auf sich selbst – ist fundamentale Voraussetzung, um sich auf die Menschen und das Thema der Aufstellung einzulassen. Die Realisierung des Aufstellungsergebnisses ist im Besonderen vom Bewusstsein des Leiters abhängig (Wahrnehmung, Reflexion, Identität des „SELBST“, Präsenz usw.). Die Entwicklung der Inneren Form als Bewusstseinsarbeit, als *„Wissen von sich“* (Hegel), nimmt innerhalb der Lehre der Inneren Form® einen breiten Raum ein.

Authentizität

ist die vollkommene Übereinstimmung von Denken, Sagen und Handeln. Die Basis der Authentizität ist die → *Kongruenz*, das heißt die Übereinstimmung von Hirn („das klingt vernünftig“), Herz („aus vollem Herzen bejahen“) und Hara (japanisch „Bauch“: „mit einem guten Bauchgefühl“), aus der ein authentisches Handeln erfolgt.

Buddhismus

ist eine auf den historischen Buddha, Siddhartha Gautama Shakyamuni Buddha (5. Jahrhundert v. Chr.), zurückgehende Religionsrichtung und Lehrtradition mit einem stark praktischen Lebensbezug zur Alltagswelt. Zentral ist im Buddhismus die Erkenntnis der Vergänglichkeit aller Dinge, u. a. die Grundlage der „Vier Edlen Wahrheiten“: 1. Leben ist Leiden (Dukkha). 2. Das Leiden wird durch Gier, Hass und Verblendung verursacht. 3. Die Erkenntnis, das Leiden kann beendet werden. 4. Der Weg zur Beendigung des Leidens führt über den → *Achtfachen Pfad.*

Ziel des Buddhismus ist es, durch ethisches Verhalten, Einsicht und Meditation, Mitgefühl und Weisheit (Prjana) zu entwickeln, um so Leid und Unvollkommenheit zu überwinden. In der Tradition des Hinayana (Sri Lanka, Myanmar,

Thailand, Kambodscha), des Mahayna (China, Korea, Vietnam und Japan) und des Tantrayana (Tibet) fand der Buddhismus in Asien rasch eine hohe Verbreitung. Seit Beginn des 20. Jahrhunderts erreichte er, u. a. durch die Schriften Schopenhauers im 19. Jahrhundert, erstmals Aufmerksamkeit im Westen. Durch seine tendenziell undogmatische, praktische, dem Leben zugewandte Lehre, seine Offenheit und Anpassungsfähigkeit in dem jeweils ihn umgebenden Kontext, findet er in Europa und in den USA zunehmend mehr Anhänger.

Bewusstsein

ist das Unterscheidende, das in der Unterscheidung einen Unterschied macht; die Unterscheidungen liegen in den Bereichen der → *Wahrnehmung* dessen, was wie wahrgenommen werden kann und der → *Reflexion*, wie ich mich selbst zum Gegenstand der Betrachtung zu machen in der Lage bin.

Das Bewusstsein wird je nach Perspektive unterschieden, zum Beispiel:

- Bewusstseins-Dimensionen sind die intrapersonalen Dimensionen wie Körper-Bewusstsein, Empfindungs-Bewusstsein, Denk-Bewusstsein, Selbst-Bewusstsein.
- Bewusstseins-Linien sind in Anlehnung an Ken Wilber die Entwicklungslinien oder multiple Intelligenzen wie kognitiv, interpersonell, psychosexuell, emotional, moralisch, spirituell …
- Bewusstseins-Stufen sind in Anlehnung an Don Beck / Ken Wilber / Jean Gebser die Stufen des Bewusstseins.
- Bewusstseins-Zustände in Anlehnung an Wilfried Belschner als → *Alltags-Wach-Bewusstsein*, empathischer und non-dualer („erwachter") Zustand des Bewusstseins.

Bindung

bezeichnet im Anschluss an John Bowlby (siehe auch Bindungsforschung) eine enge emotionale Beziehung zwischen Menschen. Im Verständnis der Inneren Form, die Fähigkeit einer integralen sicheren Beziehung (physisch, psychisch, spirituell) zu sich selbst, zu anderen und zu allem anderen. Das bedeutet: verbunden zu sein, nicht entbunden (distanziert) und auch nicht gebunden (verstrickt) zu sein.

Biophilie

ist das Einlassen auf das Lebendige. Ein im Ursprung von Erich Fromm geprägter Begriff, der die „Liebe zum Lebendigen" bezeichnet. Biophiles Verhalten im integralen Verständnis ist ein Denk- und Handlungsansatz, der all das, was Leben zulässt, erhält und zu dessen qualitativem Wachstum beiträgt, es fördert, bei sich selbst und allen anderen.

Daishin Zen

ist die von dem Zen-Meister Hinnerk Syobu Polenski und Reiko Mukai gegründete europäische und von japanischer Seite bestätigte europäische Linie des traditionellen Rinzai Zen. Daishin (japanisch: „Großer Herz-Geist") betont unter anderem den Weg des Herzensgeistes bzw. die Yin-Linie als weiblichen Weg, der in Frauen und Männern vorhanden ist. Der Sinn der Ausgewogenheit ist die Stärkung des eigenen Wesens – den „ganzen“ Menschen in Harmonie (Wa) zu bringen: im Sein, im Tun und Handeln, mitten in der Welt und in seinem Alltag (s. u. a. Kapitel 2.1.).

Dharma

Zentraler Begriff des Buddhismus, der hier für die Lehre des Buddha stehen soll, das heißt die Lehre, die eine universelle Wahrheit ausdrückt und von Buddha als „Gesetz“ erkannt und formuliert wurde. Der Dharma existiert unabhängig von Buddha, der nur dessen Manifestation ist.

Dialog / Diskussion

bezeichnet im Anschluss an David Bohm, Martin Buber und Jiddu Krishnamurti einen Gesprächsansatz zur vertieften zwischenmenschlichen Verständigung. Im Gegensatz zur Debatte und Diskussion, entsteht durch die kontemplative-meditative Haltung eine Intensivierung der Gespräche, die bewusst das Subjektive der Person einbezieht und als essentiellen Bestandteil würdigt.

Differenzierung

Im Zusammenhang mit → *Bewusstsein* und → *Alltagswachbewusstsein* meint Differenzierung eine bewertende Unterscheidung, das heißt den Unterschieden einen verschiedenen und vergleichenden Wert beizumessen.

Dualismus / Non-Dualismus

Dualismus ist die Lehre von zwei absolut unterschiedenen und unabhängigen Prinzipien oder Substanzen, wie zum Beispiel Subjekt und Objekt. Der Non-Dualismus als Lehre stellt diese Unterscheidung und Unabhängigkeit in Frage und sieht alle Prinzipien und Substanzen verbunden und abhängig.

„Ein Männlein steht im Walde…“

Ein Männlein steht im Walde ganz still und stumm,
Es hat von lauter Purpur ein Mäntlein um.
Sagt, wer mag das Männlein sein,
Das da steht im Wald allein
Mit dem purpurroten Mäntelein.

Das Männlein steht im Walde auf einem Bein
Und hat auf seinem Haupte schwarz Käpplein klein,
Sagt, wer mag das Männlein sein,
Das da steht im Wald allein
Mit dem kleinen schwarzen Käppelein?

gesprochen:
Das Männlein dort auf einem Bein
Mit seinem roten Mäntelein
Und seinem schwarzen Käppelein
Kann nur die Hagebutte sein.

Ein volkstümliches Kinderlied aus dem Jahr 1843 von August Heinrich Hoffmann von Fallersleben. Erst gegen Ende des Liedes wird klar, um was es sich handelt – die Hagebutte. Interessanterweise wachsen die Heckenrosen aber eher an den Waldrändern und in Büschen. Die Hagebutten sind Scheinfrüchte, denn in ihrem Inneren befinden sich die eigentlichen Früchte, die steinharten Schließfrüchte, in Form von kleinen Nüsschen. Sie werden häufig mit Samen verwechselt.

Erleuchtung

oder „Erwachen" (Sanskrit: Bodhi; japanisch: satori) ist das plötzliche „Erkennen" der Leere allen Seins und Nicht-Seins, die es ermöglicht, das wahre Wesen aller Dinge zu begreifen. Es ist das Erfahren des Non-Dualen, dass Leere / Phänomene und Absolutes / Relatives vollkommen eins sind. Dieses Erleben der „wahren" Wirklichkeit ist die tiefe Erfahrung und Erkenntnis des Eins-Sein.

Hara

Das Hara (japanisch: Metapher: „Meer der Energie") befindet sich zwei Fingerbreit unterhalb des Nabels und vier Fingerbreit nach innen gemessen. Es knüpft an die Verbindung des Bauchhirns mit dem Stammhirn bzw. der instinkthaften Natur an. Das Hara ist ein Ort der Kraft und des instinktiven Handelns. Ruhende Gelassenheit und die Zentrierung im Hara, wie es Zen Mönche und der Samurai praktizieren; im Hara liegen die Wurzeln, die uns mit der gesamten Existenz verbinden. Wer im Hara ruht, ist zu Hause angekommen. Ein gut entwickeltes Hara drückt sich in Kraft, Präsenz, Vitalität und Verbundenheit mit dem Leben aus.

Heldenreise

In den 70er-Jahren entdeckte George Lucas, nahezu zeitgleich mit dem Theaterwissenschaftler, Regisseur und Schauspieler Paul Rebillot, Joseph Campbells Buch „Der Heros in tausend Gestalten". Lucas verwendete es als Basis für seine „Star Wars"-Trilogie. Rebillot entwickelte im direkten Kontakt mit Campbell, und zwar vor dem Hintergrund seiner Theaterarbeit, außergewöhnlich tiefer Bewusstseinserfahrungen und inspiriert von der Gestaltarbeit sowie der humanistischen Psychologie, eine therapeutische Ritualarbeit, die er „Heldenreise" nannte. Nahezu alle guten Filme sind nach der Erzählstruktur der Heldenreise aufgebaut. Die Tiefenstruktur der Heldenreise im Film kann von einem Publikum weltweit und kulturübergreifend wahrgenommen werden. Der Held durchläuft dabei einen Entwicklungsprozess (typischerweise durch 12 Stationen), der ihn am Ende als menschlich gereift zeigt.

Hirn (Kopf), Herz, Hara

Drei Hauptzentren als Grundlage im Daishin Zen und in der Inneren Form. Gemeint sind damit auch drei Grundfunktionen: das Denken, das Fühlen und das „In seiner Kraft Sein". Diese sind auf vielfältige Art und Weise miteinander verknüpft. Mittlerweile wurden von den Wissenschaftlern in diesen Bereichen jeweils gehirnähnliche Nervenzellkonzentrationen entdeckt; man spricht von einem Bauchhirn und von Herzintelligenz → *Hirn (Kopf)*, → *Herz*, → *Hara*.

Hirn (Kopf)

Wir unterscheiden zwischen konditioniertem Denken, in dem wir unbewusst alte Denkmuster abspulen, und bewusstem Denken, das im Abgleich mit Herzen und Hara bewusste Entscheidungen im Moment ermöglicht. Darüber hinaus besteht die Möglichkeit, den Geist still werden zu lassen → *Herz*, → *Hara*.

Herz

Der Begriff „Herzintelligenz“ beschreibt das Herz als ein intelligentes System, das sowohl Emotionen als auch die Gedanken ins Gleichgewicht und in → *Kohärenz* bringen kann. Das Herz verfügt über eine besondere Weisheit, gespeist aus den Qualitäten des Mitgefühls, der Freude, der Verbundenheit durch Liebe und Gelassenheit. Die Herzebene in Entscheidungen einzubeziehen, bedeutet den Verstand und die Verbundenheit mit dem Leben auf eine unkonventionelle, mutige und weitsichtige Art auszudrücken. Es bedeutet nicht emotionale Beliebigkeit, nach dem Motto: „Wir haben uns alle lieb“ → *Hirn (Kopf)*, → *Hara*.

Identität

ist eine subjektive, soziale, kommunikative und dynamische Funktion des Selbst und der damit verbundenen Gefühle und Empfindungen eines Sich-Selbst-Gleichseins, einer unverwechselbaren Unterscheidung und deren Bejahung. Die Dynamik zeichnet sich durch folgende soziale und kommunikative Abgleichungen aus:

- Konstruktion, das heißt der Abgleich zwischen Innen- und Außenperspektive – Realität und Wirklichkeit,
- Kontinuität, das heißt Abgleich in zeitlicher Entwicklung und Veränderung,
- Konsistenz, das heißt Abgleich in Bezug auf dauerhafte Selbstähnlichkeit,
- Kongruenz, das heißt Abgleich verschiedener Elemente und Perspektiven.

Ila (Integrale Lebensarchitekten) e.V.

„Wir gestalten Wandel“

Nach der Ausbildung bleiben wir mit unseren Teilnehmern über das ila-Netzwerk in Verbindung. Wir entwickeln Buchprojekte, Workshops, Webinare und andere Formen der Unterstützung. Gemeinsam erkunden wir integrale Fragen in der Verschränkung von Prozessen und Konzepten, z. B. in Kollektiven Bewusstseinsaufstellungen. So geben wir Impulse zum neuen Miteinander, dem Bewusstseinswandel im Unternehmen, der Gesellschaft und der Welt. Mehr Informationen finden Sie hier: www.integrale-lebensarchitekten.de

Initiation

ist die Bezeichnung für den Eintritt / Einführung eines Adepten (Anwärter) in eine Gruppe / Gemeinschaft bzw. der Aufstieg einer Person in einen anderen „Seinszustand“; zum Beispiel Schüler zum Lehrer, Kind zum Mann, Novize zum Mönch. Initiationen sind meist mit einem Ritual, oft Mutproben verbunden, womit die Reife zur Aufnahme/Aufstieg bekundet wird. Initiationen werden sowohl in spirituell religiösen als auch in nichtreligiösen Gemeinschaften praktiziert (zum Beispiel Ritterschlag) und finden sich bereits in alten Stammesriten der Vorzeit und in den antiken Mysterienkulten (Osiriskult, Mitraskult) des Altertums.

Innere Form©

Die Innere Form© ist ein Lehrsystem, das in den letzten 12 Jahren entwickelt und weiter ausgebaut wurde. Grundlage dieses Systems ist die Idee eines integralen Ansatzes und eines ganzheitlichen Verstehens der Welt und des menschlichen Lebens. Im Mittelpunkt steht die Überwindung eines dualistischen Weltbildes, die Integration von non-dualen Ansätzen und die Weiterentwicklung in einem integralen und ganzheitlichen Verständnis. Der Ausgangspunkt ist die Ganzheitlichkeit des Menschen und seine Verbundenheit mit allem Sein. Ein integrierter Ansatz in der Verbindung von Kognition (Kopf/Hirn), Gefühl (Herz), Empfindungen (Bauch/Hara) und Handeln (Hand) ist die Grundlage dafür, die aus der dualen Unterscheidung und dem Unterschiedenen gewonnenen Erkenntnisse auf einer höheren Ebene zu verbinden und sie so weiter nutzbar zu machen.

Integral (im Lehrsystem Innere Form©)

meint in einem umfassenden Sinn die Erkenntnis der Verbundenheit aller Erscheinungen in ihrem abhängigen Entstehen und ihrer Vergänglichkeit auf der Basis der Leerheit bzw. die damit verbundenen Erfahrungen und ihrer Verwirklichung auf der Plattform einer dem Leben als Ganzes impliziten Ordnung. Alle Formen sind leer und die Leerheit ist gleichzeitig die Fülle aller Formen. Das Lehrsystem Innere Form© betont, dass integrale Entwicklung über ein kognitives Verständnis hinausgeht.

Integral (nach Ken Wilber, der eine integrale Landkarte entworfen hat → *AQAL*).

bedeutet in seiner Definition umfassend, einschließend, nicht marginalisierend, umarmend. Integrale Ansätze versuchen in jedem Feld genau das zu tun: die größtmögliche Anzahl von Perspektiven, Stilen und Methodologien in eine kohärente Sicht des Gegenstands einzubeziehen. In gewissem Sinn sind integrale Ansätze „Meta-Paradigmen“ oder Wege, eine bereits existierende Anzahl verschiedener Paradigmen in ein wechselbezügliches Netzwerk sich gegenseitig bereichernder Ansätze zusammenzubringen. Integrale Theorie verbindet die signifikanten Erkenntnisse aus allen wesentlichen menschlichen Erkenntnisdisziplinen miteinander, einschließlich sowohl der Natur- und Sozialwissenschaften als auch der Kunst- und Geisteswissenschaften.

Integrale Kinesiologie

Mit ihrer Hilfe werfen wir einen umfassenden Blick auf das komplexe Thema Emotionen und Stress. Dabei beziehen wir wissenschaftliche Erkenntnisse aus der Stressforschung, individuelle, systemische, und kollektive Hintergründe sowie universelle Themen mit ein. Auf der Basis der individuellen Lebenserfahrung entstehen bei jedem Menschen ein Selbstbild und ein Bild der Welt, das auf Anpassung und

Einschränkung beruht. Es beinhaltet unbewusste Konstrukte, wie Glaubenssätze, emotionale Verhaltensmuster und körperliche Blockaden, die Energie und Lebensfreude binden. (s. u. a. Kapitel 3.5).

Integrationsbalance

Klientennacharbeit nach einer Aufstellung Innere Form©. Im Ausbildungssystem Innere Form© und bei offenen Aufstellungen ist die Nacharbeit obligatorisch. Es sind ausreichend qualifizierte Co-Trainer vor Ort, damit der Klient, Stellvertreter und Teilnehmer der Gruppe nach einem intensiven Transformationsprozess eine Nacharbeit in Anspruch nehmen können. Themen der Nacharbeit können zum Beispiel sein:

- Emotionale und körperliche Integration der Aufstellungserfahrung
- Reflexion: Fragen zur Aufstellung, Verortung der Erfahrung
- Übungen, Hausaufgaben: Überbrückung in die Zukunft („Wie kann das Ergebnis der Aufstellung umgesetzt werden?").

Karma

ist das universelle Gesetz von Ursache und Wirkung. Dabei sind es vor allem die Tatabsichten, die eine karmische Wirkung haben. Die Lehre des Karma stellt aber keinen Determinismus dar: Das Karma liefert nur die Situationen, nicht aber die Antworten oder die Handlungen.

Kinesiologie

von griechisch kinesis, „Bewegung" und logos, „Wort, Lehre". „Medizinisch" für Bewegungslehre und Untersuchung der Muskeln. „Angewandte Kinesiologie" (AK) nutzt die körpereigene Feedbackschleife über den Muskeltest. Dieses Rückmeldesystem ist einfach und präzise; entdeckt vom amerikanischen Chiropraktiker, Dr. George Goodheart. In der angewandten Kinesiologie werden Begriffe und Methoden aus der Meridian- bzw. Elementelehre verwendet. Der Begriff Energie wird in Anlehnung an das daoistische Qi im Sinne von „Lebensenergie" benutzt. Ziel der Kinesiologie ist es, den Menschen ganzheitlich wahrzunehmen bzw. einen Zusammenhang zwischen Körper, Geist und Seele herzustellen (s. u. a. Kapitel 3.5).

Kohärenz

Kohärent bedeutet zusammenhängen; gemeint ist damit die Übereinstimmung bzw. die Ähnlichkeit, auch im Sinne einer Synchronisation. Im weitesten Sinne geht es um das Prinzip des Zusammenhangs alles Seienden. Im engeren Sinne verstehen wir darunter die Gleichschwingung von Systemen bzw. ihren Ebenen.

Kollektives Bewusstsein (nach C. G. Jung)

Eine gewissermaßen oberflächliche Schicht des Unbewussten ist persönlich (persönliches Unbewusstes). Diese ruht auf einer tieferen Schicht, welche nicht mehr persönlicher Erfahrung und Erwerbung entstammt. Diese tiefere Schicht ist das sogenannte „kollektive Unbewusste". Es ist nicht individueller Natur, sondern allgemein seelisch überpersönlich. Nach Jungs Modell sind die Inhalte des kollektiven Unbewussten sogenannte „Archetypen". Ein Jung'scher Archetyp ist der Schatten.

Kompass für Entfaltung

Wenn man Neuland betritt, ist es gut, über eine Landkarte zur Orientierung zu verfügen. Entfaltungsprozesse sind oft mit einem Chaos der Gedanken, Gefühle und Körperempfindungen verbunden. Der Kompass für Entfaltung liefert Worte für das schwer Fassbare bzw. das Thema und die Ebene des Prozesses. So dient er als wertvolle und konkrete Orientierungshilfe für Menschen in Veränderungsprozessen. Der integrale Muskeltest hilft über die Körperweisheit, die stimmigen Worte auf der passenden Kompassebene zu finden. In diesem Sinne ermöglicht der Kompass, Gefühle, Konstrukte und Erfahrungen, die persönliche Veränderungsprozesse begleiten, wahrzunehmen und zu reflektieren. Zugleich kann er Tore öffnen für spirituelle Erfahrungen, die über das persönliche Selbst, hinausreichen. (S. u. a. Kapitel 3.5)

Kongruenz

ist die Übereinstimmung von Hirn („das klingt vernünftig"), Herz („aus vollem Herzen bejahen") und Hara (japanisch: Bauch: „mit einem guten Bauchgefühl") und die Basis der → *Authentizität.*

Konstrukt

ist die subjektive Vorstellung über die „Wirklichkeit" der äußeren und der inneren Welt.

Konstruktivismus (radikaler)

Erkenntnistheoretische Position im Anschluss an Kant und Piaget, in der Tradition von Ernst von Glasersfeld, Heinz von Foerster und den Arbeiten von Humberto Maturana / Francisco Varela, die aussagen, dass eine Wahrnehmung nie das genaue 1:1-Abbild der Realität liefert, sondern eine subjektive Konstruktion des Individuums darstellt. Objektives Erkennen ist nach Aussage des radikalen Konstruktivismus a priori nicht möglich. In Anlehnung an Kant: *„Die Gegenstände richten sich nach der Erkenntnis und nicht die Erkenntnis nach den Gegenständen"* nehmen wir also nicht die „Dinge an sich", sondern nur unsere „Sicht der Dinge" wahr. Der Konstruktivismus hat und übt großen Einfluss auf hypnotherapeutische und systemische Beratungsansätze aus (s. u. a. Kapitel 2.2.3).

Kontext / sozialer Kontext

sind die jeweiligen Rahmenbedingungen des Umfeldes, in dem sich ein Mensch befindet. Diese Kontexte sind durch soziale Übereinkünfte geschaffen und adäquat zum Bewusstsein von Gemeinschaften, das heißt sie entsprechen im Wesentlichen der → *Bewusstseinsstufe* derjenigen, die eine Definitionsmacht für diese Gemeinschaft haben. Für den einzelnen Menschen ist es von Bedeutung, wie viel Freiheitsgrade und Möglichkeiten zur individuellen Kontextgestaltung gegeben sind, bzw. welche Chancen bestehen, den Kontext zu verlassen bzw. zu betreten.

Körperseiten

Die rechte Körperseite ist überkreuz mit der linken Gehirnhälfte verbunden und die linke Körperseite mit der rechten Gehirnhälfte.

Die linke Körperseite (weibliche Seite): Da die rechte Gehirnhälfte mehr auf die Erfassung von Körpern, Bildern, Klang und Rhythmus als Ganzes ausgerichtet ist, wird sie oft auch als die weibliche, kreative Gehirnhälfte bezeichnet. Aufgrund ihrer Verbindung mit der linken Körperhälfte gilt diese als die sogenannte „weibliche Seite".

Die rechte Körperseite (männliche Seite): Im Gegensatz dazu besteht die Stärke der linken Gehirnhälfte im Erfassen von Details, Strukturen, Planung, Ziel und Kontrolle. Dies sind Eigenschaften, die stärker den männlichen, manifestationsorientierten Aspekten zugerechnet werden. Aus diesem Grund gilt die rechte Körperseite, die mit der linken Gehirnhälfte verbunden ist, als die „männliche Seite".

Kosmische Adresse

Begriff von Ken Wilber („Integrale Spiritualität"). Basiert auf der postmodernen Einsicht, dass wir die Welt nicht so wahrnehmen, wie sie ist, sondern quasi wie in einem Spiegel abgebildet und dabei unvermeidlich durch den Akt der Wahrnehmung etwas in sie hineinfärben. Wichtigste Bereiche dabei sind Perspektive und Entwicklungshöhe (Bewusstseinsebenen). Siehe → *Bewusstsein/Bewusstseinsstufen* und → *Spiral Dynamics*.

Die Kosmische Adresse ist nach dieser Definition verantwortlich dafür, was ein Mensch wahrnehmen kann und wie er es interpretiert. Was außerhalb/überhalb der kosmischen Adresse ist, ist nicht wahrnehmbar/interpretierbar. Wie wir sprichwörtlich sagen: „Das ist mir zu hoch" (Wilber 2007).

Kultur/kultureller Hintergrund

sind die jeweiligen Rahmenbedingungen einer Umwelt, in der ein Mensch sich befindet. Die Kultur ist die Summe aller gemeinsamen Unterscheidungen in einer gemeinschaftlich geteilten und gewachsenen Umwelt. Der kulturelle Hintergrund ist die Summe aller Selbstverständlichkeiten, die eine Gemeinschaft durch eben diese Gemeinsamkeit geschaffen hat und die gerade diese Gemeinschaft unterscheidend auszeichnet .

Leerheit

auch „shunyata" genannt, ist ein buddhistischer Lehrbegriff, der Teil der Lehre des „Nicht-Selbst" ist. Leerheit beschreibt, dass alle Phänomene bestandslos sind, weil sie abhängig von den Faktoren sind, die ihre Entstehung bedingen. Dieser Lehrbegriff erklärt, dass es ein individuelles, autonomes Sein nicht gibt. Die Welt des Seins ist deshalb durch ein immerwährenden Werden und Vergehen geprägt, in der nichts unumstößlich ist, außer der ständigen Wandlung, die die einzige Konstante darstellt: „Alle Erscheinungen sind leer."

Leerheit wird im westlichen Sprachgebrauch auch als Begriff der Zustandsbeschreibung verwendet. Es sollte dabei allerdings bewusst sein, dass der Begriff der Leerheit als philosophischer Grundbegriff des Buddhismus weit über eine reine Zustandsbeschreibung hinausgeht.

Meditation / Kontemplation

sind Formen spiritueller bewusstseinsverändernder Übungen. In der Versenkung soll der Geist gesammelt und beruhigt werden; Achtsamkeit und Konzentration stehen dabei im Vordergrund. Das Ziel der meditativen und kontemplativen Praxis sind die Erfahrungen der Stille, der Leere, des Einsseins, Im-Hier-und-Jetzt-Sein, des Göttlichen und des Ursprungs.

Meridiane

Begriff aus der chinesischen Medizin. Er bezeichnet Kanäle im Körper, durch die feinstoffliche Energie, das sogenannte „KI" strömt. Die östlichen Schulen gehen von der Annahme aus, dass der freie Energiefluss in 12 Hauptmeridianen, von denen jeder einem Organ bzw. Organsystem zugeordnet ist, notwendig ist, um die Harmonie im Körper und damit die Gesundheit zu erhalten. In der Kinesiologie wird diesbezüglich ein Zusammenhang von Muskeln, Meridianen und Emotionen hergestellt.

Modelle

sind subjektive Landkarten als Annahme der Wirklichkeit. Die Basismodelle der Inneren Form® (Modell der Professionalität, Modell der Inneren / Äußeren Form, Modell der Verhaltensdimensionen, Modell der Persönlichen Dimensionen, Modell des Selbst) bilden eine wesentliche Grundlage der Ausbildung zum Integralen Coach / Integralen Berater.

Morphogenetisches Feld

(nach dem Biologen Rupert Sheldrake). Diese „gestaltbildenden Felder" wirken als unsichtbare Organisationsmuster wie energetische Prägestöcke und schaffen Form auf vielen Ebenen des Lebens („Formbildungsursache"). Sie sind räumliche Beziehungsfelder, die Erinnerung an die Vergangenheit haben. Dass Morphogenetische Felder dem Lernen förderlich sind, wurde durch umfangreiche Experimente verifiziert. 1999 sagte Rupert Sheldrake bei seiner ersten erlebten Familienaufstellung, dass er „morphische Felder in Aktion sehen konnte und nicht als abstrakten Begriff auf Papier oder im Rahmen von wissenschaftlichen Experimenten" (Sheldrake 2001).

NLP

Neurolinguistisches Programmieren ist ein verhaltensorientiertes Veränderungsmodell, das in den frühen 70ern von Richard Bandler und John Grinder entwickelt wurde. Die beiden modellierten Psychotherapeuten wie Virginia Satir (Familientherapie), Milton. H. Erickson (Hypnose) und Fritz Perls (Gestalttherapie), das heißt, sie beobachteten sie bei der Arbeit, um herauszufinden, wie sie Veränderungen bei ihren Klienten erreichten. NLP vermittelt nach eigenem Selbstanspruch ein Konzept des Modelings („Wie kann ich Spitzenleistungen lernen und lehren") und Techniken der Spitzenleistung in Kontexten wie Coaching, Businesstraining, Gesundheit, Kunst usw.

Philosophia perennis

bedeutet „immerwährende Philosophie, d.h., philosophische Ansichten, die sich nach den Vertretern dieser Richtung über lange Zeiten und Kulturen erhalten.

Prä- / Post- (Trans-) Verwechslung

Ein Bewusstseinszustand wird einer höheren Bewusstseinstufe zugeordnet, obwohl er aus einer frühen Prägephase entstammt. Nicht jedes ausgedrückte Gefühl ist automatisch Ausdruck einer spirituellen Weiterentwicklung.

Reflexion

ist die Zurücklenkung der Aufmerksamkeit auf das innere Erleben („was in uns ist") und auf das Bewusstsein.

Reinkarnationstherapie

ist ein therapeutischer Ansatz, der davon ausgeht, dass der Mensch vor diesem Leben schon einmal gelebt hat und dass aus früheren Leben seelische Blockaden vorhanden sind, die sich im jetzigen Leben auswirken. In der Reinkarnationstherapie reist man im Rahmen einer Rückführung zurück in frühere Leben, um dort diese Blockaden aufzulösen.

Resonanz

ist die Übertragung von Schwingung von einem System auf ein anderes; zum Beispiel die Übertragung bei den Saiten einer Gitarre.

Sangha

ist die Gemeinschaft aller spirituell Suchenden bei einem Meister, in einem weiteren Sinne die gesamte buddhistische Gemeinde der Mönche, Nonnen, Novizen und auch der Laienanhänger.

Schatten

Ausgehend von dem Schattenbegriff der westlichen Psychologie (Sigmund Freud, C.G. Jung) verstehen wir unter Schatten das Verborgene, Nicht-Sichtbare, den „blinden Fleck" bzw. das Ausgeblendete einer Person, Gruppe oder Gesellschaft, der menschlichen Kultur (persönliche und kollektive Schatten). Bleibt der Schatten unbewusst, werden er sowie die damit verbundenen Emotionen nach außen zum Beispiel auf andere Menschen projiziert. Die Integration der Schatten ist Teil des lebenslangen Prozesses der bewussten Selbstentfaltung. Der Mensch erschließt sich damit neuen Zugang zu Potenzialen und Ressourcen, zu anderen Menschen, der Welt, zum Innen und Außen.

Selbst

Das Selbst verstehen wir als den Kern, die Essenz dessen, was wir mit unserem Gewahrsein wahrnehmen können. Es sind unsere Empfindungen, Gefühle und unser Denken, dessen wir von uns selbst gewahr und bewusst werden und die wir als zu uns selbst gehörig im Sinne des eigenen Gewahrnehmens erfahren.

Im Basismodell „Selbst der Inneren Form®" werden die Ebenen Selbstwert (Selbstakzeptanz und Selbstachtung), Selbstbewusstsein (Selbstwahrnehmung und

Selbstreflexion) und Selbstverwirklichung (Selbstrealisierung und Selbstaktualisierung beschrieben.

Spiral Dynamics

(nach Don Beck, Christopher C. Cowan, Claire W. Graves) sind ein Modell über Bewusstseinsebenen in der integralen Psychologie, das die Werteentwicklung von Menschen beschreibt. Don Beck, der dieses Modell entwickelt hat, war ein Schüler von Claire Graves. In Verbindung mit dem integralen Ansatz von Ken Wilber → *AQAL*, sind die → *Bewusstsein / Bewusstseinsebenen* die Höhe der Entwicklung der → *Kosmischen Adresse.*

Synchronizität

meint die einen inhärenten Sinn ergebende Beziehung von Ereignissen, die in einer kausal-deterministisch basierten Raum-Zeit-Dimension nicht verbunden sind (akausal). Der Archetypus (C. G. Jung) schafft einen Sinn zwischen diesen Ereignissen. Die durch den Begriff unterstellte Gleich-Zeitigkeit muss nicht zwingend gegeben sein.

Transformation

meint eine umfassende Umwandlung eines Systems (Mensch, Organisation etc.) in ein anderes, das vom Ausgangssystem qualitativ unterschieden werden kann, gleichgültig, worauf diese Qualitätsunterscheidung beruht. Im Business-Kontext ist die Umwandlung einer (ökonomischen) Organisation hinsichtlich der Veränderung (Change / äußere Form = Strukturen / Prozesse) und der Entwicklung (Development / innere Form = Haltungen / Werte) gemeint.

Verstrickung

Begriff aus der Familientherapie, der eine besondere Form der subjektiven Wahrnehmung von Ungleichgewichten mit darauf folgenden typischen Verhaltensmustern in einem sozialen System, (Familie, Gruppe) bezeichnet. Verstrickungen sind meist unbewusst. Häufigste Formen sind die Triangulation: Hier steigt A (zum Beispiel Kind) in den Konflikt von B und C (zum Beispiel Eltern) ein. Parentifizierung: Rollenumkehr, hier übernimmt A (zum Beispiel Kind) die Rolle von B (zum Beispiel Eltern) und B die Rolle von A. Identifizierung: A (zum Beispiel ein Jüngerer) übernimmt unbewusst die Wahrnehmung und das Verhalten / Rollenmuster (zum Beispiel Schuld) von B (zum Beispiel eines Ahnen). Verstrickungen führen dazu, dass der Klient in seiner Wahrnehmung, seinen Emotionen und in seinem Verhalten „gebunden" und damit in seinem Selbst begrenzt ist.

Wahrnehmung

ist die Repräsentation eines „Objekts" (real oder gedacht) im Innen.

Yin und Yang

beschreiben ein gegensätzliches Paar mit einer inhärenten Beziehung; es sind zwei polare Kräfte, aus deren Wechselspiel und Interaktionen das gesamte Universum entsteht. Ihre konkreten Erscheinungen sind Himmel und Erde; aus der Vermischung gehen die fünf Elemente hervor und aus diesen entstehen die Zehntausend Dinge. Dieser Prozess wird zyklisch gesehen, als endloses Werden und Vergehen; diese beständige Wandlung ist die Grundeigenschaft von Yin und Yang. Beide zusammen bilden trotz der Polarität ein komplementäres Paar und nur gemeinsam ein Ganzes.

Im System der Entsprechungen werden Yin und Yang bestimmte Eigenschaften zugesprochen, wie weiblich und männlich; diese sollten aber nicht mit ihnen verwechselt werden.

Zen

(auch Zen-Buddhismus) ist eine in China vom Taoismus stark geprägte Form des Mahayana-Buddhismus, der über Japan nach Europa kommt. Zen-Buddhismus charakterisiert sich selbst durch die folgenden Aussagen:

- eine besondere Überlieferung außerhalb der Schriften,
- unabhängig von Wort und Schrift,
- unmittelbar auf das Herz der Menschen zeigen und
- die eigene Natur schauen und Buddha werden.

Zen bedeutet einfach, sein eigenes Leben zu leben und „unabhängig von allem, dem Weg seines eigenen Herzens zu folgen“ (Daishin-Zen). Es zielt auf die unmittelbare Erfahrung im Hier und Jetzt, nichts weiter als in vollkommener Hingabe das „Potenzial des Augenblicks“ (Syobu Polenski) zu nutzen.

Literatur

Antoni, Beatrix: „Transformation durch Theatralität", Diplomarbeit an der Uni Wien, 2008

Aristoteles: „Poetik", Reclam, 1994

Augustinus-Zitat aus Störig: „Kleine Weltgeschichte der Philosophie", Stuttgart: Kohlhammer, 1985

Austermann, Alfred u. Bettina: „Das Drama im Mutterleib – der verlorene Zwilling", Königsweg, 2006

Bair, Deidre: „C. G. Jung. Eine Biografie", München: Knaus Verlag, 2003

Baring, Gabriele: „Die geheimen Ängste der Deutschen", München: Scorpio, 2011

Bartussek, Walter Samuel: „Bewusst sein im Körper", Ostfildern: Matthias-Grünewald-Verlag, 2006 (2. Auflage)

Bauer, Eva Gesine: „Freuds Wien", München: C. H. Beck Verlag, 2008

Bauer, Joachim: „Das Gedächtnis der Körpers", München: Piper, 2004

Bauer, Joachim: „Prinzip Menschlichkeit", Hamburg: Hoffmann und Campe, 2006

Bauer, Joachim: „Warum ich fühle, was Du fühlst – Intuitive Kommunikation und das Geheimnis der Spiegelneurone", München: Heyne, 2006

Beck, Don E.: „Spiral Dynamics", Bielefeld: Kamphausen, 2003

Blake, William: „Die Hochzeit von Himmel und Hölle. Ausgewählte Dichtungen", Area, 2005

Bly, Robert: „Eisenhans", Reinbek: Rowohlt, 2005

Bode, Sabine: „Die Deutsche Krankheit – German Angst", München: Piper, 2008

Bode, Sabine: „Kriegsenkel. Die Erben der vergessenen Generation", Stuttgart: Klett-Cotta, 2009

Bohm, D.: „Der Dialog. Das dialogische Prinzip am Ende der Diskussion", Stuttgart: Klett-Cotta, 2008

Bork, Horst: „Falco: Die Wahrheit – Wie es wirklich war – sein Manager erzählt", Berlin: Schwarzkopf & Schwarzkopf, 2009

Bottini, Oliver: „Das große O. W. Barth-Buch des Zen", München: O. W. Barth, 2002

Bradshaw, John: „Wenn Scham krank macht", München: Knaur, 2006

Brandl-Nebehay / Rauscher-Gföhler / Kleiber-Arbeithuber (Hg.): „Systemische Familientherapie. Grundlagen, Methoden und aktuelle Trends", Wien: Facultas-Univ.-Verl., 1998

Brizendine, Louann: „Das weibliche Gehirn", Hamburg: Hoffmann und Campe, 2007

Brook, Peter: „Der leere Raum", Berlin: Alexander Verlag, 2009

Buber, Martin: „Ich und Du", in: Das dialogische Prinzip, Gütersloher Verlagshaus, 2001

Buddha, Gautama (Autor), Karl Eugen Neumann (Übersetzer): „Die Reden des Buddha. Längere Sammlung", Beierlein und Steinschulte, 1996

Buer, Ferdinand: „Morenos Therapeutische Philosophie", Wiesbaden: Leske+Budrich, 1991

Buer, Ferdinand: „Psychodrama und Gesellschaft – Wege zur sozialen Erneuerung", Wiesbaden: VS Verlag, 2010

Campbell, Joseph: „Der Heros in tausend Gestalten", Frankfurt: Insel, 1999

Dahlke, Rüdiger: Aggression als Chance, München: Bertelsmann, 2003

Dalai Lama / P. Ekman: „Gefühl und Mitgefühl", Spektrum Akademischer Verlag, 2009

Dalai Lama / Howard C. Cutler: „Glücksregeln für den Alltag", Freiburg: Herder, 2004

Dalai Lama: „Die Essenz der Meditation – praktische Erklärungen zum Herzstück buddhistischer Spiritualität", München: Ansata Verlag, 2002

Dethlefsen / Dahlke: „Krankheit als Weg", München: Bertelsmann, 1983

Dolezal, Rudi und Hannes Rossacher: „Falco – Hoch wie nie", Wien: Kremayr & Scheriau, 1998

Erb, Kristine: „Die Ordnungen des Erfolgs", München: Kösel-Verlag, 2007 (2. Auflage)

Foerster von, Heinz: „Wissen und Gewissen", Frankfurt: Suhrkamp, 1993

Franz von, Maria-Louise: „C.G.Jung. Leben, Werke & Visionen", Krummwisch: Königsfurt-Verlag, 2001

Freud, Ernst, Lucie Freud und Ilse Grubrich-Simitis: „Sigmund Freud. Sein Leben in Bildern und Texten", Frankfurt: Suhrkamp, 2006 (5. Auflage)

Fromm, Erich, Daisetz Teiar Suzuki und Richard de Martino: „Zen-Buddhismus und Psychoanalyse", Frankfurt: Suhrkamp, 1971

Fromm, Erich: „Die Furcht vor der Freiheit", Berlin: Ullstein Materialien, 02 / 1987

Fromm, Erich: „Die Kunst des Liebens", Berlin: Ullstein Materialien, dt. Originalausgabe 1979

Fromm, Erich: „Haben oder Sein – die seelischen Grundlagen einer neuen Gesellschaft", München: dtv, 1986 (15. Auflage)

Fromm, Erich: „Vom Haben zum Sein – Wege und Irrwege der Selbsterfahrung", München: Heyne Sachbuch, 1989 (5. Auflage)

Gandhi: Film (1982), Interview mit Ben Kingsley (Gandhi-Darsteller), Sony Pictures Home Entertainment, 2007

Gehlert, Thomas: „System-Aufstellungen und ihre naturwissenschaftliche Begründung", Springer Gabler 2019

Gehlert, Thomas, Peter Klein: „Aufstellungsmythen im Lichte der Wissenschaften" 20.06.2016, Artikel auf www.integral-systemics.com, https://integral-systemics.com/wp-content/uploads/2018/10/Artikel_Aufstellungsmythen.pdf

Gilde, Heidrun: „Supervision und Aufstellungsarbeit", Hamburg: Diplomica Verlag, 2010

Gminder, Carl Ulrich: „Empirische Forschungsarbeiten zur Wirksamkeit von Aufstellungen" (zusammengestellt in der Doktorarbeit von Carl Ulrich Gminder über Organisationsaufstellungen und Nachhaltigkeitsstrategien), 2005

Goleman, Daniel (Hg.): „Die heilende Kraft der Gefühle – Gespräche mit dem Dalai Lama über Achtsamkeit, Emotion und Gesundheit", München: dtv, 1998

Görnitz, Thomas: „Die Aufstellungsarbeit im Licht der Quantenphysik – ein Gespräch mit Brigitte Görnitz und Jakob

Robert Schneider." In: Praxis der Systemaufstellung, 01 / 2007

Grochowiak, Klaus, Joachim Castella, Mitarbeit Peter Klein: „Systemdynamische Organisationsberatung", Heidelberg: Carl-Auer Verlag, 2001

Grossmann, Karin, Klaus E. Grossman: „Bindungen – Das Gefüge psychischer Sicherheit", Stuttgart 2004

Habecker, Michael, Sonja Student: „Wissen, Weisheit, Wirklichkeit: Perspektiven einer aufgeklärten Spiritualität", Kamphausen 2011

Hagelin, J: „Auswirkungen der gemeinsamen Ausübung des Programms der transzendentalen Meditation zur Verhütung von Gewaltkriminalität in Washington D.C.: Ergebnisse des nationalen Demonstrationsobjekts, Juni–Juli 1993", in: Social Indicators Research, 47(2), S.153–201

Hawkings David R.: „Die Ebenen des Bewusstseins. Von der Kraft, die wir ausstrahlen", VAK, 2002 (2. Auflage)

Hawkins, David R.: „ Hingabe an Gott, Der mystische Weg aus der Dualität", Shema Medien Verlag, 2009

Hay, Louise L.: „Gesundheit für Körper und Seele", Berlin: Ullstein, 2006 (7. Auflage)

Hay, Louise L.: „Heile deinen Körper", Verlag Alf Lüchow, 2002

Hellinger Bert: „Die Mitte fühlt sich leicht an. Vorträge und Geschichten", München: Kösel-Verlag, 1998, erweiterte Auflage 2011

Hellinger, Bert & Gabriele ten Hövel: „Anerkennen, was ist. Gespräche über Verstrickung und Lösung", Arkana Taschenbuch 2007, 3. Auflage, (Original: München: Kösel-Verlag, 1996)

Hellinger, Bert & Gabriele ten Hövel: „Ein langer Weg, Gespräche über Schicksal, Versöhnung und Glück", München: Kösel-Verlag, 2005

Hellinger, Bert: „Die Quelle braucht nicht nach dem Weg zu fragen", Heidelberg: Carl-Auer-Verlag, 2007

Hellinger, Bert: „Familien-Stellen mit Kranken", Heidelberg: Carl-Auer-Verlag, 1996

Hellinger, Bert: „Ordungen der Liebe" Ein Kurs Buch von Bert Hellinger, Heidelberg: Carl-Auer-Verlag, 1997

Hellinger, Bert: „Schicksalsbindungen bei Krebs", Heidelberg: Carl-Auer Verlag, 2004

Hellinger, Bert: „Wie Liebe gelingt – Die Paartherapie Bert Hellingers", Heidelberg: Carl-Auer Verlag, 2001

Hellinger, Bert: offizielle Homepage: http://www2.hellinger.com, 2012 (HP)

Hertel, Reinhard: „Die Überprüfung der Wirksamkeit von Aufstellungen durch Gehirnforschung", Vortrag auf der 4.internationalen Tagung zu Systemaufstellungen in Würzburg, 05 / 2003, persönliche Mitschrift

Hofmann, Claudio: „Achtsamkeit. Anregungen für ein sinnvolles Leben", München: dtv, 2004

Holmes, Jeremy: „John Bowlby und die Bindungstheorie", München, Basel: Ernst Reinhardt Verlag, 1993

Höppner, Gert: „Heilt Demut – Wo Schicksal wirkt?", Profil-Verlag, 2001

Hüther, Prof. Gerald: „Biologie der Angst. Wie aus Stress Gefühle werden", Vandenhoeck & Ruprecht, 2001

Jacobi, Jolande: „Die Psychologie des C.G. Jung. Eine Einführung", Fischer, 1977

Jaffé, Aniela (Hg.): „Erinnerungen, Träume, Gedanken von Carl Gustav Jung, aufgezeichnet und herausgegeben von Aniela Jaffé", Walter-Verlag, 1993

Jäger, Willigis: „Westöstliche Weisheit – Visionen einer integralen Spiritualität", Theseus Im Kreuz Verlag, 2009

Jones, Ernest: „Sigmund Freud – Leben und Werk", 3 Bde., München: dtv, 1987, „Die Kokainepisode", Bd. 1.

Jürgens, Gesa, Thies Stahl: „Gespräch mit Virginia Satir", in: „Integrative Therapie", Paderborn: Junfermann-Verlag, 3 / 1982, S. 193–215

Jung, C. G.: „Archetypen", München: dtv, 2001

Jung, C. G.: „Synchronizität, Akausalität und Okkultismus", München: dtv, 2001

Jung, C. G.: Gesammelte Werke: Band 10: „Zivilisation im Übergang", Walter Verlag, 1995.

Jung, C. G., W. Pauli: Ein Briefwechsel 1932–1958, Springer, 1992

Kast, Verena: „Trauern – Phasen und Chancen des psychischen Prozesses", Kreuz, 1999

Kast, Verena: „Vom Sinn der Angst", Freiburg: Herder Spektrum, 1996 (3. Auflage)

Klein, Peter, Sigrid Limberg-Strohmaier, Bernd Linder-Hofmann, Manfred Zink: „Integrale Aufstellungen – Methoden und Modelle der Inneren Form", Wien: Arcus-Lucis Verlag, 2010

Klein, Peter, Bernd Linder-Hofmann: „Buddha Freud und Falco – Ein Dialog im 20. Jahrhundert", Wien: Arcus-Lucius Verlag, 2010

Klein, Peter: „Die Leiden des Westens", Edition Vabene 2013

Klein, Peter, Limberg-Strohmaier, Sigrid: „Corona – Geheimnisse und Mythen entschlüsseln in 12 systemischen Aufstellungen", Mymorawa 2020

König, Eckard, Gerda Volmer: „Handbuch Systemische Organisationsberatung", Weinheim: Beltz, 2008

König, Eckard: „Professionalität pädagogischen Handelns" (unveröffentlichtes Skript / Vorlesung), Paderborn, 2009

Kuster, Bachmann, Huber, Hubmann, Lippmann, Schneider, E., Schneider, P., Witschi, Wüst: „Handbuch Projektmanagement" 4.Auflage, Springer Gabler 2018

Lanz, Peter: „Falco – die Biografie", Wien: Ueberreuter, 2007

Lindemann, Nora: „Neue Wege gehen – Mut zur Heilung", Kater Iris Verlag Tb., 2005

Linder-Hofmann, Bernd, Hinnerk Polenski: „Grundlagen des DaiShin Zen" (unveröffentlichtes Manuskript), Nürnberg / Kiel, 2000

Linder-Hofmann, Bernd, Manfred Zink: „Die Innere Form – Zen im Management", Gellius, 2002

Lipton, Bruce H.: „Intelligente Zellen – Wie Erfahrungen unsere Gene steuern", Burgrain: KOHA-Verlag, 2006

Lockert, Marion (Hrsg): „Perlen der Aufstellungsarbeit", Carl Auer 2018

Löfken, Jan Oliver: „Quantenspuk zwischen Teneriffa und La Palma", Artikel veröff. 08. 06. 2007 auf der Website „Welt der Physik"

Marks, Stephan, Heidi Mönnich-Marks: „Warum folgten sie Hitler? Die Psychologie des Nationalsozialismus", Patmos-Verlag, 2007

Meier, C. A. (Hg.): „Wolfgang Pauli und C. G. Jung. Ein Briefwechsel 1932–1958“, Springer-Verlag, 1992

Merzel, Dennis, Genpo Roshi: „Big Mind. Großer Geist – großes Herz“, Bielefeld: Kamphausen Verlag, 2008

Mitscherlich, Alexander: „Auf dem Weg zur vaterlosen Gesellschaft“, Piper, 1963

Moreno, Jakob L.: „Auszüge aus der Biographie“, hrsg. von J. D. Moreno, Köln: Inscenario Verlag, 1995

Moreno, Jakob L.: „Gruppenpsychotherapie und Psychodrama“, Stuttgart: Thieme Verlag, 1973

Moskau, Gaby, Gerd F. Müller (Hg.): „Virginia Satir. Wege zum Wachstum“, Paderborn: Junfermann Verlag, 1992

Müller-Christ, Georg: Komplexe Systeme lesen, Springer Gabler 2018

Müller-Christ, Georg: Nachhaltiges Management, Baden, Nomos 2014

Nagel, Thomas: „Der Blick von nirgendwo“, Suhrkamp, 2012

Pietschmann, Herbert: „Die Wahrheit liegt nicht in der Mitte – von der Öffnung des naturwissenschaftlichen Denkens“, Weitbrecht Verlag, 1990

Polenski, Hinnerk: „Die Linie im Chaos – Zen, Ethik, Leadership. Ein Leitfaden für Verantwortungsträger“, Bielefeld: Kamphausen Verlag, 2010

Rank, Otto: „Das Trauma der Geburt“, Psychosozial-Verlag, 1998

Rinpoche, Sogyal: „Das tibetische Buch vom Leben und vom Sterben“, Scherz-Verlag, 2003

Rippel, Jürgen: Systemische Kreativität – der inspirierende Zugang zur Innovation, Carl Auer Verlag 2019

Ruppert, Franz: „Trauma, Bindung und Familienstellen. Seelische Verletzungen verstehen und heilen“, Stuttgart: Klett-Cotta, 2012

Ruppert, Franz: „Seelische Spaltung und innere Heilung“, Stuttgart: Klett-Cotta, 2007

Russell, D.: „A Conversation with Virginia Satir.” University of California, Santa Barbara, Davidson Library Special Collections, 1990

Satir, V., Gerd F. Müller, Gaby Moskau: „Virginia Satir. Wege zum Wachstum“, Paderborn: Junfermann, 2002

Satir, Virginia u. a.: „Kommunikation, Selbstwert und Kongruenz“, Paderborn: Junfermann, 2004

Satir, Virginia: „Meine vielen Gesichter – Wer bin ich wirklich?“, München: Kösel-Verlag, 2006

Satir, Virginia: „Selbstwert und Kommunikation. Familientherapie für Berater und zur Selbsthilfe“, Klett-Cotta, 2011

Satir, Virginia: http://satirglobal.org/about/about-satir/

Satir, Virginia: www.landsiedel-seminare.de/nlp/wichtige-personen/virginia-satir.html

Schäfer, Thomas: „Was die Seele krank macht und was sie heilt“, München: Knaur-Taschenbuch, 2004

Schäfer, Thomas: „Wenn der Körper Signale gibt“, München: Knaur, 2004

Scheidt vom, Jürgen: „Freud und das Kokain – Die Selbstversuche Freuds als Anstoß zur Traumdeutung“, Kindler Verlag, 1973

Scheidt vom, Jürgen: „Sigmund Freud und das Kokain“, Kindler Taschenbuch (Geist und Psyche), 1973

Schlötter, Peter: „Vertraute Sprache und ihre Entdeckung: Systemaufstellungen sind kein Zufallsprodukt – der empirische Nachweis“, Heidelberg: Carl-Auer Verlag, 2005 (2. Auflage)

Schmidt, Gunther: „Einführung in die hypnosystemische Therapie und Beratung“, Heidelberg: Carl-Auer Verlag, 2010

Schmidt, Siegfried J.: „Der Diskurs des radikalen Konstruktivismus“, Frankfurt: Suhrkamp, 1987

Schürzenberger-Ancelin, Anne: „Psychodrama. Ein Abriss und Erläuterung der Methode“, Stuttgart: Hippokrates Verlag, 1979

Schützenberger-Ancelin, Anne: „Oh, meine Ahnen – Wie das Leben unserer Vorfahren in uns wiederkehrt“, Heidelberg: Carl-Auer Verlag, 1993

Schulz von Thun, Friedemann: „Miteinander reden“, Bd. 1–3, Reinbek: rororo, 1994–2006

Seeburger, Alexandra: „Familienaufstellungen nach Bert Hellinger – die Auseinandersetzung mit einem Konzept, das polarisiert“, unveröffentlichte Diplomarbeit an der FH Ravensburg / Weingarten, FB Sozialwesen, 12 / 2003

Servan-Schreiber, David: „Die neue Medizin der Emotionen“, München: Goldmann, 2006 (13. Auflage)

Sheldrake, Rupert: „Podiumsdiskussion mit Bert Hellinger und A. Schützenberger.“ In: Gunthard Weber (Hg.): „Derselbe Wind lässt viele Drachen steigen“, Heidelberg: Carl-Auer Verlag, 2001, S. 410–428

Sheldrake, Rupert: „Der siebte Sinn des Menschen.“ Frankfurt: Scherz, 2006

Sheldrake, Rupert, Hunter Beaumont: „Morphische Resonanz und Familienstellen.“ In: Praxis der Systemaufstellung, 02 / 2000, S. 23–32

Sheldrake, Rupert: „Das morphische Feld sozialer Systeme.“ In: Gunthard Weber (Hg.): „Derselbe Wind lässt viele Drachen steigen“, Heidelberg: Carl-Auer Verlag, 2001, S. 29–42

Sheldrake, Rupert: „Der siebte Sinn der Tiere“, Frankfurt: Ullstein 1999

Sheldrake, Rupert: „Sieben Experimente, die die Welt verändern könnten“, Scherz, 1994

Siegel, Daniel J., „Die Alchemie der Gefühle“, Kailash, 2010

Somé, Sobonfu E.: "Vom Glück des Scheiterns“, Orlanda, 2009 (2. Auflage)

Sparrer, Insa: „Systemische Strukturaufstellungen“. Theorie und Praxis, Heidelberg: Carl-Auer Verlag, 2006

Stanislawski, Konstantin Sergejewitsch: „Die Arbeit des Schauspielers an der Rolle“, Henschel-Verlag, 1993

Strasberg, Lee : „Ein Traum der Leidenschaft. Die Entwicklung der Methode“, Schirmer / Mosel, 1987

Stresius, Katharina, Joachim Castella und Klaus Grochowiak: „NLP & das Familien-Stellen, Paderborn: Junfermann Verlag, 2007

Suzuki, Shunryu: „Zen-Geist – Anfänger-Geist“, Freiburg: Herder, 2001

Thich, Nhat Hanh: „Wie Siddharta zum Buddha wurde. Eine Einführung in den Buddhismus“, dtv, 1991

Tipping, Colin C.: „Ich vergebe. Der radikale Abschied vom Opferdasein“, J. Kamphausen 2006 (6. Auflage)

Tolle, Eckhart: „Jetzt! Die Kraft der Gegenwart“, J. Kamphausen, 2007 (17. Aufl.)

Travis, Mark W.: „Das Drehbuch zur Regie“, zweitausendeins, 1999.

Varga von Kibéd, Matthias: „Ganz im Gegenteil“, Heidelberg: Carl-Auer Verlag, 2000.

Vitkovic, Katharina Bianca: „Falco war mein Vater“, Wien: Ueberreuter, 2008

Vogler, Christian: „The Writers Journey – Mythic Structure for Writers”, Michael Wiese Prod., 2007

Weber, Gunthard (Hg.): „Zweierlei Glück – Die systemische Psychotherapie Bert Hellingers“, Heidelberg: Carl-Auer Verlag, 1993

Weber, Gunthard, Gunther Schmidt und Fritz B. Simon: „Aufstellungsarbeit revisited … nach Hellinger?“, Heidelberg: Carl-Auer Verlag, 2005

Wilber, Ken, Terry Patten, Adam Leonard und Marco Morelli: „Integral Life Practice – A 21st Century Blueprint for Physical Health, Emotional Balance, Mental Clarity, and Spiritual Awakening, Integral Books, 2008

Wilber, Ken: „Integrale Spiritualität“, München: Kösel-Verlag, 2007

Wüthrich, Hans A., Dirk Osmetz, Stefan Kaduk: „Musterbrecher – Führung neu leben“, Gabler, 2006

Zeilinger, Anton: „Einsteins Spuk – Teleportation und weitere Mysterien der Quantenphysik“, München: Bertelsmann, 2005

Zink, Manfred: „Betrachtungen aus systemischer Sicht“, in: Dreesmann, H., Kraemer-Fieger, S. (Hg.): „Moving: Neue Managementkonzepte zur Organisation des Wandels“, FAZ Gabler Edition, 1994

Zink, Manfred: „Erklärungsmodelle und methodisches Vorgehen“. Auszug aus nichtveröffentlichter Diplomarbeit, Universität Paderborn, 1997

Fachartikel

Kommunikation & Seminar:

„Mut zum Bruch“, Klein / Linder-Hofmann / Zink, 5 / 2008

„Happy End im Management“, Klein / Linder-Hofmann / Aschauer, 1 / 2009

„Ich war Falco“, Klein / Linder-Hofmann / Bernhardt, 5 / 2009

„Unschuldig Schuldig“, Klein, 3 / 2011

„Kollektive Bewusstseinsaufstellung“, Klein / Stepanek, 5 / 2011

Praxis der Systemaufstellung:

„Möglichkeiten und Grenzen der Aufstellungsleitung – eine Frage des Bewusstseins!“ Habecker/Klein, 2/2011

www.profikom.de / aufstellungen_integral.html:

„Systemische Aufstellungen und Bewusstseinsebenen“, Habecker / Klein

Comet:

„Heilung – eine Frage der inneren Ordnung“, Klein, 2007

Klein, P.; Rippel, J. (2018). „Lebensrad des Marktes.“ In Lockert, M.. (Hrsg.), Perlen der Aufstellungsarbeit (S. 260-263), Heidelberg: Carl-Auer-Verlag

Internet

Das Video zur Aufstellung „Finanzkrise: Symptom einer Systemkrise?“ (05. 12. 2011) ist auf YouTube zu finden: www.youtube.com / watch?v=QyNig_HyXtI

Abbildungsverzeichnis

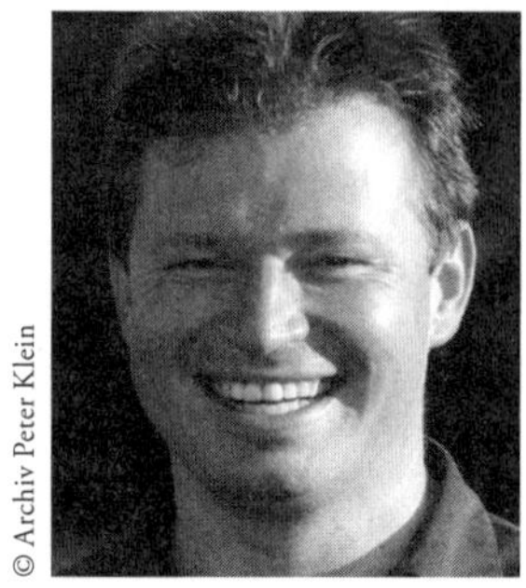

© Archiv Peter Klein

Peter Klein ist integral-systemischer Berater. Als MUT-Entwickler für Menschen, Unternehmen und Teams entwickelt und begleitet er Transformationsprozesse in Unternehmen (Beratung, Training, Coaching). Peter Klein ist Partner des Instituts Innere Form und DVNLP-Lehrtrainer in Nürnberg. Er hat zahlreiche Fachartikel und -bücher über Aufstellungen veröffentlicht.

Sigrid Limberg-Strohmaier ist Diplompädagogin, Coach und Lehrtrainerin für integral-systemische Beratung und Zendo-Leiterin (Daishin-Zen). Sie hat sich unter anderem auf das Coaching von Führungskräften spezialisiert und leitet das Balance-Institut Nürnberg. Sigrid Limberg-Strohmaier hat Fachpublikationen zur Aufstellungsarbeit verfasst.

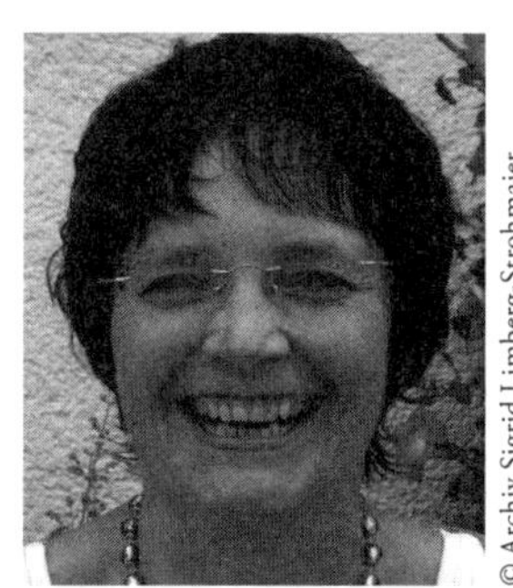

© Archiv Sigrid Limberg-Strohmaier

In Verbindung mit der Aufstellungsmethode haben die Autoren bereits mehrere Hundert Integrale Coaches, u.a. in Nürnberg und Wien, ausgebildet.

Bücher der Autoren zur Ausbildung: Integral Systemischer Coach Innere Form©

Das Wiener Systemische Resilienz-Model

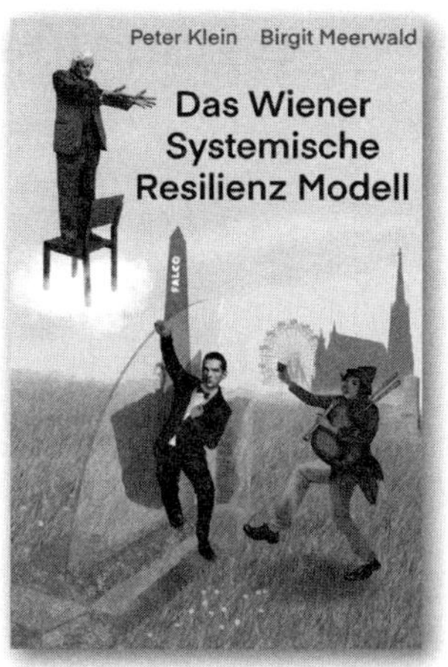

Unsere Forschung geht zurück bis zu den Wurzeln der Wiener Pioniere. Nur in Wien, wo der „Liebe Augustin“ aus der Pestgrube steigt, Jakob Levy Moreno Gott spielt, Sigmund Freud analysiert, warum „am Zentralfriedhof die Toten leben“ (Anspielung auf ein Lied von Wolfgang Ambros) und Viktor Frankl in dem Ganzen Sinn findet, kann die „systemische Resilienz“ über Widerstandskraft und salutogenetische Selbstheilungskräfte wirksam erforscht werden – Unter Einbeziehung von Tod, Leben und Spiritualität. Wir erweitern gängige Resilienz-Modelle um die Faktoren Systemklarheit, Bewusstsein. Die Aufstellungsarbeit hilft bei einer resilienten Wirtschaft, Ökologie und Gesellschaft. Wie will der Mensch – und damit Sie – in Zukunft leben?

Autoren: Peter Klein, Birgit Meerwald
Softcover 376 Seiten, ISBN 978-3-9911078-4-2
1. Auflage 2020, Preis € 24,80 (inkl. MwSt. zzgl. Versandkosten)

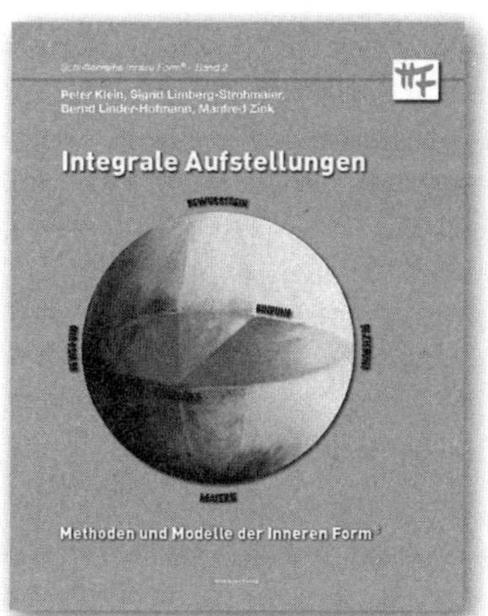

Integrale Aufstellungen

Methoden und Modelle der Inneren Form©

Band 2 aus der Schriftenreihe Innere Form©

„Eine Sache ist es, den Weg zu kennen, eine andere, ihn zu beschreiten.“ (Morpheus in Matrix)

Im Lehrsystem Innere Form© wurden bis 2020 bereits mehr als 500 Integrale Coaches ausgebildet. In diesem Buch stellen wir erstmals die Entstehungs- und Entwicklungsgeschichte dieses Lehrsystems, in Theorie und Praxis des Methodenkreislaufs vor. Dabei können Sie den Spirit spüren, aus dem dieses innovative Ausbildungskonzept entstanden ist. Die Innere Form© ist ein integrales Lehrsystem, das Ansätze aus westlicher Psychologie und Systemik (z. B. Aufstellungen, Kinesiologie), aus Businessberatung und Coaching mit östlichen Entwicklungswegen (z. B. Zen-Buddhismus) auf inspirierende Weise verbindet. Eine interdisziplinäre Verknüpfung, auf Basis aktuell wissenschaftlicher Erkenntnisse, selbst entwickelter Modelle, einzigartiger Methodenkombinationen und persönlicher Transformationsprozesse (Bewusstseinsentwicklung).

Autoren: Peter Klein, Sigrid Limberg-Strohmaier, Bernd Linder-Hofmann, Manfred Zink
Hardcover 376 Seiten, ISBN 978-3-9502581-4-1
1. Auflage 2010, Preis € 24,90 (inkl. MwSt. zzgl. Versandkosten)

Zu bestellen bei: Integral-Systemics Innere Form©, Peter Klein
www.integral-systemics.com, peter.klein@integral-systemics.com

Corona – Geheimnisse und Mythen entschlüsseln

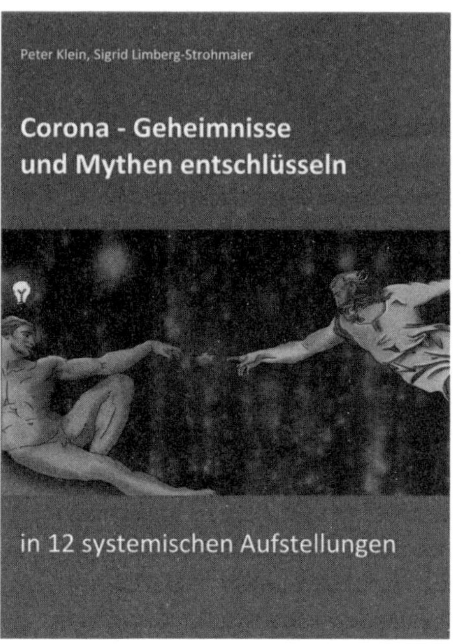

Peter Klein / Sigrid Limberg-Strohmaier

Corona – Geheimnisse und Mythen entschlüsseln in 12 Systemischen Aufstellungen

Kartoniert, 276 Seiten
Mymorawa Verlag, Wien
ISBN 978-3-9911023-7-3
€ 25,50

Intensive Recherchen nach Zahlen, Daten und Fakten treffen auf Aufstellungsprozesse mit unbewussten Hinweisen, Interaktionen und unerwarteten Wendungen. Aufstellungen zu den Themen: „Welche Botschaft (Lernaufgabe) hat das Coronavirus?", „Wie kann sich der Einzelne schützen?", „Wurde die Corona-Krise gezielt herbeigeführt?", „Wer will von ihr profitieren?", „Woher kommt das Virus?", „Wie wirkt das aktuelle Resonanzfeld des Coronavirus im Leben des Einzelnen?" und viele mehr, haben uns über fünf Wochen lang begleitet. Wir suchten Antworten auf unsere kritischen Fragen und entdeckten überraschende Zusammenhänge. Unsere zwölf Aufstellungen fundierten und vertieften wir mit Kommentaren, Expertenbeiträgen, und literarischen Texten. So entstand ein unterhaltsamer Reisebericht durch die Welt der Corona-Krise. Dieses Buch bietet originelle Anregungen für (Neu-)Orientierung und die erfolgreiche Bewältigung der Krise und mit mehr Klarheit im Daten- und Mediendschungel. Unsere Reise startete am denkwürdigen 15.3.2020, als wir uns in eine freiwillige Schreibquarantäne begaben. Wir laden ein, uns zu begleiten und mit uns zu staunen...

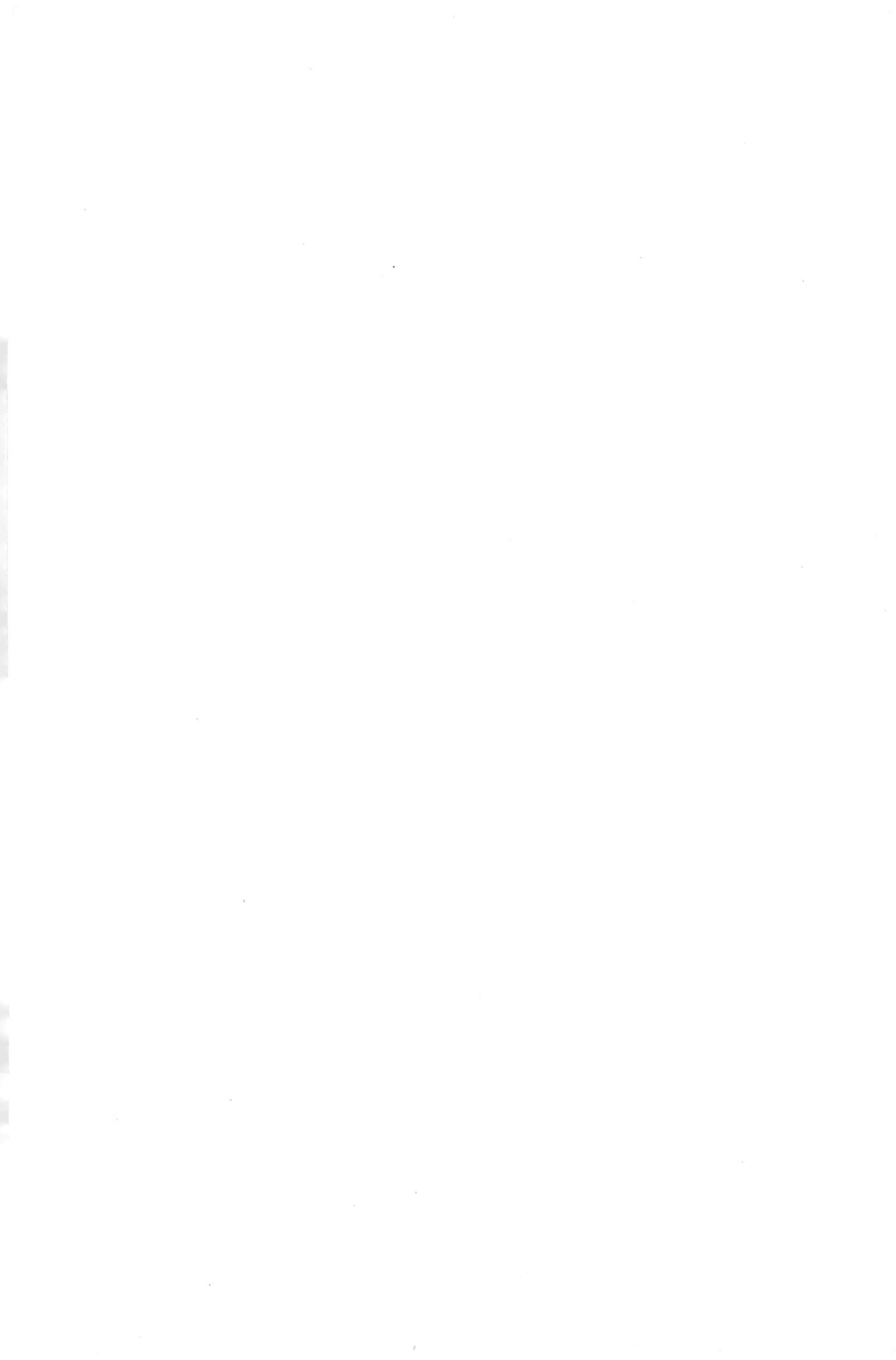